Sigrid Beyer

Frauen im Sterben
Gender und Palliative Care

LAMBERTUS

Sigrid Beyer

Frauen im Sterben
Gender und Palliative Care

LAMBERTUS

Ein Dankeschön von Herzen an Sr. Hildegard Teuschl für die Bereitschaft, das Vorwort zu schreiben und an Leena Pelttari-Stachl, der Geschäftsführerin vom Dachverband Hospiz Österreich.

Veröffentlicht mit Unterstützung der Druckkostenförderung für Dissertationen des Forschungsrats der Alpen-Adria-Universität Klagenfurt.

Deutsche Bibliothek – CIP-Einheitsaufnahme
Ein Titeldatensatz für diese Publikation ist bei der Deutschen Bibliothek erhältlich.

Alle Rechte vorbehalten
© 2008, Lambertus-Verlag, Freiburg im Breisgau
www.lambertus.de
Umschlaggestaltung: Nathalie Kupfermann, Bollschweil
Herstellung: Franz X. Stückle, Druck und Verlag, Ettenheim
ISBN 978-3-7841-1848-2

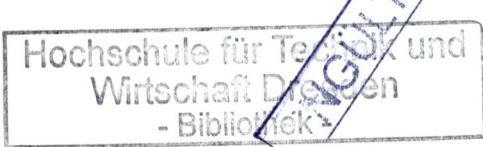

Inhalt

Vorwort 9

1	Einleitung	11
1.1	Körper – welcher Körper?	15
1.2	Ergebnisse	27
1.3	Kontext, Struktur und Organisation der Hospize	33
1.3.1	Die Tiroler Hospizgemeinschaft	33
1.3.2	Das mobile Hospiz Innsbruck	33
1.3.3	Das stationäre Hospiz Innsbruck	34
1.3.4	Das stationäre Hospiz Rennweg	38
2	Körper – Versorgungsausrichtung der Frauen	41
2.1	Verminderte Eigenversorgungsmöglichkeit	41
2.2	Annahme von Fremdversorgung	45
2.2.1	Emotionale Versorgung wird leichter angenommen als körperliche Versorgung	47
2.3	Versorgung der nahen Personen	47
2.3.1	Frauen mit Kindern	49
2.3.2	Das Eigene ist peripher	50
2.3.3	Vorversorgung der nahen Personen	52
2.4	Angehörige, nahe Personen und Betreuungsbedarf	53
3	Körper und verändertes Körperbild	55
3.1	Körper und Beziehungen	59
3.1.1	Beziehungen werden gelebt, verändert, neu geknüpft – mit Generationsunterschieden	60
3.1.2	Frauenfreundschaften als wichtige Beziehungsform	63
3.1.3	Generationenunterschiede	65
3.1.4	Beziehungen werden reduziert und abgebrochen	67
3.1.4.1	Verändertes Körperbild und Beziehungsabbruch	67
3.1.4.2	Generationenunterschiede	69
3.1.4.3	Distanzierung der nahen Umgebung	71
3.1.4.4	Reduktion von Berührungen	72
3.1.4.5	Reduktion von Nähe und Sexualität	73

3.1.4.6	Reduktion aufgrund fehlender Kraft	75
3.1.4.7	Reduktion aufgrund medizinischer Apparate	75
3.1.4.8	Reduktion aufgrund der Wahrnehmung zu wenig oder nichts geben zu können	75
3.1.4.9	Abgrenzung	76
3.2	Körper und Selbstbestimmung	79
3.3	Körper und Spiritualität	82
3.4	Körper und Emotionen	89
3.4.1	Verändertes Körperbild und Emotionen	91
3.4.2	Verlust der Eigenversorgung und Emotionen	92
3.4.3	Fremdbestimmung und Emotionen	92
3.4.4	Abschied von Kindern und Emotionen	93
3.4.5	Traumata und Emotionen	93
3.4.6	Endphase des Sterbens – ein Bruch mit dem Verhaltenskodex des Lebens	95
3.4.7	Stille Präsens als Beziehungsmöglichkeit	96
3.4.8	Abwesenheit als Unterstützungsvariante	97
4	Vernetzungsfäden	99
4.1	Frauen und Fürsorge	103
4.1.1	Fähigkeit zur Fürsorge	107
4.1.2	Balance zwischen Selbstsorge und Fürsorge	113
4.1.3	Fürsorge im Sterbeprozess von Frauen	115
4.2	Die Bindung an unvergängliche Schönheit	117
4.2.1	Die Verknüpfung von Frauen, Körper, Natur, Sterblichkeit, Schönheit, Sexualität	117
4.2.2	Auswirkungen der Weiblichkeitsbilder im und am Körper	122
4.2.3	Die drei großen Frauenkrankheiten	123
4.2.4	Schönheit als Pflicht	128
4.2.5	Schönheit und Attraktivität im Sterbeprozess	133
4.3	Frauen, die Expertinnen der Emotionen	139
4.3.1	Konstruktion von Emotionen und Weiblichkeit	143
4.3.2	Emotionen in der letzten Lebensphase der Frauen	150
4.4	Frauenfreundschaften im Sterbeprozess von Frauen	153
5	Palliative Care und Gender – Forschungsstand	161
5.1	Begriffsklärung	161
5.2	Geschichte der Hospizbewegung	161

5.3	Forschungsstand im englischsprachigen Raum	162
5.4	Gender – (k)eine Kategorie in Palliative Care des deutschsprachigen Raums	171
5.4.1	Ergänzungen aus der Sicht der vorliegenden Forschung . .	176
5.4.1.1	Kommunikation und Schmerz	176
5.4.1.2	Schönheit, Attraktivität und körperliche Integrität	178
5.4.1.3	Sexualität	179
5.4.1.4	Spiritualität	179
5.4.1.5	Fürsorge und Vorversorgung	180
5.4.1.6	Sterbeprozesse sind individuell und komplex	182
6	Methodologie	183
6.1	Geschichte	183
6.2	Methodenwahl	183
6.3	Die Fragestellung	184
6.3.1	Die Forschung	184
6.4	Prozess in der Grounded Theory	184
6.4.1	Die Forschung	185
5.5	Theoretical Sampling	185
6.5.1	Die Forschung	186
6.6	Auswahl der Daten	187
6.6.1	Das qualitative Interview	187
6.6.2	Die teilnehmende Beobachtung	188
6.6.3	Das problemzentrierte Interview	189
6.6.4	Die Forschung	190
6.6.5	Transkription	198
6.7	Memos und Diagramme	198
6.7.1	Die Forschung	199
6.8	Theoretische Sensibilität	201
6.9	Das Kodierverfahren	201
6.9.1	Offenes Kodieren	201
6.9.2	Eigenschaften und Dimensionen	202
6.9.3	Axiales Kodieren	202
6.9.4	Weiterer Verlauf bis zum selektiven Kodieren	203
6.9.5	Selektives Kodieren	204
6.9.5.1	Die Forschung	205
6.9.5.2	Eigenschaften und Dimensionen der Hauptkategorie	208
6.9.5.3	Verknüpfungen und Verbindungen hinsichtlich des Paradigmas	208

6.9.5.4	Hypothetische Aussagen	209
6.9.5.5	Validieren und Auffüllen der Kategorien	210
6.10	Die Theorie – Conclusio	211
7	Ethik und Anteilnahme	217
8	Schlussbemerkungen	220
LITERATUR		225
DANKE		236
DIE AUTORIN		237

Vorwort

Dieses Buch von Sigrid Beyer kommt genau 20 Jahre nach Gründung der Hospizbewegung in Österreich heraus. Einer Bewegung, die großteils von Frauen aufgebaut und getragen wurde und wird. Umso wichtiger scheint es, gerade den Frauen und ihrer letzten Lebenszeit breiten Raum zu geben. Mit großem Einfühlungsvermögen und exakter Wissenschaftlichkeit beschreibt die Autorin an berührenden Beispielen sterbender Frauen und deren Begleiterinnen die eigentlich unbeschreiblichen Situationen: Das Leben in den letzten Tagen und Wochen mit den Beziehungen und Emotionen, mit den Sorgen um sich und andere, mit der Bedeutung der Spiritualität und dem Wunsch nach Selbstbestimmung. Das feine Gespür wird sowohl den betroffenen Patientinnen als auch den Begleiterinnen gerecht und kommt im Nachgehen des „Beziehungsnetzes" zum Ausdruck.

Wie kommt eine Pädagogin und Soziologin zu diesem Thema? Sigrid Beyer sagt von sich: „Seit ich mich erinnere, hat das Sterben mein Interesse angezogen..." Sie ist in einem natürlichen und ländlichen Umfeld aufgewachsen, in dem die Auseinandersetzung mit Krankheit und Sterben zum Leben gehörte, über die nachzudenken eine Selbstverständlichkeit war. Sieben Jahre hat die Autorin nach ihrem Studium beruflich junge Menschen mit Arbeitsplatzschwierigkeiten ins Leben hinein begleitet, bevor sie sich mit dem Hinausbegleiten aus dieser Welt konfrontiert hat. In Innsbruck und in Wien hat sich Frau Beyer auf tiefe Gespräche mit Frauen in Hospizen/Palliativstationen eingelassen. Die Betroffenheitsperspektive war und ist das zentrale Moment ihrer Forschung. Besonders in den Abschnitten, die direkte Gespräche mit den Schwerkranken und ihren Begleiterinnen wiedergeben, wird der/die LeserIn hineingenommen in die berührende Gestaltung der Beziehungen in der letzten Lebensphase.

Heute ist Sigrid Beyer hauptamtlich Projektleiterin und wissenschaftliche Mitarbeiterin des Dachverbands Hospiz Österreich. Sie wirkt mit am Versuch, die in der Praxis erlebten Begleitungen so zu versprachlichen, dass das Tabu rund um Sterben und Tod sich weiter auflöst. Sie will dazu beitragen, die Scheu vor der Begegnung mit sterbenden und trauernden Menschen zu überwinden und die Solidarität mit Frauen zu fördern, damit Begleiterinnen und Angehörige ermutigt werden, nicht ins Verschweigen zu flüchten und die Begegnung mit sterbenskranken Menschen nicht zu scheuen.

Das Buch „Frauen im Sterben Gender und Palliative Care" stellt so für haupt- und ehrenamtlich Begleitende und Pflegende im Hospiz-/Palliativbereich, aber auch für Betroffene und deren Angehörige eine sensible und wertvolle Hilfe dar.

Ich habe das Buch aus verschiedenen Blickwinkeln gelesen: als Frau, als Hospiz/Palliativ-Expertin und schließlich selbst als Krebspatientin. Über 50 Jahre war ich als leitende Frau in vorwiegend frauendominierten Betrieben tätig und habe praktisch vieles an mir selbst und meinen Kolleginnen erlebt, was Sigrid Beyer von den emotionalen, spirituellen und sozialen Befindlichkeiten beschreibt. Ich habe im Bereich der Palliativbildungstätigkeit und im Auf- und Ausbau der Sterbebegleitung in Österreich die Entwicklungen miterlebt und mitgetragen, die aus interprofessioneller Sicht bestätigen, was Frau Beyer beobachtet hat und treffend beschreibt. Darum freut es mich besonders, dass sich die Autorin aufgrund ihrer positiven Erfahrungen in der Palliativstation der Tiroler Hospizgemeinschaft in Innsbruck und im CS-Hospiz Rennweg in Wien entschlossen hat, beruflich ganz in dieses Gebiet zu wechseln. Ich bin dankbar, dass ich ihr im Mai 2008 einen Teil meines Aufgabengebietes im Rahmen des Dachverbands Hospiz Österreich übergeben konnte und wünsche ihr ebenso viel Freude im Geben und Nehmen von Beziehungen mit Menschen in der wichtigsten Phase ihres Lebens. Vor gut einem Jahr bin ich selbst an Krebs erkrankt und werde nun palliativ behandelt. Viele Tage und Wochen hatte ich seither Gelegenheit, neben unterschiedlichsten, oft hochbetagten Bettnachbarinnen im Spital mitzuerleben, was es heißt, wenn die Eigenversorgungsmöglichkeit abnimmt, Beziehungen sich reduzieren, das Körperbild sich verändert und die Fremdbestimmung bedrohlich zunimmt. Sigrid Beyer, die das Reisen in ferne, fremde Länder liebt, hat in ihrem Buch nicht Situationen oder Fakten beschrieben und analysiert, sondern Frauen an der Hand genommen, um mit ihnen feinfühlig eine Reise ins Innere zu wagen. Möge auch Sie dieses Buch, zum Aufbruch zu einer Reise verlocken.

Wien, Oktober 2008

Hildegard Teuschl CS

„Das Monochord hat seine Klänge auf das Wesentlichste reduziert, und ich habe mich auch auf das Wesentlichste reduziert."
(Eine betroffene Frau, zitiert nach einer Betreuerin im Hospiz, B15: Tonbandaufnahme)

1 Einleitung

Eine Arbeit über das Sterben geht in die Tiefe der Existenz, sie erinnert an die Endlichkeit und bringt eine Auseinandersetzung mit dem Leben, der Lebensgestaltung, der Sinnfindung, dem Tod, den Fragen nach dem Danach. Eine Arbeit über das Sterben berührt, und wer sich darauf einlässt, die/den verändert diese Auseinandersetzung. Gerne hätte ich eine Arbeit geschrieben, die viele Personen mit unterschiedlichen Geschlechtern, Kulturräumen, Hautfarben, Religionen, sexuellen Neigungen … usw. einbezogen hätte, doch im Universum sind wir Staubkörner, und die Arbeit ist ein Staubkorn, ein kleines, goldenes Staubkorn. Sie erzählt vom Sterbeprozess von sich als Frauen fühlenden und wahrgenommenen Personen in zwei österreichischen Hospizen im Alter von ca. 20–100 Jahren, von denen der Großteil an Krebs erkrankt war und daran verstorben ist. Der empirische Teil dieser Arbeit ist bewegend, komplex, authentisch und braucht einen spezifischen Umgang der Vermittlung. Die Fülle des Materials, die Emotionalität, die Zentralität, die das Thema in diesem Lebensabschnitt einnimmt, die Individualität, die unsere Gesellschaft und ihre Mitglieder prägt, die Offenheit und Bezogenheit, mit der die betroffenen Frauen und die Betreuerinnen erzählen, macht den empirischen Teil zu einer tiefgehenden, berührenden, vielschichtigen Geschichte, die aus Achtsamkeit und Wertschätzung den Erzählungen gegenüber und aus Gründen der Verständlichkeit nur wenig mit theoretischen Erklärungen und Ergänzungen verwoben ist. Und doch ist es mir wichtig einige Fäden der Ergebnisse aufzugreifen, möchte sie verbinden, ergänzen, sie beziehen auf schon Gedachtes und das Spezifische an dieser Theorie von den im Sterbeprozess sich befindenden Frauen darlegen, sie mit Licht umgeben, damit sie deutlich wird. In diesen „theoretischeren" Kapiteln finden sich auch Interviewausschnitte, doch in weniger verdichteter und komprimierter Form. Es empfiehlt sich daher sich die Mühe des Vor- und Zurückblätterns zu machen, und die Kapitel zusammen zu lesen.

Einleitung

Welche Fäden, die in verdichteter Form zu Netzen gesponnen wurden und in ihrer Kooperation und Kommunikation Netzwerke ergeben, erwarten Sie folgend der Empirie.

Das erste Kapitel spinnt den Faden der Sorge und Versorgung weiter. Die Frauen sorgen sich um die anderen, scheinen in dieser Sorge und Versorgung auf- und unterzugehen, manchmal erscheint es wie mangelnde Abgrenzung, dann wie Kontrolle, es erinnert an Selbstvergessenheit und Opferbereitschaft, aber auch an großes Verantwortungsbewusstsein und Mitgefühl. Oftmals können Frauen ihren Weg nur in Ruhe gehen und finden, wenn sie ihre Angehörigen versorgt wissen. Fürsorge, „Care", (Conradi 2001) kann als große Ressource der Frauen gesehen werden (Sevenhuijsen 2003), als Lebenspraxis, die wünschenswerterweise Teil aller Gesellschaftsmitglieder und integrierter Bestandteil von politischen Entscheidungen sein sollte (Tronto 1996), „Care" als Balanceakt zwischen Fürsorge und Selbstsorge bezogen auf die individuelle und gesellschaftspolitische Ebene.

Im zweiten Kapitel wird der „Schönheitsfaden" aufgegriffen, die Auswirkungen vom Verlust der Schönheit und Attraktivität, vom Verlust von körperlicher Integrität auf der Seite der betroffenen Frauen und in Beziehung gesetzt zum gesellschaftlichen Schönheitsimperativ, der Verwobenheit von Frauen und Körperlichkeit, der Reduktion auf Körperliches seitens der kulturellen Zuschreibungen und Symboliken. Wer sich mit dem Sterben beschäftigt, muss tief gehen, bis zu den möglichen Wurzeln. Seit ich mich erinnere hat das Sterben mein Interesse angezogen wie auch die Wurzeln – die Ursachen von Zuständen, Abläufen, Geschehnissen, Problemlagen. Ich spanne einen Bogen von der Antike, vom Zeitpunkt einer beginnenden Trennung von Geist und Körper und den jeweiligen Geschlechterzuordnungen über die Naturalisierung dieser Zuschreibungen in der Aufklärung bis heute, wo sich die Trennung von Geist und Körper in vielfacher Gestalt und unterschiedlichsten Ausprägungen und mit differenten Einflüssen wieder findet und repräsentiert, zum Beispiel in den zahllosen Schönheitsoperationen. Ich erläutere die drei großen Frauenkrankheiten, da sie in diesem Zusammenhang viel Licht ins Dunkel bringen, verwoben sind mit der Trennung von Geist und Körper und den Geschlechterzuschreibungen und den sich daraus ergebenden Widersprüchen. Es geht mir darum, ein Gefühl dafür zu geben, was es für Frauen bedeuten kann an emotionalem, sozialem, spirituellem Schmerz (Saunders 1995), an Emotion, an Belastung mit dem Verlust von Schönheit, Attraktivität, körperlicher Integrität konfrontiert zu werden. Was bedeutet es, wenn das, auf das man vorrangig reduziert ist, körperliche Schönheit und Attraktivität (Ensel 1996), verloren geht, eine angenommene Reduziertheit, die die Frauen und auch alle anderen Gesellschaftsmitglieder gut kennen, die es ähnlich oder anders tief erschreckt, wenn körperliche Integrität oder Schönheit im klassischen Sinne bei Frauen noch dazu bei ihren Nächsten im Schwinden ist.

Im nächsten Kapitel ist es der Emotionsfaden, das „Emotionsnetz", das gewoben wird, es steht in großer Verwandtschaft mit dem „Körpernetz". Seit der Antike wurden die Emotionen tendenziell auf der Seite der Frauen verortet und vertaut, als Gegensatzpaar wurde der Verstand gewählt und auf der Seite der Männer verortet. Wie sich in den Erzählungen der Frauen gezeigt hat, werden die Emotionen zu einer wichtigen Bewältigungsstrategie in der letzten Lebensphase der Frauen. Es wird gelacht, geweint, getrauert, geklagt, es wird genossen und nachgeholt, was möglich ist. Angst, Panik, Freude, Sorge, Verzweiflung, Zorn, Wut, Enttäuschung, Liebe, Zufriedenheit, Erfülltheit, Akzeptanz ... stehen nebeneinander und werden zum Ausdruck gebracht, weniger Wut und Aggression, mehr vom anderen, doch auch Wut und Aggression kommen vor. Die Frauen betonen, dass das Hospiz ein Ort ist, wo die Emotionen leben und ausgelebt werden dürfen, verstanden und zugelassen werden. Die Zuschreibung von Emotionalität und Gefühl auf der Seite der Frauen bringt den Frauen im Leben oftmals Nachteile (Hochschild 1990), wie ich zeigen werde, doch im Sterbeprozess gehören die Emotionen, das Leben können zur wichtigen Bewältigungsstrategie. Frauen sind oftmals Herrin ihrer Emotionen, nehmen sie wahr, lassen sie zu, teilen sie mit und machen sie zu ihrer Stärke, sie sind in großer Selbstverständlichkeit ein essenzieller Teil ihres Selbst. Beim Schreiben dieses Kapitels ist mir immer wieder die Frage gekommen, wie manche Menschen/Männer, die einen schweren oder schwierigeren beziehungsweise weniger geübten Umgang und Zugang zu ihren Emotionen haben, den Sterbeprozess bewältigen, denen diese kostbare Ressource nicht oder weniger zugänglich ist. Ich bin dem nicht weiter nachgegangen, da es nicht Teil dieser Arbeit ist, ein spannender Aspekt, der zum Weiterforschen und Denken einlädt.

Der vierte Faden, den ich ins Licht stellen möchte, ist ein auffallender Aspekt im „Beziehungsnetzwerk". Beziehungen sind in den unterschiedlichsten Ausprägungen und Dimensionen wichtig und zentral für die Frauen, viele unterstützen sie, manche belasten sie auch, wenn es um Ungeklärtes geht. Immer wieder tauchen in der letzten Lebensphase von

Frauen die Frauenfreundschaften auf, Freundinnen, die zur Stelle sind, im „Radldienst" ihre Freundin begleiten, ihre Wünsche erfüllen und manchmal in Konkurrenz zur Familie kommen aufgrund der Bedeutung, die sie einnehmen.

Weitere zentrale Fäden sind u.a. die Wichtigkeit von Selbstbestimmung und das Leben von Spiritualität. Beide sind im empirischen Teil und im Kapitel II. (Körper – welcher Körper) verwoben.

Der Ausgangspunkt der vorliegenden Arbeit sind die Differenzen zwischen den Frauen, die Geschlechtergruppe der Männer dient immer wieder als Bezugspunkt. Bei den Interviews kam zu Beginn öfter die Aussage, dass im Sterben kein Unterschied zwischen den Geschlechtern sei, was im Laufe des Erzählens, einmal auch gleich zu Beginn teilweise oder in Aspekten widerlegt wurde. Sterben ist, wie schon oft festgestellt wurde, etwas sehr Individuelles, und doch gibt es innerhalb der Gruppe der Frauen, die alle weiß sind und dem gleichen Kulturkreis angehören und alle im Hospiz ihre letzte Lebensphase verbrachten, zentrale Gemeinsamkeiten. In Bezug zur Gruppe der Männer ist auffällig, dass das Sterben unter den genannten Bedingungen im Hospiz insofern gerechter erscheint, als eine Reihe von Ungerechtigkeiten des Lebens an Bedeutung verloren haben, sei es die schlechtere Bezahlung, die nicht bezahlte Arbeit, Belästigung und Gewalt ... Das, was im Sterben im Hospiz unter den genannten Bedingungen essenziell ist, scheinen sich viele Frauen im Leben erworben zu haben, ihre Beziehungsfähigkeit, das Leben und der Umgang mit Emotionen, ihre Sorge um die anderen, ihre Spiritualität und ihr Wunsch nach Selbstbestimmung.

„Tod und Trauer wurde in einem großen Maß an Frauen delegiert und häufig als Zeichen weiblicher Schwäche verachtet, verdrängt oder zumindest stark eingeschränkt. Frauen scheinen die Verantwortung für Tod und Trauer ergriffen und in ein spezifisches Talent umgewandelt zu haben" (Heller B. 2006: Abstract 8).

Es ist mir wichtig, darauf hinzuweisen, dass sich im Sterben Ungerechtigkeiten nicht generell nivellieren (Field/Hockey/Small 1997:1). Alter, Ethnie, „Gender", Klasse und Sexualität beeinflussen wesentlich und zentral Tod, Sterben und Trauer.

Im speziellen Kontext der vorliegenden Arbeit lässt sich feststellen: Frauen tragen im Leben viele und werden im Sterben oftmals von vielen Menschen getragen.

1.1 Körper – welcher Körper?

Der Körper, der Frauenkörper ist zentral in der vorliegenden Arbeit, vieles wird deutlich und sichtbar über, durch, am und im Körper, vom körperlichen Verfall, dem Verlust von körperlicher Integrität, von Schmerz, von Fühlen, Wahrnehmen, Erfahren bis hin zu fehlender körperlicher Wahrnehmung, fehlendem Spüren und ersatzweise dem Suchen danach im Außen, den kulturellen Konstruktionen, die sich über den Körper repräsentieren, so als wären sie schon immer da gewesen und waren es doch nicht, veränderbar im Laufe der Geschichte. Immer wieder war und ist der Körper ein anderer. Es ist wichtig, den Blick ein wenig zu schärfen und sich unterschiedliche Zugänge zum Körperbild, zum Körperdasein zu vergegenwärtigen.

Ivan Illich (2006) reflektiert die Geschichte typologisch unter zwei verschiedenen Verständnissen von Körper, die für ihn in der westlichen Tradition nebeneinander bestehen. Einerseits der Körper der modernen Menschen, den er als einen zugewiesenen und zugeschriebenen versteht, konstruiert aus medizinischen Beobachtungen mit Resten an wahrer Empfindung, und andererseits existiert für ihn der erlebte Leib, der andere Körper.

„Dieser Leib ist so sehr deiner und so sehr das, *mit* dem und *in* dem – ich entnehme diese Worte dem Abendmahl – du mir gegenüberstehst, dass es mir unmöglich ist, darüber theoretische Aussagen zu machen. Die Menschen, denen Erlösung versprochen wurde, wenn sie der Narrheit Christi folgten, kannten sich selbst im leibhaftigen Erleben und nicht als Konstrukt von Zuschreibungen. Der erlebte Leib ist unsterblich" (Illich 2006:156).

Diese Unterscheidung zwischen Körper und Leib findet sich vor allem in der Philosophie und der Theologie immer wieder (Jakobs 2000). Die Begrifflichkeit Körper kommt aus dem Lateinischen corpus und bezeichnet das Lebendige wie das Unlebendige zum Beispiel die Form eines physikalischen Körpers, die Bezeichnung Leib wird üblicherweise ausschließlich für Lebendiges verwendet. Leib kommt vom Althochdeutschen lib, was Lebensweise bedeutete und im 11. Jahrhundert kam im mittelhochdeutschen Wort lip die Bedeutung von Körper und Magen hinzu. Ein Leib bewegt sich nicht bloß, sondern empfindet Bewegung, empfindet Schmerz, Leib und Affekt sind miteinander verbunden, der Leib wird auch als Willensorgan beschrieben. Wer die Begrifflichkeit Leib verwendet, die in den letzten Jahren zunehmend an Bedeutung gewonnen hat, will meist eine ganzheitlichere Auffassung ausdrücken.

„Leib wird mit Sinnlichkeit, Emotionalität und Authentizität assoziiert, während der Körper „etwas Entmächtigtes, Kontrolliertes, professionell Gemanagtes", typischer Ausdruck einer verdinglichten Welt" (Jakobs 2002:12).

Mit Leib (Lindemann 1996) wird versucht etwas zu fassen, das ganzheitlich, für manche unsterblich ist, das Besondere, Unsichtbare, die Erfahrungen, die Gefühle, das Spüren, die Seele als Ausdruck in der Leiblichkeit.

Ich möchte im Folgenden dem konstruierten Körper auf der individuellen wie auf der gesellschaftlichen Ebene weiter nachgehen und dem Körper, der jenseits der kulturellen Konstruktion besteht, dem gegebenen Körper (Nussbaum 2002:200). Körper verändern sich im Laufe ihrer Lebensgeschichte, sie sind jung, werden alt, sterben, sie sind gesund oder krank, reifen sexuell heran, Aspekte, die man als ferner von kulturellen Darstellungen beschreiben kann, deren Wurzeln im Körper liegen, auch wenn sie stark mit kulturellen Prägungen korrespondieren und interagieren. Der Körper verändert sich auch im Hinblick auf die Menschheitsgeschichte, wo er immer wieder ein anderer war und ist oder als anderer wahrgenommen und interpretiert wurde und wird, hier werden die kulturellen Zuschreibungen sehr markant sichtbar. Der Begriff der Entkörperung (Illich 2006, Duden 2004) ist stark mit der Medizingeschichte verbunden. Bis zum 17. Jahrhundert war Gesundheit das Gleichgewicht der körperlichen Säfte, das „humorale Paradigma" (Illich 2006:150). Es war die Aufgabe der Ärzte sich die Geschichten ihrer PatientInnen anzuhören, das wahrzunehmen, was geklagt und empfunden wurde und vor allem war das Ernstnehmen dieser Geschichten offensichtlich selbstverständlich. Der Arzt erstellte eine Anamnese, die die Selbstwahrnehmung der/des Patientin/Patienten widerspiegelte mit dem Ziel der Wiederherstellung des Gleichgewichtes.

„Der Arzt fragt also den Patienten nach seinem Sitz und seiner Stellung in sich selbst und in Beziehung zur Welt um ihn herum (...) Die Aufgabe des Arztes ist also ihrem Wesen nach interpretierend oder exegetisch. Er legt das aus, was der Patient von sich offenbarte, und dann fasst er das in explizit medizinische Begriffe. Diese erlauben es dem Arzt zu überlegen, welche Pflanzen oder welche tierischen Exkremente oder welches Element auch immer mit dem beklagten Zustand verwandt ist" (Illich 2006:152).

Dem Gleichgewicht der Säfte folgte das „Organ-Paradigma" (Illich 2006:151) im späten 17. Jahrhundert und zunehmend im Verlauf des 18. und 19. Jahrhunderts, es stellte die Organe ins Zentrum, mehr und mehr wurde es zur Aufgabe der Ärzte den Geschichten ihrer PatientInnen aussagekräftige Zeichen für bestimmte Krankheitsbilder zu entnehmen, zu bestätigen oder zu widerlegen. Die Organe rückten ins Zentrum, sie wurden betastet, beklopft und mit Testverfahren erkundet. Es war auch eine Zeit, in der immer mehr Krankheitsbilder definiert wurden, früher gab es wenig definierte Krankheiten und diese bezogen sich stärker auf soziales Geschehen als auf die Person, nun entstanden mehr und mehr Krankheitsbilder, denen die Ärzte auf der Spur waren. Das Organparadigma wurde im 20. Jahrhundert abgelöst vom System. Ivan Illich sieht einen Zeitrahmen, der in etwa die letzten 20 bis 30 Jahre umfasst. Um die Mitte des 19. Jahrhunderts entwickelte sich eine Tendenz, dass die Ärzte nicht mehr PatientInnen versorgten, sondern menschliches Leben, interessant wurden die Einzelteile eines als System wahrgenommenen Ganzes. Menschen begannen sich zunehmend als Systeme, als Immunsysteme wahrzunehmen. Wesentlich für diese Entwicklung waren Visualisationstechniken, die es scheinbar ermöglichen oder vorgaukeln Dinge zu sehen, die unsichtbar sind, die Interpretations- und Manipulationswelten eröffnen.

„Die Menschen gewöhnen sich daran, vor ihren Augen Dinge zu sehen, die ihrer Natur nach nicht zum Reich des Sichtbaren gehören, aus ganz trivialen Gründen, weil sie zu klein sind, sogar kleiner als die Wellenlänge ultravioletten Lichtes, oder aber, weil sie unter der Haut liegen, solange man lebendig ist, wie die Bewegungen meines Herzens. Sie können lernen Phantasmen zu sehen, wie etwa die visuelle Darstellung von Quantitäten oder das so genannte Genom mit seinen Konnotationen von Kommando und Kontrolle. Und durch diese Einübung wird die Gewohnheit im Alltag zerstört, unseren Blick auf das zurichten, was uns unter die Augen kommt" (Illich 2006:190/191).

Besonders deutlich wird das beim Blick auf die Gebärmutter und die Schwangerschaft. Ich finde es einen lohnenden Aspekt darauf zu schauen, dass die Gebärmutter immer wieder ein Ort von besonders großem Interesse darstellt und eine enorme Wunschkraft der Vereinnahmung auf vielfältigste Weise an sich bindet. Diese materialisierte Wunschvorstellung findet sich in der Krankheitsdefinition der Hysterie, einer der drei großen Frauenkrankheiten (Braun 1995). Barbara Duden (2002) ist Körperhistorikerin, sie hat in Quelluntersuchungen die Körpererfahrung von Frauen vor zwei- und dreihundert Jahren versucht zu entschlüsseln und konnte feststellen, wie weit entfernt diese Körpererfahrung von der eigenen war. Es handelt sich um ein Körpergefühl, das sich auf das Erleben konzentriert, auf das Spüren und Wahrnehmen, das die Frau bestimmt, der Arzt ist der, der glaubt beziehungsweise keine Möglichkeit hat der Gewissheit der Frauen zu widersprechen.

„Nur die erste Regung des Kindes ermöglichte der Frau, den Status der Schwangeren gesellschaftlich zu beanspruchen. Und das war ein Zeichen, das nur sie allein bezeugen konnte. Heute ist es umgekehrt. Das Labor weiß es vor der Frau. Die Frau weiß von der kommenden Schwangerschaft bevor sie erlebt werden konnte. Das ist uns selbstverständlich geworden, wir erleben uns auf Befehl, wir erleben uns diagnostiziert, und in der Herstellung der neuen Selbstwahrnehmung spielt Visualisierung eine Schlüsselrolle" (Duden 2002:89).

Entscheidend ist, dass mit dem zugerichteten Blick die Empfindung verloren geht oder verloren gegangen ist, das Spüren, ein System funktioniert nach der Apparatur, es spürt nicht, es traut sich nicht.

„Tatsächlich erreichte die Entkörperung inzwischen eine zweite Stufe, die ich nur als Algorithmisierung oder Mathematisierung bezeichnen kann. Die Menschen löschen ihre eigene sinnliche Natur aus, indem sie sich selbst in Abstrakta hinein projizieren, in abstrakte Begriffe. Und diese Verleugnung der persönlichen Einzigartigkeit durch die Verinnerlichung und Selbstzuschreibung von statistischen Konstrukten wird durch unsere Lebensweise unglaublich stark befördert (...). Was daraus folgt ist eine Empfindungslosigkeit nicht nur sich selbst sondern auch dem Anderen gegenüber" (Illich 2006:248).

Bevor ich näher auf weitere kulturelle Konstruktionen eingehen möchte, ist es mir wichtig, nen Schwenk zu machen zu den Erzählungen der sich im Sterbeprozess befindenden Frauen und der Betreuungspersonen. Zwecks der Verständlichkeit an dieser Stelle einige Hinweise zur Transkription. Insgesamt wurden 18 Interviews geführt, 15 mit weiblichen Betreuungspersonen, 3 mit betroffenen Frauen, und eine Videoaufnahme einer betroffenen Frau im Innsbrucker Hospiz, durchgeführt von einem Innsbrucker Journalisten, konnte miteinbezogen werden. Die Interviews mit den Betreuungspersonen sind mit B1–B15 und die der betroffenen Frauen mit F1–F4 bezeichnet. Namen und Orte wurden verändert, um die Anonymität zu gewährleisten. Da den Frauen ihre Sprache sehr wichtig war, erfolgte die Transkription im Originalmanuskript in Mundart und in Hochsprache. Zwecks der leichteren Lesbarkeit und des besseren Verständnisses wird in der vorliegenden Ausgabe auf die Mundartpassagen verzichtet. Kurze und lange Pausen sind mit zwei und drei Punkten gekennzeichnet, inhaltliche Auslassungen mit drei Punkten in Rundklammer.

Die Hospize, in denen die Frauen erzählt haben, sind Orte, wo das Spüren, das Wahrnehmen, das Fragen, „Wie fühlen sie sich?" sein darf, wo das Menschliche zumindest manchmal vor das Systemische tritt.

Eine Betreuerin formuliert das folgendermaßen: „Wahrscheinlich wird man schon ein bisschen emotionaler im Hospiz, weil einfach ganz viel über das Gefühl, über die Gefühlsebene beurteilt oder wahrgenommen oder gewertet wird. Im normalen Klinikalltag, das hat ja weder, weder die Zeit habe ich, da hinzuspüren, noch hat es den Raum. Sag einmal einem Klinikarzt, ich habe das Gefühl, da tut sich etwas, der kann mit dieser Aussage schon überhaupt nichts anfangen, nicht, weil das nicht fassbar ist, nicht greifbar. Da muss ich irgend etwas genau formulieren können, es ist aber oft genau das, dass ich das Gefühl habe, es tut sich etwas, und ich kann überhaupt nicht mehr dazu sagen. Dann ist der Klinikarzt vielleicht noch ein Mann, dem ich es erklären soll. Dann weiß ich, das kann ich gleich vergessen, bei uns ist das anders, bei uns ist, kann ich das einfach so sagen, ohne dass die mit den Augen rollen" (B7: Tonbandaufnahme).

Dass es schwierig ist, unter Systembedingungen zum eigenen Gefühl zu finden beziehungsweise Entscheidungen nach der eigenen Wahrnehmung zu treffen, zeigt der folgende Ausschnitt einer betroffenen Frau, die sich kaum zu sagen traut, dass sie findet, dass die Bestrahlung für sie nicht gut war. Es handelt sich um eine Frau, die erst seit einigen Tagen im Hospiz war, sie erzählt von der Zeit des Krankenhausaufenthaltes.

F: „Ja erfahren habe ich 2003 im Juni, ... das heißt im Mai 2003 habe ich erfahren, dass ich Unterleibkrebs habe, Gebärmutterhalskrebs. Da war das für mich eigentlich, pfuu, das war für mich eigentlich ein normaler Eingriff, das tut man heraus und dann ist der Fall erledigt, habe ich geglaubt. Dann bin ich eben, dann haben sie das operiert, und dann bin ich

Einleitung

eben bestrahlt worden 28 mal, wo ich gegenüber der Bestrahlung noch immer misstrauisch bin ein bisschen, mit der Bestrahlung. Die Bestrahlung natürlich sehr viel hilft, aber sie tut auch viel .. zerstören, also da bin ich heute noch nicht ganz .. mir persönlich ist einmal, meine subjektive Meinung ist, mir hat sie nicht geholfen, aber vielleicht anderen. Dann hat sich dann im Dezember, dann hat sich herausgestellt, dass die Harnleiter zu sind, gestaut sind, und da ist der nächste Krebs gekommen, und dann war das noch halbwegs, ... da haben sie gesagt, ja, jetzt machen sie die supergroße Operation, und dann haben sie dann 13,5 Stunden operiert, ein Team aus drei Chirurgen. Dann war ich schon der Meinung, dass alles heraußen ist, und das war wieder ein Irrtum, dann ist der dritte gewachsen, ist wieder gekommen, wo er jetzt umhergeht, weiß ich nicht, keine Ahnung" (F3:15).

Es gibt ein Verlassen auf die Medizin, auf Diagnosen und Eingriffe, bei Nichtgelingen auch eine gewisse Skepsis, die sehr vorsichtig vorgetragen wird. Erst wenn die Kurativmedizin an ihrem Ende ist, Personen als austherapiert gelten, entstehen offensichtlich Freiräume des Wahrnehmens und Fühlen-Dürfens, Instrumente, Apparaturen, Messinstrumente treten in den Hintergrund, das Fühlen und Spüren darf hervortreten. Es erscheint mir eine sehr große Leistung, dass das überhaupt möglich ist, und es wäre interessant der Frage nachzugehen, wie es den Betroffenen und den Betreuungspersonen gelingt, diese teilweise gesellschaftlich verschütteten Wahrnehmungsformen zu leben und zu erleben, diese zu kultivieren. Die Betreuungspersonen beschreiben das Hospiz oft als „anderen" Ort, wo die Zeit anders läuft, nicht der Kalenderzeit zu entsprechen scheint.

B: „Die Uhren laufen im Hospiz anders, wenn ich hier hereingehe, dann muss ich einen Schritt zurück oder zwei" (B11: Tonbandaufnahme).

Die Zeit wird als langsamer fortschreitend wahrgenommen, aber auch different in der Qualität des Umgangs mit vorhandener Zeit.

B: „A ich denke schon, dass die Zeit sich, die Zeit ist nicht die Kalenderzeit, hat eine andere, bekommt eine andere Qualität, das ist nicht in Quantitäten messbar, eher in Intensität und auch, und so von der Umgebung her geht es schon ein Stück weit darum, dass man das auch zur Verfügung stellt. Das heißt nicht, dass man unbegrenzt Zeit hat, sondern dass es in der Zeit, dass wir in der Zeit präsent sind" (B9:17).

Besonders schön lässt sich dieses teilweise andere Leben im Hospiz an einem im Innsbrucker Hospiz verwendeten Musikinstrument, dem Monochord, illustrieren. Das Monochord ist eines der ältesten Versuchsinstrumente der Physik und der Musiktheorie (Näf 1999:7), mittels dessen Töne und Zahlen gemessen werden können, sie werden hör-, sicht- und begreifbar gemacht. Das Monochord verweist auf die „Theorie der Harmonik" (Näf 1999:12), auf ein Denken in Beziehungen, in Analogien, erlaubt die Verknüpfung von Materie und Seele mittels Zahlen.

> „Die Materie erhielt eine psychische Tektonik (eine seelische Struktur), und das Geistige, das Reich der Ideen, einen konkreten Halt in den harmonikalen Gestalten und Formen: eine Brücke zwischen Sein und Wert, Welt und Seele, Materie und Geist war gefunden" (Kayser 1976:13).

Ivan Illich (2006) vergleicht die Klänge des Monochords im Gegensatz zu der später entwickelten temperierten Tonleiter mit dem Vorgang der Entkörperung durch die Medizin. Ich möchte das kurz darstellen. Das Monochord ist ein längliches, cirka armlanges Holzinstrument, auf der eine einzige Saite montiert ist. Diese kann an jedem Punkt ihrer gesamten Länge niedergedrückt werden, um musikalische Verhältnisse zu demonstrieren (Illich 2006). Wenn der Finger, der die Saite niederdrückt auch nur eine Daumenbreite verschoben wird, klingt es different, es ist möglich die Harmonie der Quinte zu hören. Das Monochord verweist in seiner Ausdrucksmöglichkeit auf die natürliche Harmonie, die lange Zeit definierte und begrenzte, was Musik sein konnte. Illich beschreibt die Klänge des Monochords als „kosmische Dimension der Musik" mit der Fähigkeit, „die Musik der Sphären erklingen zu lassen" (Illich 2006:162).

Wenn man nun die Quinte der Quinte der Quinte (Illich 2006) wiederholt, kommt man irgendwann zum Quintenzirkel und mehrere Oktaven höher zur Ursprungsnote, die jedoch mit einer kleinen Abweichung versehen ist. Die Lösung dieses musikalischen Problems wurde in der Temperierung der Tonleiter gefunden. Temperieren bedeutet mäßigen, ausgleichen (Näf 1999:136), man verteilt unreine Quinten und Terzen innerhalb einer Oktave möglichst gleichmäßig.

Anton Bruckner hat angeblich in einer Vorlesung an der Wiener Universität für Harmonielehre dies folgendermaßen erklärt:

> „Mir ist von meinen Lehrern gesagt worden, dass unser Ohr die reine Stimmung nicht verträgt und deshalb die temperierte Stimmung ge-

macht worden ist. Das habe ich auch immer meinen Schülern gesagt. Bis mir einmal ein Japaner auf einem sonderbaren Harmonium vorgespielt hat. Ah, das hat wunderbar geklungen! Aber ich habe mir nicht erklären können warum. Bis er mir gesagt hat: Das ist die alte reine Stimmung'. Seither habe ich nie wieder gesagt, dass wir die reine Stimmung nicht vertragen" (Näf 1999:149).

Zur Gänze konnte das Problem erst im 19. Jahrhundert gelöst werden, als es möglich war die Vibrationsfrequenzen der einzelnen Töne zu messen und Logarithmen zu benutzen, um die Tonleiter so zurechtzuschneiden, dass sie harmonisch klang und nicht temperiert (Illich 2006). So wurden Klänge, die genau gemessen und erzeugt wurden zum Rohmaterial der Musik, die nun zwischen Instrumenten hin- und hergereicht werden konnten.

„Mit der Temperierung wird die Musik gewissermaßen objektiv. Lokale Eigenarten werden auf die gleiche Weise ausgebügelt, wie die Haltung oder Stellung der Person aus dem objektiven Körper ausgewaschen wird. Und natürlich intensiviert sich diese Selbst-Objektivierung mit den zeitgenössischen fotografischen Geräten, welche die Menschen dazu veranlassen, sich selbst als eine Art Videokamera vorzustellen" (Illich 2006:162).

Das Monochord, heute ein Klanginstrument mit 12 bis 13 Saiten, die auf den gleichen Ton gestimmt sind, findet seine Anwendung u.a. in der Therapie, der Heilpädagogik, um zu meditieren, zu entspannen, sich zu öffnen (Mahler 2007).

Die Diplommathematikerin, Musiktherapeutin und Künstlerin Hildrud Maria Mahler (2007) beschreibt das Monochord ähnlich wie Näf (1999), Kayser (1976) und Ivan Illich (2006).

„Die sich aus dem Grundton entfaltenden Obertöne öffnen gleichsam ein Fenster zum Kosmos. Es erklingt sphärische Musik, die es schon gab, bevor der Mensch die Erde betrat"
(Mahler 2007:http://www.hiltrudmariamahler.de.vu/).

Die Verwendung des Monochords im Hospiz ist für mich ein starkes Symbol des anderen Umgangs, der gemilderten Entkörperung, wo die traditionelle Medizin ihr Interesse verloren hat, dort darf und kann gespürt werden.

Eingehen möchte ich in Bezug auf den Körper und seine Repräsentationsformen im Folgenden noch auf die Diskussionen zu „Sex und Gender". In den 70er Jahren wurde von der Frauenbewegung die Differenzierung zwischen „Sex", dem angenommenen, unveränderbaren, biologischen Geschlecht und „Gender", dem veränderbaren, auf sozialen, gesellschaftlichen und kulturellen Aspekten aufbauenden Geschlecht eingeführt (Knapp 2000, Stephan 2000). Die Frauen hatten biologistische Zuschreibungen als solche sichtbar gemacht und begannen sich von ihnen zu distanzieren. Diese Differenzierung wandte sich gegen einen biologischen Determinismus, der Wesenszuschreibungen, soziale Faktoren usw. per Biologie zu erklären versucht, der konstruierte Charakter wurde wahrnehmbar. Die gesellschaftliche Zweigeschlechtlichkeit wurde vorerst nicht in Frage gestellt, wobei darauf hinzuweisen ist, dass die Debatten in den USA und im europäischen Raum von einer auffallenden Ungleichzeitigkeit gekennzeichnet sind. Für den Feminismus der 70er und 80er Jahre (Stephan 2000:63/64) im westeuropäischen Raum war Differenz ein entscheidender Bezugspunkt, vom anderen Sein, Denken, Handeln, von der anderen Moral aus wird die Einflussnahme von Frauen in Kultur, Politik und Geschichte gedacht, wahrgenommen und umgesetzt. In den USA wurden zur selben Zeit „Sex/Gender" Debatten diskutiert, vorerst in der Betonung von Gender als sozialer Konstruktion, „Sex" die differente biologische Grundlage der Geschlechter blieb zunächst noch unhinterfragt, „Sex" und „Gender" waren im Rahmen einer biologisch-heterosexuellen Matrix bestimmt. Schwarze Frauen, Woman of Colour und Migrantinnen verwiesen schon seit den 70er Jahren auf die fehlende Wahrnehmung, auf ihre Unsichtbarkeit in einem hegemonialen Feminismus der weißen Mittelschichtfrau, wo sie sich nicht vertreten und angesprochen erleben konnten (Rodrígues Gutiérrez 1996). Vermehrt formierten sich die Diskurse zur Wahrnehmung von Brüchen, Grenzen, Überschneidungen (Stephan 2000:70). Das kollektive „Frauen-Wir" wurde aufgeweicht, es erwies sich als brüchig beziehungsweise als unbrauchbar, wenn es durch fehlende Wahrnehmung ausschließt. Kreuzungen, Brüche, Vielschichtigkeit machten auch Angst, lösten Bedenken nach politischer Schlagkraft aus. Wie ist es möglich, verallgemeinernde Aussagen zu treffen? Es besteht die Sorge, dass die Differenz zwischen den Frauen die Ungleichheit, Macht- und Herrschaftsstrategien zwischen den Geschlechtern verschleiern und unsichtbar machen könnte. Jede Veränderung und Weiterentwicklung schließt auch Befürchtungen mit ein, was positive

Effekte der Vorsicht, des genauen Hinschauens und Überprüfens, der Reflexion beinhaltet, der Auseinandersetzung und Weiterentwicklung feministischer Theorie. Im deutschsprachigen Raum wurden „Gender"-Debatten erst in den 80er und 90er Jahren aktuell, ausgelöst u.a. durch die Übersetzung des Buches „Gender Trouble" von Judith Butler (1991). Butler wies auch „Sex" als konstruiert, diskursiv hergestellt aus. Für Butler beruht Zweigeschlechtlichkeit nicht auf biologischen Faktoren, sondern ist das Ergebnis von Diskursen. Wichtig ist bei ihr der Begriff der Performanz. Geschlechtliche Identität wird hergestellt durch die permanente Wiederholung gesellschaftlicher, kultureller und sozialer Normen, mittels Diskurs erfolgt die Benennung, Produktion, Inszenierung und Stabilisierung geschlechtlicher Identität, die Geschlechterkategorien sind für sie keine fixen Größen, sondern veränderbar. Butler verknüpft in ihren Theorien „Sex" und „Gender" mit dem Begehren, es existiert ein starker Konnex zwischen Zwangsheterosexualtiät und der Herstellung von Männlichkeit und Weiblichkeit mittels Diskurs. Butler wurde viel kritisiert, vielen Kritikerinnen war ihr Konzept von Normalisierung zu einseitig (Knapp 2000:93), die blinden Flecken werden vor allem wahrgenommen im Verhältnis Körper und Leib, in Machtfragen, in Bereichen von Alltag und Politik (Stephan 2000:66). Der Körper präsentiert sich manchmal bei Butler wie ein Bewusstseinsphänomen (Büchel-Thalmaier 2002:18/19), individuell, frei interpretierbar, es erscheint überzeichnet oder verloren gegangen, dass die Existenz der Menschen des 20. und 21. Jahrhunderts nach wie vor geprägt ist von einer Zweigeschlechtlichkeit, von kulturellen und symbolischen Festschreibungen auf zwei Geschlechter. Mittlerweile haben sich die Debatten beruhigt (Büchel-Thalmaier 2002), und auch das Positive wird neben der Kritik gesehen zum Beispiel in der Infragestellung eines kollektiven „Frauen-Wir", was den Blick verstärkt auf Differenzen zwischen den Frauen gelenkt und für vormalige Ausschlüsse sensibilisiert hat. Als positive Weiterentwicklung wird auch gesehen, dass die Verbindung von „Sex", „Gender" und heterosexuellem Begehren deutlicher geworden ist (Knapp: 2000:91). Büchel-Thalmaier (2002:18/19) weist auf die Impulse hin, mit der eigenen Geschlechtlichkeit kreativer umzugehen, den Freiraum auszuloten, soweit dies im engen Rahmen gesellschaftlicher und kultureller Strukturen möglich ist. „Sex" nicht als bloß gegeben aufzufassen bringt Martha Nussbaum sehr pointiert auf den Punkt, wenn sie sagt:

"In Wirklichkeit liegen die Dinge aber nicht so einfach. Körperteile interpretieren sich nicht selbst. Jede Frau, die in ihrer Jugend den Wandel von den fünfzigern zu den sechziger Jahren, von Marilyn Monroe und Jayne Mansfield hin zu Twiggy als weiblicher Norm miterlebt hat, weiß: Was Brüste und Beine bedeuten, ist nicht von Natur aus gegeben. Ausschlaggebend ist, wie sie durch soziale Anpreisung gedeutet werden" (Nussbaum 2002:201).

Sterben und Tod weisen in Bezug auf den Körper einerseits auf Gegebenheiten hin, alle Körper werden alt und sterben in allen Kulturen, die geschlechterbezogenen Differenzen verweisen auf kulturelle Zuschreibungen und Symbolisierungen. Wenn wir davon ausgehen, dass jede Kultur ihre eigene Körperkultur schafft verbunden mit einem Wertsystem (Labisch 1998), dann stellt sich die Frage, wie sahen und sehen die symbolischen und kulturellen Zuschreibungen aus, die Vorstellungen über den Körper, die nichts Gleichbleibendes sind, ihre Körper entsprechend mitverändern. Mary Douglas (1974) zeigt in ihren sozialanthropologischen Studien, die sich auf Industrie- und Stammeskulturen beziehen, dass das Körpererleben kulturell geprägt und bestimmt wird.

"Der Körper als soziales Gebilde steuert die Art und Weise, wie der Körper als physisches Gebilde wahrgenommen wird; und andererseits wird in der (durch soziale Kategorien modifizierten) physischen Wahrnehmung des Körpers eine bestimmte Gesellschaftsauffassung manifestiert. Zwischen dem sozialen und dem physischen Körpererlebnis findet ein ständiger Austausch von Bedeutungsgehalten statt, bei dem sich die Kategorien beider wechselseitig stärken. Infolge dieser beständigen Interaktion ist der Körper ein hochgradig restringiertes Ausdrucksmedium" (Douglas 1974:99).

Für Alfons Labisch (1998) ist der Körper zu einem Hauptschlachtfeld geworden, wo der Zugriff der Gesellschaft auf das Individuum definiert und realisiert wird. Was bedeutet das in Bezug zu den Erzählungen der von mir befragten Frauen beziehungsweise der Frauen, von denen, die Betreuungspersonen erzählen, deren Krankheit in den meisten Fällen einen Verlust von körperlicher Integrität, Schönheit, von Attraktivität geschehen machte, was mit sehr viel Schmerz bei vielen Frauen verbunden ist, mit den Gefühlen der eigenen Unzumutbarkeit für andere, wo Beziehungen lieber abgebrochen werden als dass Frau sich so sehen und wahrnehmen lässt, wo diese Unzumutbarkeit über den Tod hinausgeht und entsprechend vorgesorgt wird. Wie kommen Frauen zu einem derart zwiespältigen Verhältnis zu ihrem Körper, zu dieser Unsicherheit, zu diesem Muss an Entsprechen in Ganzheit und Schönheit, zur Abgabe der Definitionsmacht über sich?

Die gesellschaftliche Interpretation von Körperteilen und die kulturellen Zuschreibungen sind in dieser Arbeit zu Sterbeprozessen von Frauen ein zentraler Aspekt, da zum Beispiel Schönheit und Attraktivität oftmals über Körperteile gehandelt werden und der Verlust von Schönheit, Attraktivität und körperlicher Integrität im Sterben einen großen Stellenwert einnimmt. Wenn im Folgenden also von Frauenkörpern gesprochen wird, so werden all die hier beschriebenen Dimensionen von Körper sichtbar, manchmal sehr verwoben, manchmal mehr für sich stehend, der Körper, der stirbt, der kämpft zum Beispiel um seine Schönheit beziehungsweise um deren Verlust, der Körper, der sich im körperlichen, emotionalen, spirituellen Schmerz windet, der Körper, der sich über Fürsorge ausdrückt, der Körper, der fühlt, spürt, wahrnimmt, sein Herz oder seine Seele zum Ausdruck bringt.

Auf die Frage des Interviewers nach der Situation der Bewältigbarkeit der Ausweglosigkeit in der Situation konfrontiert mit einer verheerenden Diagnose, antwortet diese noch sehr junge betroffene Frau mit einem starken eigenen Körpergefühl, einer Form ihres Körperausdrucks, den diese Frau als Seele bezeichnet, für Illich (2006) denke ich, wäre es der unsterbliche Körper, der Leib, der aufersteht.

F: „Ich hab das Glück gehabt, dadurch, dass ich so regungslos in diesem Loch war, habe ich zum erstenmal richtig meine innere Stimme hören können, und die hat es gewusst."

I: „Was hat die gesagt?"

F: „Tu etwas Gutes für dich, was hätte es mir gebracht, wenn ich durchgedreht hätte, angefangen hätte, das ist mir auch vorgeschlagen worden, nach Italien, nach Frankfurt, nach Amerika, bis mein Körper nur Haut und Knochen und meine Seele zerstört ist, nein, nein, ich nicht, lieber die Zeit, die vorgesehen ist, wie gesagt, so gut wie möglich, als mich endgültig zerstören lassen von Versuchen irgendwie die Krankheit in den Griff zu kriegen, nein, das will ich absolut nicht" (F4: Videoaufnahme).

1.2 Ergebnisse

Im Mittelpunkt der Untersuchungsergebnisse steht der Körper, der fragile und fragiler werdende Körper, der der Markstein ist für den drohenden Verlust des Lebens, den Verlust der Welt. Im Sinne der „Grounded Theory" (Strauss 1991) ist der fragile Körper, der dem Sterben nahe ist, die *main category* geworden, das Zentrum, um die sich alle anderen Kategorien reihen beziehungsweise in Bezug setzen lassen und zu Subkategorien der einen geworden sind. Generationsunterschiede, die in der Untersuchung berücksichtigt wurden, tauchen quer durch immer wieder auf, sind manchmal wesentlich, manchmal vernachlässigbar oder nicht vorhanden. Subkategorien, die sich herauskristallisierten sind der Verlust von Schönheit, Attraktivität und körperlicher Integrität, die Versorgungsausrichtung der Frauen mit Generationsunterschieden, die Zentralität von Beziehungen mit Generationsunterschieden, die Bedeutung von Emotionen als wichtige Bewältigungsstrategie, als Ausdruck der seelischen Verfassung, die verstärkte Betonung von Spiritualität als Bewältigungsstrategie mit Generationsunterschieden und von zentraler Wichtigkeit der Wunsch nach Selbstbestimmung als Unterstützungsfaktor mit Generationsunterschieden. Es geht in der vorliegenden Arbeit um Gemeinsamkeiten und Unterschiede im Sterbeprozess von Frauen. Schon das Wort Prozess deutet auf einen Verlauf hin, auf Phasen, die unterschiedlich, bei jeder Frau sehr individuell verlaufen können, abhängig von der Biographie, der sozialen und finanziellen Situation, der Umgebung und dem Krankheitsverlauf und dem Krankheitsstadium. Der prozessuale Charakter dieser Lebensphase spiegelt sich in der Arbeit und den Ergebnissen vielfältig wider.

B: „Je mehr es ans Sterben geht, umso individueller wird es" (B5:12).

Diese Aussage einer Betreuerin deutet auf ein Hauptmerkmal der Untersuchungsergebnisse hin. Es kristallisierten sich einige zentrale Gemeinsamkeiten in großer Klarheit und Eindeutigkeit heraus, die sich wiederum dann sehr ausdifferenzieren, eine große Variation und Breite spiegeln, je nachdem in welcher Phase sich die betroffene Frau befindet und wie ihr individueller Umgang mit der Situation zu dem Zeitpunkt ist, wie ihr Umfeld sich präsentiert. Die Individualität verweist weiters in Richtung Biographie, die als sehr entscheidend wahrgenommen wird von den Betreuungspersonen.

B: „Ah Frauen, für mich gibt es grundlegend, dass das sehr stark abhängt von der Lebensgeschichte, von den Frauen, wie sie die letzte Zeit gestalten, wie sie gelebt haben, so auch das Sterben" (B4:1).

Diese Erfahrungen finden sich auch in geriatrischen Forschungen in ähnlicher Weise wieder. Backes (1993:95) kommt in ihrer Untersuchung „Die Lebenslage älterer und alter West-Berlinerinnen" zu dem Ergebnis, dass es einerseits eine geschlechtsspezifisch ausgeprägte weibliche Alternsproblematik gibt, dass diese aber differiert nach Alter, Schicht, Biographie, Region, Lebensumfeld, familiale Bedingungen, wodurch sich ein heterogenes Bild der alternden Frau ergibt, wenngleich sich auch Gemeinsamkeiten festmachen lassen. Es wird in den Interviews von den Betreuungspersonen darauf hingewiesen, dass manche Frauen in dieser Lebensphase abweichen von ihrer bisherigen Biographie. Die Situation ist eine extreme und Verhaltensweisen ändern sich auch. Beziehungen und Wichtigkeiten werden klar gestellt, Unwichtiges hat weniger Platz und wird deutlich gemacht, Selbstbestimmung ist ein zentraler Wunsch, vor allem bei jüngeren Frauen. Auf diese Aspekte gehe ich in den folgenden Kapiteln noch sehr genau ein. Biographie und Individualität sind ausschlaggebend für die hohe Variation der Ergebnisse, es gibt eindeutige Gemeinsamkeiten, und doch gibt es innerhalb der Gemeinsamkeiten viel Variation und auch Gegenbeispiele. Die Gemeinsamkeit dominiert im Verhältnis zur Differenz, wenn auch in großer Vielfalt und Breite. Die Differenz ist ein Bestandteil der Gemeinsamkeit. Nur hinsichtlich des Generationenunterschiedes gibt es deutliche Differenzen.

Individualität stellt die Betreuungspersonen vor besondere Aufgaben im Umgang.

B: „Aber was mir je länger ich eigentlich hier arbeite und da bin, umso mehr kommt mir, dass das so etwas Individuelles ist, das ist gerade für mich als Seelsorgerin, also die ganz individuellen Zugänge, wenn ich da mit einer Frau, also wenn ich mit einer Frau im Gespräch bin und dann zu jemand anderen gehe, dann muss ich mich ganz auf die Nächste einstellen. Das ist aber auch das Schöne daran" (B16: Tonbandaufnahme).

Im folgenden Ausschnitt bringt eine Betreuerin zum Ausdruck, dass das Veränderungspotential groß sein kann.

B: „(...) Gemeinsamkeiten, für mich spürbar ist bei allen Frauen ein unheimliches Potential, das da ist, das für mich spürbar ist, eine Kraft da ist.

Ich glaube, das ist etwas Spezielles von Frauen. Der Unterschied kommt meinem Erleben nach aus dem Leben, aus der Lebensgeschichte, von der Erziehung, aus dem, was in dem Leben passiert ist. Frauen, die des unheimlich genützt haben und nützen können, die auch in der letzten Zeit starke Frauen sind und die das auch zeigen können und leben können bis zum Schluss. Und es gibt Frauen, die das eben nicht können, die sehr wohl verhaftet bleiben, die dieses ungenützte Potential in sich haben. Manches Mal gelingt es in der kurzen letzten Zeit einiges zum Vorschein zu bringen. Das ist das Schöne an der Arbeit, das zu erleben" (B4:18/19).

Zum Begriff der Individualität möchte ich den von Ulrich Beck geprägten Begriff des „eigenen Lebens" (Beck 1997:9-41) einführen und die dazugehörige Theorieskizze kurz darstellen. Für die moderne Frau/den modernen Mann, die modernen Jugendlichen und Kinder gibt es ein Muss zum eigenen Leben, es besteht nicht die Freiwilligkeit dazu. Wir leben in einer hochdifferenzierten Gesellschaft mit unterschiedlichen Funktionsbereichen. Die Gesellschaftsmitglieder haben die Aufgabe, diese Teilaspekte zusammenzuführen im eigenen Leben, zu etwas Ganzem zu integrieren. Jede Person, die gleichzeitig z. B. StudentIn, AutofahrerIn, KonsumentIn, ProduzentIn, ArbeitnehmerIn usw. ist, muss die unterschiedlichen Logiken mit der inneren eigenen Logik managen. Erschwerend kommt hinzu, dass sich die Bedingungen des Zusammenfügens und -haltens weitgehend der eigenen Kontrolle entziehen, da es wenig Einfluss gibt auf Geschäftsöffnungszeiten, Schul- und Arbeitszeiten, große Institutionen geben vor und schaffen Abhängigkeiten. Die eigene Biographie ist eine unsichere, sie muss gewählt, gebastelt werden und ist mit Risiko verbunden, das jeweils individuell verortet wird. Selbst gesellschaftliche Krisen wie z. B. Massenarbeitslosigkeit erscheinen als persönliches Versagen. Im eigenen Leben gibt es keine fixen Traditionen, alles muss selbst gewählt oder verworfen werden. Es ist ein globales Leben, was am anderen Ende des Globus passiert hat Auswirkungen auf das Eigene und umgekehrt. Soziale Reflexion ist ein wichtiger Begriff des eigenen Lebens, da es notwendig ist in einer Vielzahl von sozialen Kreisen zu denken, zu handeln und zu leben, es wird gesprochen, es wird verhandelt, es werden Kompromisse geschlossen. Das eigene Leben präsentiert sich als moralisches Leben, wo nach der Moral der Selbstbestimmung gesucht wird. Es ist gesellschaftlich eine hoch bewertete Lebensform. Aus dem allem ergibt sich, dass das eigene Leben ein radikal nichtidentisches Leben ist, das mit dem Tod endet, weil es ausschließlich ein diesseitiges Leben ist und damit vergänglich ist. Es gibt keine transzendentale Sicherheit, der

Tod ist unfasslich geworden und an seine Stelle ist das Sterben getreten, vor dem sich die Menschen fürchten und es verdrängen. Es gibt nur ein Leben vor dem Tod. So erklärt Beck auch den Kampf gegen Vergänglichkeit, die all jene viel verdienen lässt, die im Leben Möglichkeiten gegen die Vergänglichkeit anbieten, begonnen bei den Versicherungen bis hin zur Kosmetikindustrie, zu den Organtransplantationen und dem Klonen.

"Je eigener und einzigartiger das Leben desto unersetzbarer. Der Preis für weit vorangetriebene Individualisierung ist eine durch nichts gemilderte Konfrontation mit der eigenen Vergänglichkeit. Das einzigartige Leben macht dieses kostbar, aber auch zerbrechlich. Es kann in nichts und niemanden fortleben. Das eigene Leben endet mit sich selbst" (Beck 1997:125).

Wenn man diese Theorieskizze betrachtet, so ist augenfällig, wie sehr die Gegebenheiten, Voraussetzungen und Notwendigkeiten, ein eigenes Leben zu führen, brechen mit den Gegebenheiten, Voraussetzungen und Notwendigkeiten eines Sterbeprozesses, vor allem eines langsamen Sterbeprozesses. Das Wählen, das Basteln, die Aktivität, die permanente Veränderung und Anpassung werden zunehmend weniger möglich. Die Abhängigkeit von Institutionen und ExpertInnen, von nahen Personen wird sichtbarer, es wird schwieriger oder nur mehr teilweise möglich die unterschiedlichen Funktionssysteme in der ihnen eigenen Logik zu managen. Der Sterbeprozess führt das eigene Leben ein Stück ad absurdum, Abhängigkeit, Angewiesensein, Schwäche, Kraftlosigkeit, fehlende Wahlfreiheit in Bezug auf Leben und Sterben verweisen darauf, hilfreich erweisen sich nun Qualitäten wie Beziehungsfähigkeit, Emotionalität, Spiritualität, die Qualität des Loslassens, Vertrauen, Liebe schenken und zulassen können, das Einfordern können, das Grenzen finden und setzen usw. Die Individualität spiegelt sich in der wahrgenommenen Qualität der Betreuung. Ist eine individuelle Betreuung möglich und verwirklichbar, die, je näher es zum Sterben kommt, umso individueller werden muss, wird dies als große Unterstützung von den Betroffenen wahrgenommen. Es gilt in vielen Fällen Individualität im Sterbeprozess zu organisieren, eine Aufgabe, die dem Krankenhaus in seiner auf Heilung ausgerichteten Funktionalität, mit einem hohen Tempo und überlastetem Personal, monodisziplinär und hierarchisch arbeitend, nur schwer möglich ist, im Hospiz- und Palliativbereich ist Individualität viel eher zu organisieren und zu ermöglichen. Ich finde die Überlegungen zum „eigenen Leben" in Bezug auf das Sterben und auf Betreuungskontexte hilfreich, um in der Versorgung und Organisation verstehen und entsprechend handeln zu können, was es alles bedeuten kann, zum Risiko für sich selbst zu werden, weil man nicht mehr in der Funktionalität und Logik des „eigenen Lebens" ablaufen kann; auf die Kluft, die möglicherweise zwischen denen besteht, die ihr eigenes Leben leben und jenen, die das nicht mehr können, einer Sprachlosigkeit, wo unter Umständen nur die „Sprache der Überlebenden" (Baumann 1994:200) gesprochen wird. Auch so kann es zur „Einsamkeit der Sterbenden" (Elias 1982:97) kommen. Mit dem Argument der Verdrängung würde ich nicht mit Ulrich Beck übereinstimmen, da Sterben und Tod mittlerweile in vielfältiger Weise in verschiedenen Orten und Räumen thematisiert werden, zum Beispiel in Zusammenhang mit Hospizen und Palliativstationen, aktiver und passiver Sterbehilfe, Früh- und Fehlgeburten, der Gen- und Reproduktionstechnologie, den Debatten über das Klonen usw. Das Problem sehe ich eher darin, dass hier die unterschiedlichen Logiken rechtlicher, medizinischer, pädagogischer, ökonomischer, religiöser, politischer Natur aufeinander treffen und in der je eigenen Logik gefangen bleiben. Sicherheit generieren Funktionssysteme über die Art und Weise ihrer Kommunikation, die über ExpertInnen wie ÄrztInnen, KrankenpflegerInnen, SeelsorgerInnen, PsychologInnen, TherapeutInnen, GeschäftsführerInnen, WissenschaftlerInnen usw. abläuft. Für Illich (2006:192) ist es die Systemlogik, die die Sterblichkeit eliminiert, da „*Sterblichkeit und so etwas wie ein Immunsystem mit einer beschränkten Überlebenswahrscheinlichkeit oder ein Immunsystem, das noch nicht zusammen gebrochen ist*", nichts gemeinsam haben. In Funktionssystemen werden Kommunikationsformen unter „Gleichen" (Nassehi 2003:301) konstruiert.

„Aus systemtheoretischer Perspektive ist die Dominanz der Medizin eine Konsequenz fortschreitender funktionaler Differenzierung und der damit einhergehenden Verselbstständigung gesellschaftlicher Teilbereiche. Sie führt zu einer wachsenden Differenz zwischen sozialen und psychischen Systemen, wobei sich persönliche Belange und Anfragen im Kontrast zur funktionalen Ausrichtung medizinischen Denkens und Handelns immer deutlicher abzeichnen. Innerhalb der jeweiligen Subsysteme sind sie nur bedingt kommunizierbar, weil sich Individuen prinzipiell in keinem der gesellschaftlichen Teilbereiche mehr als einheitliches, ganzes Gebilde thematisieren können" (Winkel 2005:171).

Einleitung

Im Sterbeprozess wird diese Ausdifferenzierung markant und kann zum Hindernisablauf werden, da viele verschiedene Funktionssysteme zusammenspielen müssen im Sinne einer optimalen Versorgung, und es multiprofessionelle Teams braucht, um das Sterben im Sinne einer PatientInnenorientierung zu ermöglichen. „Palliative Care" spricht von einer Lebensqualität bis zuletzt, von einer radikalen PatientInnenorientierung (Heller A. 1999), von der Verpflichtung, Individualität zu organisieren, von optimaler Schmerztherapie und Symptomkontrolle, vom Einbezug und der Kooperation mit PatientInnen und deren Angehörigen beziehungsweise nahen Personen in den Krankheitsverlauf und die Behandlungsmethoden und Entscheidungen mittels interdisziplinären Aufklärungsgesprächen, Begleitung und Unterstützung der Angehörigen beziehungsweise der nahen Personen. Bei palliativer Versorgung bedarf es der Kooperation zwischen den Professionellen von Pflege, Ärzteschaft, psychosozialer Betreuung und Seelsorge, es braucht weiters die Kooperation zwischen vielen verschiedenen Organisationen (Krankenhaus, Altersheim, Pflegeheim, ambulante Pflege, HausärztInnen), damit die sterbende Person durchgängig gut versorgt wird, und in einem weiteren Schritt bedarf es der Einbindung von Landesregierung, Sozialversicherung, Trägerorganisationen, Standesvertretungen und Anbietern von Weiterbildungen. Im Sterben finden wir uns als Personen, deren Körper in ihrer Materialität verloren gehen, ohne transzendentale gesamtgesellschaftliche Einbettung, ohne die Möglichkeiten, weiter ein „eigenes Leben" mit der ihm eigenen Logik führen zu können. Wir sind angewiesen darauf, dass andere Individualität organisieren, mit uns kommunizieren, uns zuwenden, uns versorgen und lieben, in der Hoffnung, dass gesellschaftliche Funktionssysteme miteinander optimal kooperieren und ExpertInnen mit ExpertInnen aus differenten Berufsgruppen sich auseinandersetzen, mit Laien und vor allem mit uns als Betroffene sprechen, zuhören, wahrnehmen, ernstnehmen, uns als ExpertInnen sehen und in diesem Sinne Entscheidungen treffen und Handlungen setzen.

Im Folgenden stelle ich die Ergebnisse der Forschung zu Sterbeprozessen von Frauen detailliert dar. Es gilt auf den nächsten Seiten, den Frauen Gehör zu schenken, ihren speziellen und differenten Wünschen, Bedürfnissen, Sorgen, die sich um Schönheit und verändertes Körperbild, um Versorgung, Beziehungen, Freundschaft, Emotionen, Spiritualität und Selbstbestimmung drehen, mit markanten Gemeinsamkeiten und ausdifferenzierten Unterschieden. Zur besseren Verständlichkeit stelle ich davor die Orte vor, in denen Interviews gemacht wurden.

1.3 Kontext, Struktur und Organisation der Hospize

1.3.1 Die Tiroler Hospiz-Gemeinschaft

1992 wurde die Tiroler Hospiz-Gemeinschaft (Hospiz Tirol http://www.tirol.hospiz.at/15.5.07) als Verein der Caritas gegründet. Das zentrale Anliegen war und ist die Begleitung und Betreuung schwerkranker und sterbender Menschen und ihrer Angehöriger. Diese Unterstützung erfolgt über fünf Standbeine, einmal das Hospizteam Innsbruck, das sich aus Ehrenamtlichen rekrutiert und die Begleitung von Schwerkranken und Sterbenden anbietet. Das zweite Standbein ist der palliative Pflegedienst oder „Mobiles Hospizteam Innsbruck und Umgebung", 1993 gegründet, der interdisziplinär zusammengesetzt die Betreuung von schwerkranken und sterbenden Menschen zu Hause unterstützt und ermöglicht. Das dritte Standbein ist das stationäre Hospiz, das seit 1998 die Betreuung schwerkranker und sterbender Menschen anbietet. Das vierte ist eine Trauergruppe, die in regelmäßigen Abständen Gesprächsabende beziehungsweise auch die Möglichkeit für Einzelgespräche anbietet. Das fünfte Standbein ist die ehrenamtliche Hospizbegleitung in den Tiroler Regionen. Viermal jährlich erscheint eine Zeitschrift, „Die Sonnenblume", sie ist das interne Kommunikationsorgan.

1.3.2 Das mobile Hospiz Innsbruck

Das mobile Team wird als das Herzstück des Hospizes gesehen, die Station als seine Ergänzung. Die Zusammenarbeit zwischen mobilem und stationärem Hospiz ist eng, eine zeitweilige Aufnahme ins stationäre Hospiz ist möglich, andererseits sind Entlassungen nach Hause aufgrund des Einsatzes des mobilen Hospizdienstes eher realisierbar. Der palliative Pflegedienst „Mobiles Hospizteam Innsbruck und Umgebung" arbeitet als interdisziplinäres Team, 5 diplomierte Pflegekräfte, 14 Ehrenamtliche, 1 SozialarbeiterIn, 1 PsychologIn, Beratung und palliative Hauskrankenpflege durch professionelle PflegerInnen. Speziell ausgebildete Diplomkrankenschwestern bieten medizinische Hauskrankenpflege nach palliativen (schmerz- und symptomlindernden) Gesichtspunkten im Sinne der Hospizidee an. Es gibt einen 24-Stunden Bereitschaftsdienst, einen Besuchsdienst und das Angebot von unverbindlichen Beratungsgesprächen. Nachts besteht 24 Stunden Rufbereitschaft, über längere Zeit würde es einen Nachtdienst brauchen. Das Land Tirol und die Krankenkassen leisten Beiträge. Die Verrechnung erfolgt pro Besuch, wobei die

Besuchszeit egal ist. Die Finanzierung erfolgt nur zu einem geringen Anteil über die Kassen, vor allem über Spenden und über den Eigenanteil der PatientInnen. Die Höhe der Eigenleistung der Betroffenen richtet sich nach der sozialen Situation. Die Administration wird von der Geschäftsführung gemacht.

1.3.3 Das stationäre Hospiz Innsbruck

Fünf Jahre nach Eröffnung des mobilen Hospizteams wurde 1998 das stationäre Hospiz in Innsbruck gegründet. Zentrale Gründungsfrauen waren u. a. Angelika Feichtner, die ihre „Palliative Care"- Ausbildung 1993 in Oxford und im Harestone-Hospice in Caterham absolviert hat und viel Wissen, Erfahrung, Organisationstalent und Wärme mitbrachte. Das stationäre Hospiz bietet mittels eines interdisziplinär arbeitenden Teams pflegerische, medizinische und psychosoziale Versorgung für ihre Gäste und deren nahe Personen.

> „Hospize verdanken ihren Namen der Gastfreundschaft, der Hospitalité vor allem von Ordensgemeinschaften des Mittelalters, die den pilgernden Menschen Rast und Ruhe auf dem Weg zu den zentralen Wallfahrtsorten, aber auch Pflege und Betreuung bis zum Schluß anboten. Kennzeichnend für den Umgang mit dem Gast war die Akzeptanz des Anderen um seiner selbst willen" (Heller A. 2000:28).

Die PatientInnen sind Gäste im Innsbrucker Hospiz, ein Gedanke der an die Ursprungsideen der Hospizbewegung anschließt, wo Hospize der Herberge dienten. Drei Jahre nach der Eröffnung des stationären Hospizes erfolgte eine Angliederung an das Landeskrankenhaus Innsbruck, das Hospiz wurde damit formal eine Abteilung des Landeskrankenhauses und es bekam damit auch den Status einer Palliativstation, die Gäste sind formal seither PatientInnen des Landeskrankenhauses Innsbruck. Sie leisten die selben Beiträge wie bei einem Aufenthalt in einem öffentlichen Krankenhaus, müssen nichts extra bezahlen, dafür gilt aber die 21 Tage Frist der Krankenkasse, die bedeutet, dass die Krankenkasse ein Hospizbett nur bezahlt, solange die/der Gast krankenhausbedürftig ist, wenn die/der Gast zuhause oder im Pflegeheim versorgt werden kann, werden die Kosten nicht übernommen. Die Krankenhausbedürftigkeit hängt von der Art der Erkrankung ab und wird zwischen ÄrztInnen und Krankenkasse ausgehandelt. Ein wesentlicher Aspekt ist dabei auch die psychosoziale Indikation zur Aufnahme in die Palliativstation. Das Hospiz konnte immer wieder Menschen in Krisensituationen aufnehmen, ohne dass ein physisches Symptom vorliegen musste, zum Beispiel um die Angehörigen vorübergehend zu entlasten. In Palliativstationen ist das nicht mehr möglich. Hier stehen die körperlichen Symptome als Aufnahme-Indikation im Vordergrund, und nicht nur für die Aufnahme, sondern generell für die Dauer des Aufenthaltes.

„Entgegen der Hospizphilosophie kann einem Patienten, der an einer Palliativstation aufgenommen wird, nicht mehr zugesichert werden, dass er bis zum Tod dort bleiben kann. Wenn die Symptome entsprechend unter Kontrolle sind und wenn es eine andere Möglichkeit der Weiterbetreuung gibt, wird eine Entlassung angestrebt" (Feichtner 2007).

Für viele Gäste ist ein Wechsel nach Hause gewünscht und positiv, vor allem mit der Option einer Betreuung durch den mobilen Hospizdienst, schwieriger präsentiert sich die Situation bei Gästen, die in ein Pflegeheim transferiert werden müssen, was bei schwerkranken und/oder alten Menschen eine große Belastung darstellt für diese. Der Grund, warum bestehende und bewährte Hospize ihrer organisatorischen Verfassung nach zu Palliativstationen wurden, hängt immer mit Finanzierungsaspekten zusammen. In Österreich gibt es mittlerweile nur mehr zwei unabhängige Hospize, in Graz und Salzburg (Globisch 2004:239). Dass an diese Finanzierung jedoch auch Bedingungen geknüpft sind, die mit dem Hospizgedanken kollidieren (Pfeffer 2005), zeigt sich in der begrenzten Verweildauer und der rein medizinischen Argumentation für den Aufenthalt.

„Je weniger Zeit der Patient im Hospiz beziehungsweise auf der Palliativstation verbringt, desto schwieriger ist die Umsetzung der Hospizidee, weil es Zeit benötigt, um den Patienten und sein soziales Umfeld kennen zu lernen. Für die Schmerztherapie gilt ähnliches" (Globisch 2004:239).

Die sich daraus ergebenden Widersprüchlichkeiten finden u. a. in der Sprache ihren Ausdruck. Sowohl die Palliativstation Innsbruck wie die Palliativstation Wien Rennweg nennen sich Hospiz. Meiner Wahrnehmung nach gibt es Parallelen zu der Palliativstation „Stephanus-Hospiz" in Deutschland (Pfeffer 2005:91), das wie die hier beschriebenen Palliativstationen den Namen Hospiz auch nach der Umstrukturierung zur Palliativstation vorerst beibehalten hat, resultierend aus einem Selbstverständnis als Hospizeinrichtung und dem Versuch, dieses auch umzusetzen, die Qualität der hospizlichen Betreuung und Begleitung beizubehalten. Letztendlich wurde jedoch die Lösung dieser Situation, die immer wieder zu ethischen und moralischen Konflikten führte, in einer funktionalen Differenzierung gefunden (Pfeffer 2005:92). Es wurde zusätzlich zur Palliativstation ein stationäres Hospiz gegründet.

„Das stationäre Hospiz soll ermöglichen, Patienten bis zu ihrem Tod betreuen zu können, ohne sie wegen fehlender medizinischer Begründung unter Umständen noch vor ihrem Tod wieder entlassen zu müssen. Diese Begrenzung hospizlicher Begleitung, die sich aus der Organisationsform als Palliativstation ergab, wird damit als so problematisch angesehen, dass eine eigene Einrichtung gegründet wurde" (Pfeffer 2005:92).

Angelika Feichtner, die lange Jahre im Innsbrucker Hospiz Pflegedienstleiterin war, sieht in Österreich die Notwendigkeit gegeben, dass es neben den Palliativstationen auch stationäre Hospize gibt, deren Finanzierung gesichert ist, damit *„sich die Menschen auf ihre persönliche Art und Weise auf das Sterben, ohne Sorge vor Entlassung, vorbereiten können"* (Feichtner 2007:13).

Zu Beginn der Forschung standen im Innsbrucker Hospiz

  8 Betten für Gäste (Einzelzimmer) zur Verfügung,
12 diplomierte Pflegekräfte (alle 30–35 Wochenstunden),
  2 Ärztinnen,
  4 ärztliche Bereitschaftsdienste,
  1 AltenfachbetreuerIn,
  2 HauswirtschafterInnen,
  6 MedizinstudentInnen (Beidienst),
16 ehrenamtliche MitarbeiterInnen (ausgebildet),
  1 SeelsorgerIn (versch. Konfessionen),
  1 SozialarbeiterIn (5 Wochenstunden),
  1 PsychotherapeutIn,
  1 PhysiotherapeutIn, Massage,
FriseurIn (ehrenamtlich).

Kontext, Struktur und Organisation der Hospize

Im Herbst 2004/2005 wurde auf 13 Betten ausgebaut auf zwei Etagen.
13 Gäste und ihre Angehörigen in Einzelzimmern,
Pflegedienstleitung für Station und Mobiles Team (40 Wochenstunden),
18 Diplomkräfte, 2 Altenpflege (alle 25–40 Wochenstunden) mit Palliativausbildung oder derzeit in Ausbildung,
1 ärztliche Leitung für Station und Mobiles Hospiz (40 Wochenstunden),
3 zusätzliche ÄrztInnen (insg. 109 Wochenstunden),
3 HauswirtschafterInnen (insg. 70 Wochenstunden),
1 SozialarbeiterIn (30 Wochenstunden),
Seelsorge (30 Wochenstunden),
Psychotherapie (15 Wochenstunden),
Physiotherapie (15 Wochenstunden),
Ergo- und Kunsttherapie auf Anfrage,
Administration (35 Wochenstunden),
Viele PraktikantInnen aus Pflege, Psychologie,
24 Ehrenamtliche MitarbeiterInnen.

Der Pflegeschlüssel pro Gast liegt bei 1,2 DGKP/1 PatientIn, der ÄrztInnenpersonalschlüssel bei 5 Betten pro Vollzeitstelle. In der Nacht arbeitet eine diplomierte Krankenpflegerin und zusätzlich gibt es einen Abenddienst (ehrenamtlich) von 18:00 bis 23:00 Uhr. Die durchschnittliche Verweildauer liegt bei 21 Tagen.

Alle Gäste im Hospiz haben ein Einzelzimmer, ausgestattet mit WC, Dusche, Telefon und Fernseher, die Zimmer der Gäste gehen in Richtung Süden, also zum Patscherkofel und in Richtung Mittelgebirge, die Funktions- und Personalräume, das Bad und die Besprechungszimmer sind nordseitig und in Richtung Nordkette. Große Fenster schaffen helle Räume, die auch mit persönlichen Dingen gestaltet werden dürfen. Die Räume wirken sehr persönlich. Die Bettwäsche ist die, die die Gäste wünschen, in bunten oder neutralen Farben, die Nachthemden, die Kleidung sind die eigenen auf Wunsch. Jedes bewohnte Einzelzimmer fühlt sich etwas anders an, es ist gestaltet und erfüllt von der jeweiligen Person, ein Stück Individualität ist spürbar. Es gibt auch die Möglichkeit des Rückzugs, auf Wunsch können Eintrittsverbotsschilder angebracht werden, um Störungen zu verhindern. Die Angehörigen/nahen Personen haben die Möglichkeit im Hospiz zu übernachten, ein Stück Gemeinsamkeit mit der geliebten Person, die verabschiedet werden muss, ist möglich. Es gibt viel Platz im Hospiz für Kommunikation, es gibt offene Kommunikationsräume, sehr gemütlich gestaltet mit unterschiedlichen Sitzecken, die

Einleitung

zum Verweilen, Ausrasten, Erholen, Einnicken, Erzählen oder Zuhören einladen. Sie sind groß genug, damit ein Gast auch im Krankenbett an der Kaffee/Teejause teilnehmen kann. Eine offene Küche in diesen Kommunikationsräumen ermöglicht und verstärkt die wohnliche Atmosphäre. Ein Meditationsraum ermöglicht Besinnung und Ruhe. Eine eigene RaucherInnenecke mit Pflanzen denkt an jene, die ihre Zigarette genießen möchten. Die Gänge fühlen sich wohnlich und einladend an, Vogelgezwitscher erinnert an Leichtigkeit und Fröhlichkeit, an Leben. Die Atmosphäre im Innsbrucker Hospiz hat eine betroffene Frau mit den Worten beschrieben: *„Hier ist es wie in einem Gästehaus."* Die Begleitung und Betreuung in Wahrnehmung des seelischen, spirituellen, sozialen und körperlichen Schmerzes der Gäste und ihrer nahen Personen machen dies möglich, viele Rituale begleiten die letzte Lebenszeit der Gäste, der nahen Personen und der Betreuungspersonen.

Weiters gibt es einen Raum für die Betreuungspersonen, der verglast und damit einsichtig ist und einen abgeschlossenen Besprechungsraum für die täglichen Teams und ein Büro der Pflegedienstleitung.

Aufgenommen werden Personen, die eine fortgeschrittene, fortschreitende und unheilbare Krankheit haben, manchmal ist die Aufnahme auch nur vorübergehend, um die Situation zuhause zu entlasten, zur Schmerzeinstellung oder zur Behandlung belastender Symptome. Bei der Aufnahme erfolgen ein ausführliches Gespräch, ein Familiengespräch, je nach Situation, und eine Führung durchs Haus. Die Aufnahme ist unabhängig von der Religionszugehörigkeit, dem kulturellen Hintergrund und der finanziellen Situation.

1.3.4 Das stationäre Hospiz Rennweg

Das Hospiz Rennweg der Caritas Socialis (CS) (Caritas Socialis Hospiz Rennweg http://www.caritas-socialis.or.at/hospiz.asp 5.4.05) wurde 1995 in Wien als eines der ersten stationären Hospize in Österreich gegründet. Mit dem 1989 gegründeten mobilen Caritashospiz wurde von Anfang an kooperiert. Das CS Hospiz wurde die ersten sieben Jahre als gesonderte Abteilung des CS Pflege- und Sozialzentrums nach den Kriterien der Wiener Pflegeheime geführt, seit 2002 gibt es eine Kooperation mit dem Krankenhaus der Barmherzigen Schwestern vom Hl. Vinzenz von Paul Wien/Gumpendorf. Das Hospiz ist damit seit 2002 von ihrem Status her eine Palliativstation. Für den Aufenthalt ist von Seiten der PatientInnen der im Krankenhaus übliche Selbstbehalt zu bezahlen. Die weiteren Kosten werden durch die Krankenkasse, die Stadt Wien und zu einem Großteil durch Spenden finanziert. Es gilt wie schon beim Hospiz Innsbruck erwähnt die 21-Tage-Frist mit den schon oben angeführten Vor- und Nachteilen. Betreut werden im Hospiz Rennweg schwerpunktmäßig chronisch kranke KarzinompatientInnen. Zum Zeitpunkt der Forschung war das Mobile Hospiz der CS am Rennweg in der Aufbauphase, daher hat es noch keinen Kontakt gegeben.

12 PatientInnen können in Zweibettzimmern Aufnahme finden, keine Einzelzimmer,
1 Stationsleitung Pflege (38,5 Wochenstunden),
18 diplomierte Pflegekräfte (alle. 20–38,5 Wochenstunden), alle Palliativausbildung,
1 ärztliche Leitung (Auch Leitung Mobiles Hospiz Rennweg),
3 ÄrztInnen (rund 100 Wochenstunden → Leitung includiert) in der Nacht Bereitschaftsdienste,
einmal wöchentlich zwei FamulantInnen im Rahmen des Intensivpraktikums im BHS,
2 HauswirtschafterInnen und 1 Zivildiener,
Ehrenamtlichenkoordination (5 Wochenstunden),
ca. 35 ehrenamtliche MitarbeiterInnen (ausgebildet),
1 SeelsorgerIn katholisch mit Kontakten in alle Konfessionen,
SozialarbeiterIn (15 Wochenstunden),
1 KunsttherapeutIn (5 Wochenstunden),
2 PsychologInnen (4 Wochenstunden),
Ergotherapie bei Bedarf, 2 PhysiotherapeutInnen (Massage, Shiatsu, Lymphdrainage mit 25 Wochenstunden),
FriseurIn und Fußpflege kostenpflichtig,
1 Administration (20 Wochenstunden).
Viele PraktikantInnen im Bereich der Pflege, der Medizin, der Seelsorge.
Der Pflegeschlüssel pro PatientIn liegt bei 1,2 DGKP/1 PatientIn.
ÄrztInnenpersonalschlüssel bei pro 5 Betten eine Vollzeitstelle,
in der Nacht 2 diplomierte KrankenpflegerInnen.
Die durchschnittliche Verweildauer beträgt zurzeit etwa 23 Tage.

Drei weitläufige Terrassen und ein eigener Dachgarten, der über einen Bettenlift erreichbar ist, ermöglichen es den PatientInnen frische Luft unter blauem Himmel und Sonnenschein zu genießen. Die Zimmer sind Zweibettzimmer, alle ausgestattet mit WC, Dusche, eigenem Telefon und Fernseher. Durch eine Abtrennung mittels Vorhang zwischen den Betten

Einleitung

wird die private Atmosphäre versucht. Persönliche Gegenstände (Bilder, Kleidung, etc.) können mitgebracht werden, um eine möglichst heimelige, wohnliche, vertraute Atmosphäre für die PatientInnen und deren nahe Personen zu schaffen. Bei Bedarf können die PatientInnen auch in Einzelzimmer untergebracht werden, nahe Personen können 24 Stunden auf Besuch kommen und auch im Hospiz übernachten, entsprechende Verbotsschilder an der Außentür schützen die Privatsphäre. Die Küche ist ein Aufenthaltsort, wo sich PatientInnen, BesucherInnen, Betreuungspersonen, Ehrenamtliche zum Austausch treffen, hier kann Musik gehört werden, gemeinsam fern geschaut, Geburtstag gefeiert oder die Hospizkatze gestreichelt werden. Im Zentrum der Station findet sich eine gemütliche Sitzecke, die auch Kommunikationstreffpunkt ist. Dass sich die PatientInnen wohlfühlen, begründet sich in dem Bemühen um Ganzheitlichkeit, alle Ebenen des Schmerzes der PatientInnen und der nahen Personen, ob spiritueller, emotionaler, sozialer und körperlicher Schmerz werden wahrgenommen und finden ihre Umsetzung in kompetenter und individueller Pflege und Betreuung, viele Rituale begleiten PatientInnen, nahe Personen und Betreuungspersonen.

Wie auch in Innsbruck gibt es im Wiener Hospiz einen Stützpunkt für die Betreuungspersonen, der verglast und damit einsichtig ist und einen abgeschlossenen Besprechungsraum für die täglichen Teams und ein Büro der Pflegedienstleitung/ÄrztInnen.

Der Meditationsraum ist ein Mehrzweckraum, er dient sowohl den nahen Personen, um von ihren Verstorbenen Abschied zu nehmen wie auch dem betreuenden Team, das ihn für seine Verabschiedungsrituale nutzt.

Die Aufnahme der PatientInnen erfolgt nach telefonischer Kontaktaufnahme und einem darauf folgenden Gespräch mit einer Ärztin. Aufgenommen werden PatientInnen mit einer weit fortgeschrittenen, fortschreitenden, unheilbaren Krankheit, die eine begrenzte Lebenserwartung bedeutet. Eine vorübergehende Aufnahme ist auch möglich zur Schmerzeinstellung, Symptomkontrolle oder um die Situation zuhause zu entlasten. Die PatientInnen und Angehörigen müssen über die Unheilbarkeit der Krankheit informiert sein und darüber, dass eine Entlassung nachhause oder in eine andere Richtung angestrebt wird, sie müssen eine Aufnahme in das Hospiz wünschen und sich mit palliativer Versorgung einverstanden erklären. Die Aufnahme ist unabhängig von der Religionszugehörigkeit, dem kulturellen Hintergrund und der finanziellen Situation.

2 Körper – Versorgungsausrichtung der Frauen

Der fragile Körper vermindert die Eigenversorgungsmöglichkeit der Frauen, was für den Großteil der Frauen jenseits von Altersunterschieden ein Problem ist. Fremdversorgung ist schwierig anzunehmen. Gemeint ist hier vor allem die körperliche Versorgung, es gibt Unterschiede des Annehmens, wenn es um emotionale und spirituelle Versorgung geht. Frauen mit Kindern befinden sich bezüglich Versorgungsausrichtung in einer speziell schwierigen Situation. Die Fremdversorgung der nahen Umgebung wird versucht aufrechtzuerhalten beziehungsweise es wird vorversorgt für die Zeit nach dem eigenen Tod.

2.1 Verminderte Eigenversorgungsmöglichkeit

Tendenziell versuchen sich die Frauen so lange wie möglich selber zu versorgen.

B: „Also es ist ganz schwer mit der Hilflosigkeit umgehen zu können, also mit körperlicher Hilflosigkeit, Hilfe annehmen zu können. Sie kampfen so lange wie möglich darum, einfach Dinge noch selber machen zu können und brauchen ganz, ganz lang, bis sie etwas annehmen können an pflegerischer Hilfe. Dass sie einsehen, das geht jetzt nicht mehr, das ist ein großer Schritt, das ist eine große Hürde" (B1:2/3).

Auf die Frage nach den Wünschen antwortet diese betroffene Frau im Sinne der körperlichen Eigenversorgung und der Schwierigkeit körperliche Fremdversorgung anzunehmen.

F: „Ja, ja, ich hätte Wünsche, den Wunsch, dass ich jeden Tag raus gehen könnte, aber das geht nicht, weil ich zwei künstliche Ausgänge bereits habe, und die Säcke da, die muss ich jetzt wieder ausschütten gehen, muss ich jetzt wieder gehen, sie sind schon voll, muss ich gehen, das sind die künstlichen Ausgänge, wo die Leitung in die Nieren geht, ich bin eben gehandicapt durch die Krankheit, dass ich nicht so frei, ich kann mir zum Beispiel keine Socken selber anziehen im Moment, im Prinzip bin ich hilflos, ich kann mir das Gesicht waschen, ich kann die Augen waschen, ich kann meine Zähne putzen, aber was da unten ist, da brauche ich schon Hilfe. Das ist für mich eine arge Sache eigentlich, das ist bedingt durch die Krankheit und dadurch, dass die Situation im Moment so ist, das kriegt man nicht weg, das ist ein Teufelskreis" (F3:5).

Einerseits geht es darum sich selber waschen und anziehen zu können, aber wesentlich ist auch die Möglichkeit zur Aktivität, die Autonomie der Bewegungsfreiheit.

F: „Heute sind sie mit mir rausgegangen einmal mit dem Wagerl, das war für mich das erste Mal, dass ich das erleben musste, dass ich mit einem Wagerl geschoben werden muss, das war heute das erste Mal, ein Erlebnis, das ich noch nie hatte, weil ich immer aktiv war" (F3:6).

I: „Heißt das, dass es für sie wichtig ist zu schaun, wo kann ich aktiv sein?"

F: „Ja"

I: „Auch zu schaun, was kann ich noch selber machen?"

F: „Ja, ja"

F: „Darum trage ich ja auch die Gläser und das Zeug selber raus, obwohl sie es mir bringen. Ich sage ihnen, dass ich das mit Absicht mache, das selber Wegräumen, weil jetzt geht es noch, ich weiß nicht, wie lange noch, vor dem habe ich die meiste Angst, dass ich einmal liege und selber nichts mehr tun kann, da habe ich schon heute Angst davor" (F3:6).

Manche Frauen können körperliche Versorgung von Professionellen leichter annehmen.

B: „Was mir bei Frauen aufgefallen ist, ist, dass sie manchmal lieber die Institution wählen, damit sie ihrer Familie nicht zur Last fallen, in dem Sinn, dass sie die Situation so einschätzen, dass sie dem Mann und den Kindern weniger Belastung sind, wenn sie in die Institution gehen, und damit geht es ihnen besser, oder nur Vorsorge treffen. Ich erinnere mich an eine Frau, die war vielleicht 55, mit ihrer Tochter. Im Gespräch ist dann ganz klar herausgekommen, dass die Frau vor allem ihrer Familie nicht zur Last fallen wollte, sie wollte auch nicht, dass ihre Kinder oder ihr Mann sie pflegen müssten, also die körperliche Pflege. Die Tochter hat immer gesagt, – aber Mama, wir machen das doch gern, – es war in der Situation eine diskrepante Einschätzung von den beiden. Im Endeffekt war die Zeit, wo sie diese Pflege gebraucht hat, die war sehr kurz, drei Tage, die Frau hat auch gesagt, – natürlich bin ich gern zuhause, das heißt nicht, dass ich nicht gern zuhause bin, aber wenn ich in der Situation wählen kann, dann ist die Belastung, dass ihr mich pflegen müsst, größer als jene, von zuhause weg zu sein –" (B5:2).

Die Sorge der Frauen, eine Last zu sein, hat Auswirkungen auf ihre Entscheidungen, auf die Gestaltung dieser Zeit, zum Beispiel, ob sie als Ort das Hospiz oder ihr Zuhause wählen, was wiederum Einfluss auf ihre Beziehungen nimmt. Es kann bedeuten, von den Nahen fern zu sein, was dann aber als das Verkraftbarere erscheint. Das Gefühl, eine Last zu sein, bleibt aber auch im Hospiz erhalten (Heizer 2002:259). Frauen versuchen die Ärztin in der Nacht nicht zu wecken, haben Angst, zuviel zu brauchen, verlangen zu spät nach Schmerzmitteln, weil sie nicht lästig sein wollen. Ein Generationsunterschied ist erkennbar, das Gefühl, eine Last zu sein betrifft stärker ältere und alte Frauen. Pleschberger (2005), die der Frage nach würdevollem Sterben in Pflegeheimen aus der Sicht der Betroffenen nachgegangen ist, weist ebenfalls in diese Richtung. Demnach gründet sich Würde vor allem in den Aspekten Leistung und eigene Belastungsminimierung (Pleschberger 2005:241). Letzteres, ja keine Last sein zu wollen, würde ich als weitere von alten Frauen im Speziellen gesellschaftlich geforderte und erfüllte Lebensleistung interpretieren. Eine von Kalitzkus (2005:43) durchgeführte elektronische Umfrage in Niedersachsen, wo nach geschlechterspezifischen Unterschieden bei der älteren Generation gefragt wurde, brachte ähnliche Ergebnisse. Die Rolle der Frau als Fürsorgende, als jene, die keine Last sein will, zeichnete sich als Stimmungs- und Erfahrungsbild ab. Die Forschung von Pleschberger (2005) bezieht die Geschlechterdifferenz nicht mit ein, jedoch weist sie in einem gemeinsam mit Reitinger und Heimerl (2005) veröffentlichten Artikel auf die Tatsache hin, dass Pflegeheime „Frauenwelten" sind.

> „Seit längerem beschäftigt uns die Beobachtung, dass wir uns in unseren Projekten in Pflegeheimen in Frauenwelten bewegen. Das biologisch weibliche Geschlecht überwiegt in unseren Projekten auf allen Ebenen: die BewohnerInnen sind überwiegend weiblich, die pflegenden Angehörigen, die MitarbeiterInnen und die Leitungen – jedenfalls ab der zweiten Hierarchieebene" (Reitinger/Heimerl/Pleschberger 2005:22).

Es gibt gesellschaftspolitisch ein auffallend geringes Interesse an dieser Tatsache. Beim Österreichischen Statischen Zentralamt konnte ich keine Daten zur Verteilung von Frauen und Männern bekommen, auch im Sozialministerium konnte man mir keine Zahlen nennen. Für Wien war es möglich Zahlen zu eruieren, die zeigen, dass der Frauenanteil mit zunehmendem Alter doppelt so hoch ist und ansteigt (Sorger/Willsberger 2007:3). Die Zahlen beruhen auf Ergebnissen der Volkszählung von 1991, danach leben in der Kategorie „60 und mehr" 3,4 % Frauen und 1,5 % Männer in Heimen, in der Kategorie „75 und mehr" sind es 6,8% Frauen und 3,0 % Männer, in der Kategorie „85 und mehr" sind es 14,9% Frauen und 6,3% Männer. Es ist also anzunehmen, dass das Gefühl und die Sorge, eine Last zu sein auch im Pflegeheim vorrangig Frauen betreffen. Im Hospiz taucht das Gefühl oder die Angst lästig zu sein vor allem bei älteren Frauen immer wieder auf, lässt sie weniger fordern, und wenn es um Schmerz geht, mehr leiden.

B: „Grundsätzlich glaube ich, dass einfach Frauen relativ spät überhaupt auf Hilfe zurückgreifen und dass die Tendenz, sich bedienen zu lassen, eher weniger da ist, also das fällt mir eher weniger auf, als die Tendenz sich, nur ja nicht zur Last zur fallen ja *mhm*" (B3:2).

Es gibt Frauen, die lieber einen Harnkatheder haben als ständig nach der Schwester rufen zu müssen, wenn sie den Weg zur Toilette nicht alleine schaffen.

B: „Gestern, die Patientin, die ich aufgenommen habe. Da komme ich, sie hat einen Harnkatheder, irgendwann frage ich sie, wieso sie einen Harnkatheder hat, und sie sagt – ja, weil sie den Schwestern nicht zur Last fallen möchte, weil sie sehr oft aufs Klo muss, und sie kann ihnen nicht zumuten, dass sie sie ständig auf die Schüssel heben, ja, das ist immer wieder" (B9: Tonbandaufnahme).

Auf die Frage nach dem Einfordern von Schmerzmittel wird deutlich, dass das Einfordern generell schwierig ist, jedoch mit einem Generationenunterschied.

B: „Ältere Frauen fordern kaum, oder alte Frauen würde ich sagen, fordern kaum Schmerzmittel ein, die leiden einfach, jüngere Frauen können das eher, aber auch nicht wirklich gut. Also ich glaube, dass Frauen sehr viel gefährdeter sind, was den globalen Schmerz angeht als Männer. Das gibt es bei Männern natürlich auch, aber Frauen versinken eher so in einem Schmerz, werden ganz schnell handlungsunfähig, während Männer noch so lange handlungsfähig bleiben, dass sie sagen, mir tut es weh, gib mir etwas, bei Frauen ist das viel weniger. Wenn ich jetzt an komplexe Schmerzsituationen denke, wo wir als Team angestanden sind und das Gefühl hatten, völlig machtlos zu sein, dann war das meistens in Verbindung mit Frauen" (B5:5).

Ältere Frauen fallen oftmals eher in ein Leiden oder Dulden, jüngere Frauen können hier aktiver für sich einfordern.

B: „Ich kenne wenige wenige alte oder betagte Frauen, die sofort mit der Hand auf der Klingel sind und sagen, jetzt beginnt der Schmerz, *mhm,* ich brauch jetzt etwas. Sie melden sich, wenn dann, wenn es schon ganz stark ist, wenn man schon viel Schmerzmittel braucht, um sie wieder von der Schmerzspitze runterzubringen, wobei eben der Unterschied ist mit jungen Frauen, die eben dieses Management ihrer Schmerzen viel besser in die Hand nehmen. Die sagen, jetzt geht es los, jetzt brauch ich etwas, und jetzt will ich es auch selber machen *mhm mhm*" (B2:4/5).

Auch beim Schmerzmanagement kommt die Wichtigkeit der Selbstbestimmung, das Einfordern können zum Tragen, was jüngere Frauen stärker zum Ausdruck bringen können.

B: „Ja das war etwas, das ich eigentlich von den Frauen gelernt habe. Ich bin mit der Einstellung angetreten, dass Schmerzfreiheit möglich ist, weil wir so gute Medikamente haben, und in den meisten Fällen geht es dann. Und dann habe ich gelernt, dass das nicht alle wollen, gerade auch Frauen, wir halten Schmerzen aus, wie soll ich sagen, das ist eine eigene Strategie das Schmerzaushalten, ich bin autonom, sobald ich Medikamente brauche, bin ich abhängig von jemand anderem, und deshalb gibt es viele Frauen, die einen erträglichen Schmerz aushalten wollen. Da landet man dann auch nicht, wenn man sagt, aber sie bräuchten jetzt keinen Schmerz aushalten, die können gut damit leben" (B6:4).

2.2 Annahme von Fremdversorgung

Es gibt aber auch Frauen, die die Versorgung von anderen annehmen, sich in manchen Fällen diese organisieren, manchmal durch einen einwöchigen, stationären Aufenthalt, wo sie sich verwöhnen lassen, Zeit für sich haben, ihre Abgrenzung leben oder sich erholen.

F: „Aber dann war ich lange, also ja lange Zeit, ein paar Monate, wirklich sehr schwach, dann habe ich mir gedacht, was soll denn das, immer liegen, alleine erhole ich mich nicht. Durch Zufall hat mein Mann erfahren, es gäbe im Sanatorium etwas, wo man hingehen kann, aber nur ganz vage. Dann hat mich eine Freundin begleitet einmal herzukommen zum schauen, wie es ist und so. Es war ein Montag, werde ich nie vergessen, wir hatten einen Termin um fünf. Wir sind hergekommen, und da habe ich mich schon wohl gefühlt, viel Grün und freundlich, und dann habe ich mit einer Schwester gesprochen. Sie hat mich gefragt würden Sie gerne kommen – ja- wann – sofort. Sie war überrascht. Dann bin ich nachhause gefahren, habe meine Sachen gepackt, und in einer halben Stunde war ich da in meinem Bett. Dann war es, es ist so ein Gewicht von mir runtergefallen. Das war Geborgenheit und einfach Wohlfühlen und bedingungslose Aufnahme. Meine Familie, mein Mann waren ziemlich schockiert, weil er hat das auch so verbunden, er hat zu mir gesagt, ah, man kommt her zum Sterben nicht zum Leben. Inzwischen weiß er ganz genau, es war Ende Jänner, und er hat, ich glaube, ich war inzwischen vier oder fünfmal da, und er sieht wie gut es mir geht, und jetzt ist er auch sehr froh" (F4: Tonbandaufnahme).

Auf die Frage nach dem Umgang mit Fremdversorgung erzählt die Betreuerin, dass einige Frauen die Betreuung nicht nur annehmen sondern auch genießen können.

B: „Dann gibt es auch Frauen, die das wirklich genießen konnten, das gib ich mir jetzt, da lass ich mich noch einmal fallen, und dann haben sie das genießen können. Das gibt es auch, und bei anderen, denen die Fürsorge eine ganz große Belastung war, so abhängig zu sein, eigentlich abhängig zu sein" (B5:3).

Betreuungspersonen bringen die Situation des Annehmens von Versorgung in Verbindung mit dem Annehmen der Situation.

B: „Wenn es Frauen gelingt, sich irgendwie einverstanden zu erklären, nicht zu resignieren, sondern einverstanden mit dem zu sein, was jetzt mit ihnen passiert, dann können sie sich sehr verwöhnen lassen, also wenn sie über das drüber kommen, können sie sich sehr verwöhnen lassen. Dann kommen häufig so Bilder und Metaphern von ihnen – wie ein Baby – ich fühle mich so wohl wie ein Neugeborenes, ich werde versorgt wie ein kleines Kind –, solche Bilder kommen dann, ein wirklich kindhaftes Genießen" (B6:2/3).

2.2.1 Emotionale Versorgung wird leichter angenommen als körperliche Versorgung

Frauen versuchen auch im Hospiz sich selber zu versorgen, es tut ihnen gut, wenn sie Aufgaben übernehmen können, wenn sie zur Körperpflege noch selbstständig fähig sind. Leichter fällt es ihnen Gesprächsangebote anzunehmen, auch von Betreuungspersonen, der Psychologin oder der Seelsorgerin.

B: „Ich glaube, es ist für alle schwierig, körperliche Hilfe anzunehmen, das beginnt damit, dass sie lange versuchen, sich selber das Frühstück herzurichten bei uns, das Frühstück selber herrichten. Und dass es dann ganz schwer ist, wenn sie das nicht mehr können, oder versuchen selber das Zimmer in Ordnung zu halten, und sich selber zu waschen, auch wenn es total anstrengend ist und sie total ermüdet. Ich glaube, dass sie Gesprächsangebote leichter annehmen können" (B1:3).

Wichtig ist dabei die Art und Weise des Angebots.

B: „Ich habe den Eindruck, bei Frauen relativ gern, bei uns ist es so, dass die Seelsorgerin und die Psychologin einfach da sind, einfach schaun, was geht, einfach mal anklopfen, und nicht sagen, ich bin der und der und mache, sondern ein Gespräch führen, das wird sehr häufig gern angenommen" (B11: Tonbandaufnahme).

Für die emotionale Versorgung sind im Umfeld der Frauen oftmals Frauen die Zuständigen. Das zeigt sich auch in den Beziehungsformen dieser Zeit.

Wichtig in dieser Lebensphase sind als nahe Personen vor allem Freundinnen, Mütter, Töchter, Schwestern, Betreuungspersonen, Kinder, neben den PartnerInnen und der restlichen Familie und Verwandtschaft. Hier kommt es auch oft, vor allem bei jüngeren Frauen, zur Intensivierung von Beziehungen, hier werden Freundinnennetzwerke sehr aktiv wahrgenommen, wird viel an Nähe und Vertrautheit gelebt, emotional aber auch körperlich versorgt.

2.3 Versorgung der nahen Personen

Der fragile Körper reduziert die Möglichkeit der Fremdversorgung von anderen, die vor allem auf Kinder und Partner ausgerichtet ist. Die

Fremdversorgung wird versucht aufrecht zu erhalten auf der emotionalen Ebene und auch auf der körperlichen Ebene soweit möglich, teilweise im Sinne des Organisierens, in der Wahrnehmung ihrer Wünsche und Bedürfnisse und dem Versuch der Erfüllung. Die Grenzen zwischen der Fremdversorgung von anderen und einer Fremdbestimmtheit verschwimmen manchmal.

B: „Ich habe gerade heute, war bei einer Frau, deren Mann ganz hilflos ist, wo man spürt, sie war immer die, die alles gemacht hat, und er ist ganz hilflos, und er sagt auch zu ihr in ihrer Anwesenheit – ich kann dich nicht gehen lassen – so irgendwie, und wo er sagt, wo ganz viel jeden Tag lauft, irgendeinen Schritt gibt es, einen Schritt, der ein bisschen weiter geht, und wo man schon, wo wir schon den Eindruck haben, dass sie ihn eher lassen kann als er sie. Er hat heute dann auch noch gesagt, – wenn ich zuhause bin und aufwache, dann hör ich dich atmen –, er hat sie ganz bei sich. Indem sie das dann wieder hört, die reden ja ganz offen darüber, ist, weiß sie, dass sie bei ihm in irgendeiner Weise ist. Da gestehen Frauen der Umgebung schon oft ganz lange Prozesse zu" (B5:7).

Es gibt Übung darin für andere da zu sein, die Wünsche und Bedürfnisse der anderen wahrzunehmen, zu erkennen und entsprechend zu handeln. Der Maßstab, die Orientierung sind bei den Frauen oftmals die anderen, auch wenn es um ihren gesundheitlichen Zustand geht. Die Entscheidung noch leben zu wollen wird von der Versorgungsausrichtung beeinflusst.

B: „Frauen hinterlassen häufig einen Mann oder Kinder, also Versorgungsverpflichtungen, Aufgaben, wo auch im Hospiz das Ziel noch jenes ist, noch die Aufgabe ist, so gut zu werden, dass man sich um die anderen kümmern kann, das spielt sogar im Hospiz noch eine Rolle, nicht nur zu einem früheren Zeitpunkt der Erkrankung, sondern auch da noch" (B5:1).

Die Versorgungsausrichtung kann auch die Betreuungspersonen mit einschließen, die in dieser Lebensphase oft zu den nahen Personen gehören.

B: „Die Frauen entwickeln auch ganz oft etwas Fürsorgliches für uns Betreuungspersonen, was trotz ihrer unter Anführungszeichen Schutzbedürftigkeit, ihrer Hilflosigkeit, so etwas Wohlwollendes, etwas, das mit Erfahrungswerten zu tun hat. Wenn sie erzählen, was sie anders machen würden, was ihnen wichtig war, was sie versäumt haben und solche Dinge. Wenn ich so nachdenke, dann ist diese frauliche Verbundenheit sehr stark spürbar, die ist in solchen Situationen noch einmal viel stärker spürbar" (B4:10/11).

2.3.1 Frauen mit Kindern

In einer ganz speziellen Situation befinden sich Frauen mit zu versorgenden Kindern, die über ihre eigenen Grenzen hinweg die Fremdversorgung der Kinder aufrecht zu erhalten versuchen oder sich radikal abwenden, um ihren Weg in dieser letzten Lebensphase zu finden.

B: „Frauen, die unversorgte Kinder haben, also unter sechzehn oder Kinder, wo sie das Gefühl haben, die brauchen sie noch, die können sich kaum gegen lebensverlängernde Maßnahmen entscheiden, die müssen künstliche Ernährung durchziehen, obwohl es ihnen widersteht, obwohl sie sich schon längst anders entschieden hätten, mit Blick auf das Kind, auf die Verantwortung dem Kind gegenüber, ziehen sie das viel länger durch. Sie zwingen sich zu weiteren Chemotherapien, die sie weit über ihre Grenze bringen. Ich glaube, dass es fast nicht im Bereich des Möglichen ist von Müttern mit unversorgten Kindern, sich dagegen zu entscheiden, bestenfalls geben sie die Entscheidung an die Ärztinnen ab und sagen – entscheiden Sie das – aber das sind eigentlich Entscheidungen, die sie nicht tragen können. Da haben Männer, Männer haben dieses Dilemma auch, soll ich mich dafür oder dagegen entscheiden, aber das Maß der Dinge sind immer noch sie selber. Bei Frauen ist die Orientierung die, wer braucht sie noch, ja, das ist so" (B6:3).

Frauen, die sehr oft die vorrangige Bezugsperson für die Kinder sind, die Hauptzuständige, kommen in Bezug auf ihre Kinder in ein besonderes Dilemma und es bedarf der Unterstützung, damit nicht endlos weitertherapiert wird. Auch ältere Frauen, die Kinder zurücklassen, die ihre Hilfe bräuchten, sind in einer Situation, wo sie sich Sorgen machen, und es für sie wichtig ist, dass die Kinder gut versorgt sind.

I: „Ich wollte sie fragen, ob es in Bezug auf ihre Familie noch etwas gibt, worüber sie sich Sorgen machen?"

F: „Ja, das gibt es sicher, weil meine jüngste Tochter, ich habe Zwillinge, und die jüngste Tochter ist ein Jahr jünger als die Zwillinge, und sie hat die Krankheit Corea Huntington. Das ist eine Krankheit, die unweiglich zwischen 10 bis 15 Jahren zum Tod führt. Und das weiß ich, dass sie die hat. Das habe ich am Tag meiner großen Operation erfahren, bestätigt bekommen, dass sie sie hat. Die andere hat es nicht von den Zwillingen, und ich hoffe, dass es die Katharina auch nicht hat. Mein Mann ist daran gestorben, und jetzt hat es die jüngste geerbt, es ist eine Erbkrankheit. Sorgen mache ich mir da auf der einen Seite, macht man sich Sorgen, weil ein Kind ist eben ein Kind" (F2:9/10).

I: „Ja"

B: „Auch wenn es erwachsen ist, aber auf der einen Seite hat sie einen Freund, der hinter ihr steht, der sie wegen ihrer Krankheit nicht verlassen würde. Das beruhigt mich wieder, dass sie nicht alleine ist, und dass die Kinder zusammenhelfen. Sonst habe ich keine Sorgen, weil die drei helfen gewaltig zusammen, sie haben ein verrückt gutes Verhältnis miteinander. Ich weiß ganz genau, dass sie sich immer helfen werden" (F2:9/10).

Für manche Frauen ist der stationäre Aufenthalt diesbezüglich eine Unterstützung, andere finden ihren Weg, den Abschied zu Hause zu gestalten.

B: „Was sich mir immer so besonders einprägt, das sind Frauen mit Kindern, das ist noch einmal ein ganz spezielles Thema. Da gibt es einen Teil, ich kenne sowohl die Stationsarbeit wie die mobile Arbeit. Es gibt Frauen, die mit den Kindern, die mit den Kindern die Kraft haben, ihr Sterben zuhause zu gestalten, was unheimlich schön ist und auch viel Kraft kostet. Und es gibt Frauen, das sind wirklich zwei Gruppen, die sich da auseinanderdividieren, die die Kraft nicht haben, die auch die ethische Überforderung, in manchen Fällen die Entscheidungen, zum Beispiel Ernährung oder Ernährungsabbruch, nicht mehr treffen können. Irgendwie das Gefühl, dass sie im Anblick der Kinder nicht die Kraft haben sich auf das Sterben einzustellen, oder die Kraft zum Sterben, sie haben sie nicht, und ziehen dann den stationären Bereich vor" (B4:1).

2.3.2 Das Eigene ist peripher

Die Konzentration auf die anderen und die Geübtheit darin, lässt das Eigene ungesehener oder unentdeckter. Hier zeigt sich ein Generationenunterschied, da jüngere Frauen das Eigene, außer wenn es um die Versorgung der Kinder geht, leichter erkennen, finden und umsetzen können.

B: „Ja, ich erlebe Frauen schon immer sehr nach allen Seiten Rücksicht nehmend. Manchmal ist es dann schwierig herauszufinden, was wollen sie, was könnten sie wollen. Das kenne ich schon, da bekommt der eine eine ganz andere Botschaft als die andere, es hängt stark zusammen mit der Haltung mit der angefragt wird. Frauen antworten sehr stark so, wie sich ihnen das Gegenüber präsentiert, das führt dann manchmal auch zu Widersprüchen. Ich denke mir aber schon, es ist ein Bedürfnis von Frauen, es dem Gegenüber ein Stück weit recht zu machen. Es ist ein Generationenproblem, ältere Frauen machen das eher" (B5:4).

I: *„Bei jüngeren Frauen ist das anders?"*

B: „Ja, schon, die können das, ja, die gehen schon, die sind näher an ihren eigenen Wünschen, dem eigenen Wollen, näher sag ich einmal, den eigenen Wünschen" (B5:4).

Ältere Frauen, die nach ihren Wünschen gefragt werden, sind oftmals mit solchen Ansprüchen überfordert.

B: „Die Situation der Frauen, ich denke, so wie ich sie da auf der Station speziell erlebe, so sind Frauen im Vergleich zu Männern sehr angepasst, sie versuchen unauffällig zu sein und versuchen weniger zu brauchen. Sie entschuldigen sich, wenn sie etwas brauchen, wenn sie Arbeit machen. Wenn wir Frauen fragen, was wünschen sie sich von uns, dann wissen die überhaupt nur ganz selten, was sie sich wünschen sollten. Männer kommen sehr klar mit oder sehr viel klarer mit ihren Wünschen oder können diese auch formulieren. Frauen haben oft oder immer eine sehr lange Krankheitsgeschichte hinter sich, wo ihnen immer gesagt wird, du sollst, du musst diese Tabletten nehmen, und du darfst das ja nicht tun. Und dann plötzlich gefragt zu werden, was wünschen sie sich, das bringt sie aus der Fassung, das bringt sie wirklich aus der Fassung. Häufig entschuldigen sich Frauen dafür, dass sie nicht wissen, was sie sich wünschen" (B6:1).

Eine betroffene Frau beschreibt die Ungewohntheit des Äußerns von Wünschen und ihre Bereitschaft das zu lernen.

F: „Jetzt bin ich eben seit letzten Dienstag da, ich kann noch nicht viel sagen. Es ist mir aufgefallen, dass die Menschen sehr viel Zeit haben, dass die Betreuung eine andere ist, dass ich immer einen Ansprechpartner habe, wenn ich einen brauche. Auf was ich auch noch drauf gekommen bin, ist, dass ich sagen muss, dass ich sagen muss, das muss ich erst lernen, dass ich sagen muss, das will ich, das will ich, das will ich. Das habe ich nie richtig gelernt, so richtig, keine Forderung stellen sondern eine Bitte aussprechen, sie tun es ohnehin, aber das muss ich erst lernen" (F2:2).

Obwohl die Frau erst sehr kurz im Hospiz ist und sehr beschäftigt war mit den Schmerzen und der Situation, ist ihr die Möglichkeit, hier sagen zu können, was sie will, aufgefallen, auch die Ungewohntheit dieser Situation und die Bereitschaft, sich dem anzupassen beziehungsweise es als positive Möglichkeit der Gestaltung und Aktivität wahrzunehmen.

2.3.3 Vorversorgung der nahen Personen

Es findet eine von den betroffenen Frauen ausgehende Vorversorgung ihrer nahen Umgebung statt für die Zeit nach ihrem eigenen Tod. Frauen sorgen für ihren Partner, ihre Kinder vor, damit diese die Zeit nach ihrem Tod bewältigen.

B: „Also, ich habe noch nie erlebt, dass ein Mann, ein Mann dermaßen besorgt war um eine Frau, weil er der Betroffene war, der verstorben ist. Schon auch, aber dass sie überleben kann, wenn er geht. Frauen hingegen haben immer jemanden, gerade wenn es um Personen geht, wo sie sich Sorgen machen, wenn sie nicht mehr da sind, sie übernehmen mehr Verantwortung" (B4:11).

Frauen versuchen teilweise Partnerinnen zu finden für ihre Partner beziehungsweise sie dazu zu ermutigen, Schritte in diese Richtung zu gehen.

B: „Da fällt mir eine Frau ein, so ungefähr vor zwei Jahren, eine relativ junge, die wird gute Fünfzig gewesen sein. Sie hat eine sehr kurze Krankheitszeit gehabt, ein Jahr ab Diagnosestellung. Die hat ihrem Mann mehr oder weniger angeschafft, dass er noch einmal heiraten muss, sie hat das wirklich ernst gemeint, obwohl die eine sehr gute Ehe gehabt haben, was man so beobachten konnte, so im Umgang zwischen ihnen. Er war irgendwie, natürlich, er hat überhaupt keinen Gedanken an so etwas gehabt, für ihn war es jetzt einmal wichtig, wie es ihr geht und so weiter, und nicht, wer die nächste sein wird. Aber für sie war das ernst, manchmal war es zum Schmunzeln, denn sie hat das auch vor uns gemacht, sonst hätten wir es ja gar nicht mitbekommen" (B13:19).

Andere Frauen geben die Sexualität frei, im Zentrum ist die Sexualität des Partners nicht die eigene.

B: „Ich glaube schon, das ist Thema, und vor allen Dingen es gibt, also, dass Frauen sehr wenig darüber reden ist Fakt, aber dass sie daran denken und sich Sorgen machen, dass es sie belastet, vor allem, wie geht der Mann mit der fehlenden Sexualität um, das merkt man einfach an Aussagen, an ganz berührenden. Wo Frauen zum Beispiel ihren Männern dann ganz offiziell gestatten oder zuerkennen – ja schau um jemand anderen" (B4:8/9).

2.4 Angehörige, nahe Personen und Betreuungsbedarf

Da Frauen sehr stark in ihrer Versorgungsausrichtung auf die anderen ausgerichtet sind, ist es oftmals für die Frauen eine wichtige Unterstützung, dass sie die nahen Personen versorgt wissen.

B: „Ich glaube, wir müssen mehr drauf schaun, dass wir, also gar nicht einmal auf die Frau an sich, sondern das, was sie mitbringt, auf ihre Familie, auf die Freunde, auf die Angehörigen, weil das liegt so mit in der Natur der Frau auf andere mitzuschaun und sich erst mal außen vor zu lassen. Damit geben wir auch eine gewisse Druckentlastung" (B2:28).

Versorgung heißt in dieser letzten Lebensphase immer wieder sehr stark auch spirituelle Versorgung.

B: „Die persönliche Verabschiedung, auch Verabschiedung mit den Angehörigen. Ich hätte nie vermutet, wie ich angefangen habe, dass soviel, soviel Begleitung der Angehörigen sein wird. Da muss ich sagen, ich war selber überrascht, das ist ganz viel, Abschiedsfeiern mit Angehörigen, damit sie sich gut verabschieden können. Die Öllampe, also wenn jemand verstorben ist, die wir aufstellen, als Zeichen, dass auf der Station jemand verstorben ist, oder wie Verstorbene hergerichtet werden, dass sie 24 Stunden da bleiben können. Und wie sie hergerichtet werden, mit Blumen, so dass die Angehörigen wirklich gut dabei sein können, sich dazu setzen können, auch erzählen können" (B14: Tonbandaufnahme).

Spirituelle Begleitung ist nicht nur nach dem Sterben zentral, sie erleichtert den betroffenen Frauen oftmals ihr Sterben, unterstützt die nahen Personen beim Begleiten und stärkt die MitarbeiterInnen.

B: „Ich werde ganz oft gebeten, dass ich mit ihnen eine Kommunionsfeier mache, das ist auch für mich selber, muss ich sagen, immer sehr schön, weil ich da mit den Einzelnen in ihrem Zimmer das mache, wo wir gemeinsam das Evangelium lesen, darüber reden, da sind oft auch MitarbeiterInnen und Angehörige dabei, das ist ganz unterschiedlich oder alleine. Wo wir dann in den Fürbitten die Angehörigen da sein lassen, ihre eigenen Nöte, für die sie bitten möchten, das, was noch offen ist, dass sie um Kraft bitten können. Und zum Schluss ein Ritual, das sie ganz gern haben, das immer wichtiger wird, dass sie sich auch gegenseitig segnen. Das erzählen sie oft auch nachher, die Angehörigen und die Betreffenden. Ein Miteinander, als Gebet um Kraft für diesen Weg, den sie jetzt gehen, und es ist dann schön, wenn die Angehörigen da sind und sich einbringen, dass sie jetzt selber Kraft brauchen, dass es so ein miteinander unterwegs ist" (B14: Tonbandaufnahme).

3 Körper und verändertes Körperbild

Schönheit, Attraktivität, körperliche Integrität ist für die meisten Frauen in ihrer letzten Lebensphase und über den Tod hinausreichend von Bedeutung, jenseits von Altersunterschieden und sonstiger Differenzen.

B: „Es gibt sehr viele ältere Frauen, die ganz extra drauf schaun, dass ihre Haare gewaschen sind und ihre Nägel geschnitten und so, also, das is eher für viele ganz wichtig" (B10: Tonbandaufnahme).

Den Frauen ist Aussehen, Kleidung, Schmuck, Körperpflege, Nägel, Frisur, Schminke von Bedeutung, je nachdem, was für die Frauen davor von Wichtigkeit war in Bezug auf ihr Äußeres. Es hat Gewicht in der Selbst- und vermuteten Fremdwahrnehmung.

B: „Und das Zweite ist schon, dass das Aussehen eine Rolle spielt bei den Frauen, mehr wie bei den Männern, dieses bis zum Sterben gepflegt sein, oder Haare tönen und solche Dinge. Also bei Männern gibt es auch sehr oft gepflegte Männer, denen es ein Bedürfnis ist, wie ihre Nägel ausschaun und so, aber bei Frauen mehr, so bis zum Schluss einfach, schön und gepflegt sein. Man hat das Gefühl, dass es ein Verlust der Persönlichkeit ist, wenn diese Dinge nicht stimmen, so, was zieh ich an, das ist ganz etwas Wichtiges für Frauen, fast klischeehaft, aber es ist schon so" (B7: Tonbandaufnahme).

Oftmals geht es nur um scheinbare Kleinigkeiten, wie der nächste Interviewausschnitt zeigt.

B: „Ich glaube, es macht schon sehr viel aus, dass sie keine Klinikhemden anhaben, sondern ihre Nachthemden anhaben können, einmal ein schönes Tuch oder beim Spazieren gehen nicht nur den Jogginganzug, sondern zu sagen, schaun wir mal in den Kasten, was sie da haben. Das macht schon viel, da werden sie irgendwie stolzer oder gerader oder so. Wir haben einmal eine Patientin gehabt, die haben wir ins Altersheim transferiert, weil sie stabil war. Sie hat nie gesprochen, nur über die Augen kommuniziert. Wir haben sie halt auch, sie war pflegebedürftig, bettlägerig, sie war immer mit einem offenen Nachthemd, das war zwar gemustert, aber ein Nachthemd halt, immer im Bett gewesen. An dem Tag, an dem wir sie ins Altersheim transferiert haben, hat sie ein richtiges Gewand angehabt, sie ist aufgewacht, hat gelacht, gelächelt, hat versucht zu reden, da ist ganz viel passiert, weil sie ein Gewand gespürt hat" (B1:10).

Die Wichtigkeit geht bis zuletzt, Körper und Persönlichkeit sind eng miteinander verbunden. Betreuungspersonen in den Hospizen versuchen den Wünschen und Bedürfnissen ihrer Gäste nachzukommen. Von den Frauen werden unterstützende Accessoires gerne angenommen.

B: „Also bei uns ist die Erkrankung meist schon weit fortgeschritten und auch das Bewusstsein, dass man nicht mehr gesund wird, es ist hier im Hospiz wahrscheinlich schon die letzte Akzeptanz, ziemlich nah, dass man nicht mehr jung und schön ist, aber ich glaube einfach, dass es immer noch sehr wichtig ist, unterschiedlich, wie schnell das gegangen ist. Es ist Frauen einfach wichtiger, gut gepflegt zu sein und hübsch auszuschauen. Ich meine, wir legen auch Wert darauf, dass das Äußere stimmt, sofern es geht. Wenn eine Frau eine Perücke haben möchte oder einen Turban, weil sie Haarausfall hat, so nicht in die Küche gehen möchte oder rausgehen oder im Bett liegen, dann ist das klar. Es ist ihnen schon wichtig, schön auszuschaun" (B5:6).

Besonders bemerkenswert im folgenden Interviewabschnitt ist die Aussage, dass die Wichtigkeit des Körpers und des körperlichen Aussehens auch über den Tod hinausgeht. Dass es als letzte Ehre wahrgenommen wird, eine verstorbene Frau schön herzurichten. Die letzte Ehre, die letzte Achtung, der größte Dienst, der vermutet wird, der geleistet werden kann.

B: „Man kann es nicht pauschalieren, aber wir erleben es halt so, dass das sehr wichtig ist für die Frauen. Also ich habe es auf der Onkologie, da ist die Erstdiagnose, da fallen dann die Haare aus, da braucht man Perücken, das war immer ein sehr großes, wichtiges Thema. Wir haben uns immer sehr bemüht, dass sie wegen der Perücken zu guten Leuten gegangen sind und dass sie bald gegangen sind. Das ist das erste, wenn man krank ist, und man sieht es nicht, kann man es nach außen kaschieren, aber wenn die Haare weg sind, kann man nichts mehr kaschieren. Und das war schon immer sehr, sehr wichtig für die Frauen. Jeder hat es anders gelebt, die eine hat sich eine pfiffige Haube aufgesetzt, die andere hat sich eine Perücke machen lassen. Es war trotzdem wichtig. Und hier im Hospiz erlebt man es auch, also wir haben, wir schminken Frauen auch wenn sie verstorben sind, auf Wunsch natürlich nur, wenn sie immer oder wenn es uns ein Bedürfnis war, wenn sie immer sehr viel Wert darauf gelegt haben.

Das sind bei uns dann, das ist so, wie die letzte Ehre, die man jemand geben kann. Bei uns ist genauso der Friseur, die Fußpflege, es wird schon großer Wert darauf gelegt" (B8: Tonbandaufnahme).

Wenn das Aussehen stimmig ist, kann sich für alle Beteiligten das Wohlbefinden erhöhen, kann Kontakt und Beziehung leichter entstehen oder wieder zugelassen werden.

B: „Bei der Frau, von der ich vorher erzählt habe, sie hat ein Gesicht wie ein junges Mädchen, und in dem Moment hat der Mann gesagt – schaut sie nicht schön aus, meine Frau – und ich habe gesagt – ja – sie haben mich ja so schön hergerichtet – also so irgendwie, und das war wirklich schön in dem Moment" (B5:12).

Auch das nächste Zitat zeigt die Steigerung des Wohlbefindens durch die Betonung oder Unterstützung des Aussehens.

B: „Sie freuen sich irrsinnig, wenn man sagt, das Nachthemd passt ihnen gut, da leuchten die Augen viel mehr, oder Kleinigkeiten eben, da da blühen sie auf" (B1:12).

Auch spezielle Wünsche, die manche Frauen äußern, können dann in diese Richtung gehen.

B: „Da sind die schrägsten Dinge gekommen vor diesem Sterben, sie wollte noch einmal zu einem tollen Friseur gehen, weil sie das nie gehabt hat, immer selber die Haare geschnitten hat, weil sie einen langen Zopf gehabt hat. Sie wollte Ohrschmuck tragen, das hat sie nie gehabt, sie wollte Sekt trinken, möglichst jeden Tag, das hat sie nie gehabt. So diese Dinge, das sind ja Kleinigkeiten, oder" (B7: Tonbandaufnahme).

Die Betreuungspersonen betonen, dass die Wichtigkeit des körperlichen Aussehens unabhängig vom Alter ist, wobei es manchen älteren Frauen eine Spur leichter fällt, mit dem veränderten Aussehen umzugehen, da sie in der Erfahrung des Älterwerdens schon Teile von diesem Verlust verarbeitet haben. Dazu ein Ausschnitt eines Interviews mit einer betroffenen achtundsiebzigjährigen Frau.

I : „Ist es ihnen wichtig, sich schön herzurichten?"
F: „Ja sicher, das war mir bis jetzt immer, habe mir die Haare färben lassen, aber jetzt natürlich ist es nicht mehr so wichtig, finde ich, mit achtzig Jahren bald, bald" (F2:7).

Körper und verändertes Körperbild

Hier noch einige Interviewausschnitte, die zeigen, dass die Kategorie Aussehen schon von großer Bedeutung ist, dass es aber auch Frauen gibt, für die es nicht die vorrangige Bedeutung hat.

B: „Schon, also ich glaube, dass es den allermeisten Frauen wichtig ist. Wenn wir sie frisieren, also das Sichtbare richten, das mögen sie alle, es sagt kaum jemand, geh, das ist egal, brauchst mich nicht frisieren. Sie sagen, ich muss die Wunden nicht verbinden, aber das Sichtbare nach außen, das das mögen sie schon" (B6:7).

„Selten" verweist auf jene Frauen, für die das Aussehen weniger Bedeutung hat, anderes ist im Vordergrund.

B: „Manchmal sind es die roten Fingernägel, manchmal ist es einfach die Frisur, und manchmal erlebe ich aber auch Frauen, die sagen – geh lass mich in Ruhe mit dem ganzen Zeug – es ist nicht mehr wichtig" (B11: Tonbandaufnahme).

Ein Beispiel aus einem Interview mit einer betroffenen Frau, das zeigt, dass die Biographie zentral ist und dass hier auch die Prozesshaftigkeit eine große Rolle spielt.

I: „Ist es für sie wichtig, sich ein bisschen herrichten zu können?"

F: „Momentan nicht, momentan ist das gar nicht so wichtig, da muss ich sagen, momentan nicht. Ich bin in einer Phase, wo es nicht so wichtig ist, momentan, weil ich momentan so beschäftigt bin mit dem" (F3:6).

I: „Na klar"

F: „Dass ich gar keine Zeit habe."

I: „Ja"

F: „Auch die Haare waschen oder föhnen oder so etwas, irgendwo bin ich im Moment noch nicht so weit" (F3:6).

I: „War das für sie immer etwas Wichtiges?"

F: „Nein, es war immer, ich war immer sauber gekleidet und beisammen und alles, aber überbewertet habe ich es sowieso nie. Das schon, Körperpflege, das sowieso, und das alles gemacht, alles, sagen wir, das war nicht das Wichtigste im Leben, das ist ja automatisch gegangen, so lange man gesund ist, geht alles automatisch, da denkt man nicht darüber nach" (F3:6/7).

Ein ganz wichtiger Aspekt in der Untersuchung ist der Prozess, es kommt darauf an, zu welchem Zeitpunkt das Interview gegeben wurde, ob noch sehr im Leben stehend oder schon nah am Abschließen mit dem Leben oder gerade im Kampf mit der Lebenssituation oder in einem Zustand des Annehmens der Situation beziehungsweise von welchen Frauen, in welcher Phase erzählen die Betreuungspersonen beziehungsweise befinden sich die betroffenen Frauen. Der Großteil der Frauen, von denen die Betreuungspersonen erzählen, sind onkologische Patientinnen und alle von mir interviewten Frauen. Bei sehr vielen hat sich der Körper aufgrund der Krankheit auch äußerlich sehr stark verändert. Ein verändertes Körperbild bereitet den Frauen viel an Schmerz, an Emotionen, es verändert in vielen Fällen die Beziehungen.

3.1 Körper und Beziehungen

Unter Beziehungen werden in der Arbeit die PartnerInnenschaften, FreundInnenschaften, die Beziehungen zu den Kindern, weitere familiäre Verbindungen und Bekanntschaften bezeichnet.

Beziehungen sind für viele Frauen sehr wichtig in dieser Lebensphase wie sie es oftmals auch davor waren, auch hier ist die Biographie sehr zentral für das Ausmaß an und die Formen der Beziehungen, die sehr differenzieren. Es können positive, unterstützende, tragende aber auch belastende, negativ besetzte Beziehungen sein, bedeutend sind sie in der einen und der anderen Richtung. Ein fragiler Körper, der sich im Spannungsfeld zwischen Leben und Sterben bewegt, lässt die Frauen ihre Beziehungen verändern. Da Frauen sich sehr vielfältig in unterschiedlichen Beziehungsnetzen finden, gehen die Strategien sehr oft in diese Richtung, und es ergeben sich immer wieder Konsequenzen für die Beziehungen. Beziehungen zu Kindern, LebenspartnerInnen, Familienangehörigen, FreundInnen, Bekannten werden in dieser Lebensphase zuhause wie auch im Hospiz gelebt, reduziert, verändert, intensiviert, abgebrochen, neu geknüpft.

3.1.1 Beziehungen werden gelebt, verändert, neu geknüpft – mit Generationsunterschieden

Beziehungen sind für Frauen sehr wesentlich in dieser Lebensphase, sie unterstützen und tragen sie, in wenigen Fällen belasten sie sie.

F: „Ja, psychisch, psychisch haben mir meine Bekannten und meine Freunde und Freundinnen viel geholfen. Da bin ich eigentlich erst draufgekommen, wie viele Menschen ich eigentlich habe, die hinter mir stehen, in der Krankheit. Ich habe immer sehr viel Besuch bekommen, das hat mir eigentlich am meisten geholfen" (F3:2).

Eine andere Frau betont die Wichtigkeit der familiären Beziehungen.

I: „Was war für sie in ihrer Familie besonders wichtig?

F: „Also, dass sie immer für mich da sind. Das hab ich davor auch gewusst, wir haben ein sehr gutes Verhältnis gehabt, aber die Enkelkinder und die Kinder, da hat sich so richtig herausgestellt, wie wichtig sie sind" (F1:1).

Eine Betreuerin erzählt von einer Situation aus dem mobilen Bereich, auf die Frage, wie die Frauen die Zeit mit den Kindern gestalten.

B: „Ja so, dass die wesentliche Zeit mit der Familie verbracht wird, dass ein Leben in der Familie möglich ist bis zum Schluss, dass viele Möglichkeiten da sind, sich langsam zu verabschieden, Zeit miteinander zu verbringen, intensive. Wo ich mir denke, wo die Kinder, wenn man hinkommt, nach der Schule so viel wie möglich bei der Mama im Bett liegen und kuscheln, mit ihr auch über Dinge reden können, die sich aus der Natürlichkeit heraus ergeben. Es erscheint mir als etwas viel Natürlicheres, so schmerzvoll es auf der anderen Seite auch ist, so auch etwas sehr Heilsames, etwas, das ich sehr positiv erlebe, ja, schwierig" (B4:3).

Manche Frauen erleben Veränderung in der Beziehung zu den Kindern, was stark geprägt ist von der Versorgungsausrichtung.

B: „Meine Freundinnen haben alle Kinder, die eine Krebsdiagnose gehabt haben, und für die ist einfach diese Erkrankung so ein arger Einschnitt gewesen, auch in ihrem Verhältnis zu den Kindern. Manchmal einfach auch mit diesem schlechten Gewissen, dass sie jetzt so viel Zeit und soviel Kraft für sich brauchen. Und andererseits diese Sorge, dass man sie nicht mehr, vielleicht nicht bis zum Großwerden versorgen kann, bis zur Selbstständigkeit" (B3:1).

Die Formen in Beziehung zu gehen sind vielfältigst.

B: „Es gibt Frauen, die nur ein bis zwei Bezugspersonen zulassen, die dann sehr wesentlich sind, und es gibt Frauen, die nur uns als Bezugspersonen haben. Und ich kenne Frauen, die ihre Freundschaften viel aktivieren, die ganz viel, die eben im Leben. Ich denke an eine junge Frau, die hat das in einem Fernsehinterview ganz klar gesagt, sie hat ihr Leben lang, das Wichtigste waren Menschen, sie hat Beziehungen gepflegt, und so war es dann auch am Schluss, sie hat die Zeit mit ganz vielen Beziehungen gestaltet" (B4:4).

Bei jenen Frauen, wo es wenige oder keine Beziehungen gibt, was ausschließlich ältere und alte Frauen betrifft, werden manchmal Beziehungen zu den weiblichen und männlichen Betreuungspersonen geknüpft und zu Ehrenamtlichen.

I: „Gibt es Frauen, wo niemand mehr da war, wie tun diese?

B: „Das gibt es manchmal, gerade bei Patientinnen, die dann länger da sind bei uns, wo es so etwas gibt, dass sich Beziehungen entwickeln zu einer Praktikantin, einer Pflegenden oder zu einer ÄrztIn, also dazu sind die Menschen noch in der Lage, eingeschränkt sich öffnen für noch jemanden, das ist sicher schwierig in der Phase, und das braucht man vielleicht auch nicht mehr, aber es ist möglich, und es kommt vor. Es gibt noch immer diese Beziehung, diese Neugierde von Frauen, schaun, wie es dem anderen geht –wie geht es ihnen Frau Doktor, sie schaun so blass aus – oder so kalte Hände" (B5:9/10).

Eine andere Betreuerin erzählt ein Beispiel einer Kontaktaufnahme mit einem männlichen Pfleger.

B: „Das sind häufig Frauen, also häufig, so viel ich jetzt präsent habe, die sich gern an den Pflegern orientieren. Ich habe jetzt konkret eine Reihe von Fotos im Kopf, wo diese Frauen dann besonders gern mit dem Alexander oder dem Dominik fotografiert werden wollen. Wo es den Wunsch gibt – ja hast du nicht irgendeinen Mann statt einer Schwester –, wo es dann auch körperliche Nähe gibt, wo es dann Kontakt gibt, wo viel über Schmäh läuft, wo manchmal so ein Flirtcharakter reinkommt. Das stimmt, dass die Frauen, die keine Verbindungen haben, die holen sich dann noch einmal etwas, kriegen etwas von den jungen Männern und äußern das auch. Sagen das und entschuldigen sich. Ich bin in ein Zimmer gekommen, und da ist eine Frau mit dem Bernhard, das ist einer unserer jungen Pfleger, am Fenster gestanden, Arm in Arm und haben ein bisschen beim Fenster rausgeschaut auf das Feld. Ich bin ins Zimmer gekommen, und sie hat mich dann gefragt, ob ich wohl böse wäre, ob sie das schon darf. Dann habe ich gesagt – ja natürlich – aber es ist, glaube ich, da holen sie sich etwas, das ihnen gefehlt hat" (B6:6).

Das Patenkind einer betroffenen Frau im Hospiz erzählt gemeinsam mit der Frau von Situationen, die die betroffene Frau mit einem Pfleger erlebt hat.

P: „Ich habe eine Rose gekauft, zwei Tage war sie alt."

F: „Ja"

P: „Dann hat sie den Kopf schon hängen lassen, dann ist der, wie heißt er?"

F: „Der Pfleger, der Ulrich".

P: „Der ist sie suchen gegangen im Garten, die gleiche Farbe und hat ihr jetzt eine neue hingestellt. Na so etwas, das erlebt man ja nie, wenn man das nicht selbst miterlebt hat, glaubt man das nicht."

F: „Ja, ich war in Innsbruck, in Hall."

P: „Auf so einen Gedanken kommen, auf den Gedanken."

F: „Das ist nur ein kleines Ding, aber es freut einen."

P: „Genauso, wie du gesagt hast, heute in der Früh, wenn er reinkommt."

F: „Dann klopft er – Guten Morgen Sonnenschein, guten Morgen – ja, da ist dann ganz eine andere Stimmung (F2:12).

Eine andere Betreuerin streicht die Wichtigkeit der Ehrenamtlichen im Hospiz heraus. Auf die Frage, ob den Betreuungspersonen Frauen einfallen, wo es niemanden gegeben hat, braucht es ein längeres Kramen in den Erinnerungen, bis solche Beispiele kommen.

B: „... Warte, da muss ich nachdenken, ob mir wer einfällt, wo überhaupt niemand war ... wir haben jetzt eine Patientin, die hat nur mehr eine Schwester, die habe ich noch nie gesehen, sie lebt selber im Pflegeheim. Ich denke mir, die klagt schon darüber, dass sie einsam ist. Also für sie ist es schon wichtig, dass sie hier Leute hat, mit denen sie reden kann und dass es ehrenamtliche Besuche gibt, solche Sachen höre ich eigentlich oft" (B5:9/10).

Aber auch jüngere und ältere Frauen, wo freundschaftliche und familiäre Beziehungen bestehen, knüpfen manchmal neue Verbindungen zu den sie Betreuenden. Auf die Frage, ob zu den familiären Beziehungen noch andere dazu kommen, erwähnt diese Betreuerin, dass sehr enge Beziehungen zu Betreuungspersonen entstehen können.

B: „Meistens schon ja, ob das eben die Mutter oder die Familienhelferin ist, wo es dann sehr enge Beziehungen gegeben hat über die Monate hinweg oder eben Freundinnen, die auch schon viel im Haushalt übernehmen oder, oder" (B4:3).

Im mobilen Bereich können diese Beziehungsformen manchmal auch belastend empfunden werden von den Betreuungspersonen beziehungsweise braucht es einen achtsamen Umgang.

B: „... Ahh, pff, was zuhause vielleicht noch einmal schwieriger ist, ist unser zu Gast sein, das ist ganz ein anderes Erleben, da ist es noch einmal schwieriger, dass man einfach in die Intimsphäre eindringt natürlich viel mehr, und was ich meist dann unausgesprochen erlebe so zwischen Mann und Frau, also dieses Eindringen in diese Beziehung, wo auch gewisse Spannungen entstehen können. Manches Mal, zum Beispiel wo die betroffene Frau uns erzählt oder viel Zeit mit uns verbringt, wo dann der Mann sich dann wieder an den Rand, das sind unausgesprochene Dinge, die manchmal, so wenn man in Beziehungen hineingeht, und oft sehr intime Dinge erzählen, wo vielleicht der andere gar nicht so einverstanden ist damit" (B4:21).

3.1.2 Frauenfreundschaften als wichtige Beziehungsform

Auffallend in den Interviews ist, dass bezüglich naher Beziehungen und Beziehungspflege vor allem bei jüngeren Frauen sehr häufig die Freundinnen genannt werden, sehr zentral sind auch die Kinder, diese jedoch mehr im Sinne der Versorgungsausrichtung der Frauen und der emotionellen Situation, worauf ich im Kapitel Versorgungsausrichtung und Emotionen näher eingehen werde. Zentrale Personen sind Kinder, LebenspartnerInnen, Ehemänner, Familienangehörige, aber markant tauchen die Freundinnen auf bei einem Teil der jüngeren Frauen. Freundschaften, die in dieser Zeit sehr intensiviert werden und diese Zeit mittragen und mitgestalten dürfen.

I: „Und wer sind bei den Frauen oft die nahen Personen, wer gehört zu diesem Kreis?"

B: „Ah, an wen erinnere ich mich, an Töchter, Mütter, ja eigentlich und Freundinnen, ja, Töchter, Mütter, Freundinnen" (B5:9).

Die Freundinnen kümmern sich intensiv um die kranke, betroffene Freundin, die betroffenen Frauen aktivieren, beleben, fordern die Freundinnen ein.

B: „Sie setzen also, und oft bei so jungen Frauen, setzen die dann oft ihre ganze Kraft dahin, ihre Freundinnen zu mobilisieren, dass diese für sie da sind. Viele unserer Patientinnen haben dann drei, vier gute Freundinnen, die dann sehr viel sorgen für sie. Auch wenn Männer da sind, sind es dann eher die Freundinnen, die sich intensiver um die Patientinnen kümmern" (B3:4).

Im folgenden Ausschnitt taucht auch der Hinweis auf die Biographie wieder auf, wer davor gute Freundschaften gehabt hat, hat sie auch in der Zeit des Sterbens.

B: „Ja gerade so mit guten Freundinnen, das habe ich jetzt schon öfter erlebt, dass das sehr wichtig ist, und dass das oft, dass die gute Freundin dann oft noch wichtiger ist als ein Familienmitglied, dass die beste Freundin oft ganz zentral und ganz wichtig ist, natürlich, wenn man davor eine gute Beziehung mit ihr gehabt hat" (B10: Tonbandaufnahme).

Einerseits ist das Verhalten entsprechend der Biographie, andererseits wird für die Frauen Wesentliches manchmal auch verändert oder klar gestellt.

B: „Das ja, dass das schon, dass dann jemanden, jemanden das in die Hand geben, das ist dann zum Beispiel die beste Freundin, die hat dann den Nachlass zu verwalten und dafür zu sorgen, was nach dem Tod mit ihr geschehen soll und so, nicht die Familie, also, das ist wirklich auch noch einmal ein großer Widerstand und eine große Emanzipation von der Familie" (B6:4/5).

Freundinnen, im folgenden Beispiel auch die Lebensgefährtin, übernehmen emotionale aber auch körperliche Versorgung.

Auf die Frage nach lesbischen Paaren, erzählt die Betreuerin über die Form der Versorgung im erlebten Fall.

B: „Einmal bei uns, wo das ganz anders gelaufen ist irgendwie, also, da war dieses Paar und zwei Freundinnen waren da. Und diese drei Freundinnen haben sich intensiv um den Körper der Frau gekümmert. Also, wir haben Synchronmassagen gemacht, so, wir haben sie balsamiert zu Lebzeiten. Das war schon ein anderer Umgang, da ist der Körper ganz zentral gewesen, während bei anderen Frauen eher so der Körper, eher so in den Hintergrund tritt. Ich erinnere mich, es war eine sehr junge Frau, nicht einmal oder gerade dreißig. Sie hatte einen sehr aufgetriebenen Bauch. Mit was für einer Behutsamkeit und mit was für einer Liebe sie diesen entstellten Körper gesalbt und gepflegt haben. Das war, ich glaube, wahrscheinlich wissen Frauen eher, wie wichtig der Zugang über den Körper ist" (B6:15/16).

3.1.3 Generationenunterschiede

Bezüglich Beziehungen gibt es zwischen jüngeren und älteren Frauen merkbare Differenzen sowohl was die Quantität an vorhandenen Beziehungen betrifft als auch Formen, diese zu gestalten und zu leben.

I: „Du hast zuerst gerade über die Freundinnen gesprochen, wie wichtig erscheinen dir zwischenmenschliche Beziehungen für die Frauen?"

B: „Für jüngere Frauen existenziell wichtig, für ältere Frauen sind sie oft nicht mehr in dem Ausmaß vorhanden, wie jüngere Frauen sie zur Verfügung haben. Ich glaube, dass die Freundinnen für die jüngeren Frauen das Leben und die Vitalität erhalten. Sie bringen etwas vom Alltag herein, sie tauschen sich aus, das sind ganz unglaubliche Verbindungen dann, die sehr unterstützend sind, wo dann häufig die Familie einen Schritt zurück machen muss zugunsten der Freundinnen. Da gibt es dann auch so etwas wie eine gewisse Rivalität, weil die Freundinnen viel mehr Nähe haben als die Familie" (B6:5/6).

Der folgende Interviewausschnitt betont die fehlenden Beziehungen bei manchen älteren Frauen aufgrund zahlreicher vorangegangener Verluste von geliebten Menschen.

B: „Ah, na bei älteren Frauen ist es zum Teil oft so, dass schon Personen aus ihrem Freundes- und Bekanntenkreis verstorben sind. Dadurch haben sie weniger Beziehungen, womit sie schon ein Problem haben, dass sie mit anderen oder mit jüngeren wieder neue Kontakte herstellen. Immer wieder hört man, na ja, ich habe niemanden mehr, die sind schon alle verstorben. Jüngere haben mehr soziale Kontakte, vor allem solche, kommt mir vor, die berufstätig sind oder waren, die haben mehr soziale Kontakte, was ja fast logisch ist" (B5:11).

Die Beziehungen der älteren und alten Frauen sind aber auch in ihren Ausdrucksformen different. Ältere Frauen nehmen weniger häufig das Wort Freundin in den Mund, es ist dann die Schwester, von der sie schwärmen, die am nächsten Tag das Lieblingsessen bringen wird und mit der es einen sehr engen Kontakt gibt, seit bei beiden die Männer verstorben sind. Auffallend, dass zuerst die Männer versterben mussten, bevor sie diese Form der Beziehung gewählt haben beziehungsweise sich diese nehmen konnten. Oder es ist die Tochter, zu der es ein sehr freundschaftliches Verhältnis gibt. Wenn man die Frauen nach der Bezeichnung fragt für diese Beziehung, so kommt dann manchmal das Wort Freundin, aber es scheint ihnen weniger vertraut als jüngeren Frauen, auch wenn die Qualität der Beziehung durchaus ähnlich oder gleich empfunden werden kann.

Der folgende Interviewausschnitt, der mit einer betroffenen Frau geführt wurde, wo auch die Schwester des Patenkindes auf Wunsch der Frau anwesend war, zeigt das.

I: „Haben sie auch Freundinnen, die für sie wichtig sind?

F: „Ja, was heißt Freu, also, was heißt Freundinnen, ihre Mutter war meine beste Freundin, die hatte viele Kinder, da musste ich aushelfen" (F2:8).

P: „13"

I: „Wirklich, das ist wirklich viel, da hat sie ihre Hilfe gebraucht."

lachen beide F und P

F: „Ja, das war schön für mich, ich bin mit den Kindern aufgewachsen, deshalb kommen sie alle" (F2:8).

Ein anderes Interview einer älteren Frau betont die Wichtigkeit der Verbindung zur Tochter.

I: „Ist ihnen in ihrer Familie jemand besonders wichtig?"

F: „Ja, meine jüngere Tochter, die habe ich erst mit 39 bekommen, man kann es sich nicht vorstellen, sie ist wie eine Freundin, wir greifen gleichzeitig zum Telefon, ja, wirklich, unwahrscheinlich, manchmal rufen wir gleichzeitig an" (F1:1).

Ältere Frauen haben tendenziell schon weniger Freundinnen als jüngere, aber immer wieder tauchen auch bei ihnen Frauenfreundschaften auf.

B: „Es waren wirklich gute Freundinnen, bei Frauen gibt es das ja problemloser, dass Frauen ganz gute Freundinnen sein können. Bei den Freundinnen habe ich jetzt an jüngere gedacht, aber es kommen auch ältere" (B15: Tonbandaufnahme).

Zum überwiegenden Teil werden die Beziehungen positiv, unterstützend, tragend erlebt, es gibt aber auch belastende Beziehungen.

B: „Die einen und die anderen, wo die Beziehungen so belastet sind, wo viel Entwertung passiert von Seiten des Partners oder wo es Kinder gibt, und niemand weiß, wo die Kinder sind. Da ist dann spürbar, die Frau trägt irgendetwas. Ganz oft, das ist eine Last, die sie tragen, was aber oft nicht angesprochen werden kann. Wo wirklich die Wahrnehmung da ist, da ist wirklich so ein Gewicht. Ich erinnere mich an eine Frau, wo ich gesagt habe – ich habe den Eindruck, sie tragen, sie tragen zwei Tonnen auf den Schultern – und dann hat sie gesagt – ja früher – aber es war für sie nicht wichtig oder nicht möglich, einfach auch nicht von Relevanz mir zu erzählen, was die Tonnen waren, es war wichtig sie zu sehen" (B6:9).

Ähnlich auf „dunkle Seiten in der Familie" bezieht eine andere Betreuerin belastende Beziehungen.

B: „Das sind dann so Geschichten, der hat mit dem keinen Kontakt, und seit zwanzig Jahren redet man mit dem nicht mehr. Es gibt zwar einen Bruder, aber der ist nicht mehr in der Familie oder so irgendwie. Schwierigkeiten einfach oder ich sag einmal, dunkle Seiten in Familiengeschichten, die nicht ausgesprochen werden oder nicht hochkommen, wo man das Gefühl hat, da ist aber etwas" (B1:5).

3.1.4 Beziehungen werden reduziert und abgebrochen

Frauen sind sehr viel in Beziehung, im Sterbeprozess werden Kontakte jedoch oftmals auch reduziert, die Gründe sind vielfältig.

3.1.4.1 Verändertes Körperbild und Beziehungsabbruch

Es gibt eine enge Beziehung zwischen der eigenen körperlichen Wahrnehmung der Frauen und dem Umgang und der Gestaltung von Beziehungen.

B: „… und vor allem, wie nehmen die anderen meinen Körper wahr, nicht nur ich selber, sondern auch dieser dieser Umgang mit dem Verfall, vielleicht kann man es so nennen, dass sie trotzdem noch probieren zu kaschieren zum Teil auch für die anderen, damit der Mann nicht sieht, wie mager ich bin, oder dass der Mann nicht sieht wie dieses und jenes" (B7: Tonbandaufnahme).

Manche Frauen distanzieren sich aufgrund eines veränderten Körperbildes, sichtbar oder weniger sichtbar, brechen Beziehungen lieber ab, als verändert gesehen und wahrgenommen zu werden.

B: „Manche wollen den Kontakt einfach nicht mehr, weil es ihnen unangenehm ist. Vor kurzem war das bei einer Frau, die scheinbar oder wahrscheinlich immer sehr gepflegt war und auf ihr Äußeres geachtet hat. Durch die Krankheit war sie sehr gezeichnet, das war ihr derartig unangenehm, dass sie keine Besuche empfangen wollte, sie hat wirklich nur die nächsten Angehörigen zu sich gelassen, sie wollte das einfach nicht" (B5:4).

Manche Frauen führen dann nur mehr die ganz nahen Beziehungen fort, andere werden lieber gelassen.

B: „Da war schon die eine Freundin, die ziemlich regelmäßig gekommen ist. Das war eine der wenigen, die sie akzeptiert hat als Besuch. Das war so eine Frau, wie ich vorher gesagt habe, die hatte aufgrund ihres Krankheitsbildes Hemmungen. Sie hat andere, frühere Bekannte nicht mehr an sich herangelassen, nur mehr die ganz Nahen, das war eben die eine gute Freundin, die hat sie akzeptiert, ihre eigenen Kinder, und dann war es bald aus, obwohl sie früher relativ viele Kontakte gehabt hat. Aber für sie war das nicht tragbar, dass sie jemand sieht, wie sie da liegt und leidet" (B13:9).

Das Entsetzen oder die Scham über das veränderte Körperbild können so groß sein, dass die Vorkehrungen die Zeit nach dem Tod mit einschließen. Besonders markant ist für Frauen eine Veränderung, die sie in dem trifft, was sie mit „Frausein" verbinden.

B: „Ich habe zuletzt eine Betreuung gehabt, die hatte ein Brustkarzinom über Jahre, sie hatte eine Brust verloren, die zuletzt komplett vernarbt war, die auch aufgebrochen ist zum Teil. Diese Narbe, diese Körperstelle, das hat ein Leben lang niemand von der Familie sehen dürfen. Sie hat schon immer vorher gesagt, wenn der Fall eintritt, dass sie nicht mehr ansprechbar ist, dann müssen alle raus, das darf niemand sehen, so sehr die Scham" (B4:6/7).

Eine achtundsiebzigjährige Frau erzählt, wie schlimm für sie die Gebärmutteroperation und die Brustoperation war, sie hatte davor eine Kropfoperation, die für sie viel weniger schmerzhaft war.

F: „Aber sonst kann ich eigentlich sagen, dann, die Brustding, die hat mich schon schwer" (F2:1).

I: „Ja"

F: „Belastet, denn eine Brustoperation, die ist nicht so einfach vergessen, man nimmt das nicht so hin" (F2:1).

F: „Ich habe, das muss ich ehrlich sagen, vor der Operation, das muss ich ehrlich sagen, da habe ich wahnsinnig geweint" (F2:1/2).

F: „Genauso mit der Unterleibsoperation".

F: „Und bitte, ich war ja schon über siebzig Jahre alt, da ist das nicht mehr so schlimm, wie wenn eine zwanzig oder dreißig Jahre alt ist, für die ist das viel schlimmer mit einer Brustoperation, aber bei mir, in dem Alter, da muss man sich schon abfinden" (F2:6).

I: „Und trotzdem war es schwer?"

F: „Es war schwer, aber bald ärger die Unterleibsoperation als wie die Brustoperation" (F2:6).

3.1.4.2 Generationenunterschiede

Die Altersunterschiede sind nicht von sehr großer Relevanz, es betrifft jüngere wie ältere Frauen, die lieber reduzieren oder abbrechen in manchen Fällen.

B: „Ich kann mich an eine junge Frau erinnern, sie war erst Mitte dreißig, die war bei uns im Hospiz, die hat ein kleines Mädchen gehabt von sieben Jahren, die ist im Sterben auf Rückzug gegangen. Sie hat ihre Beziehung zu ihrer Mutter und ihrer Tochter, die vorher ganz ganz eng war, die Tochter ist ihr Ein und Alles gewesen, sie hat es zum Schluss nicht mehr ertragen, die Kleine immer wieder zu sehen. Das hat Schmerz bereitet, da ist dieser Verlust wieder so deutlich geworden, aber sicherlich auch ein Stück weit eine Schonung für das Kind dabei gewesen, weil sich die Mutter so deutlich auch vom körperlichen Äußeren so verändert hat. Also man hat ihr angesehen, dass sie krank ist, ganz klar, da war nichts mehr zu übermalen" (B2:10/11).

In diesem Interviewausschnitt sind die körperlichen Veränderungen ein Aspekt von mehreren, es wird auch die „letzte Phase" erwähnt, die manchmal einen Bruch zu allem davor darstellen kann, darauf gehe ich später noch ein. Weiters ist es der Umgang mit Emotionen, der Umgang mit Verlust, der für manche im Rückzug, für andere eher in der Gemeinschaft zu ertragen ist. Zur Thematik Beziehungsabbruch bei verändertem Körperbild habe ich ein Gegenbeispiel, wo das veränderte Körperbild als Anknüpfungspunkt gesetzt wird, allerdings mit einer davor fremden Person, einer Betreuungsperson, zu der sich über die Krankheit, über das veränderte Körperbild eine Nähe aufgebaut hat, ein Vertrauen entstanden ist.

B: „Am eindrücklichsten war das für mich bei einer Frau, die mitten im Gesicht einen Tumor gehabt hat. Wenn sie den Verband herunten hatte, hat man in den Gesichtsknochen gesehen, total verstümmelnd eigentlich. Und dann war einmal beim Verbinden die Situation, wo ich am Anfang dabei war. Und dann hat sie gesagt, so jetzt sind wir per Du, denn, wenn man so miteinander in Kontakt tritt, wenn man so viel Nahes, wenn ich mich so preis gebe, dann gibt es bestimmte Barrieren einfach nicht mehr. Diese Frau ist für mich damit sogar konstruktiv umgegangen, sogar das nutzen, so fast, um in Beziehung zu treten, sich nicht schämen dafür, sie hat sich nicht geschämt, das hat mich sehr beeindruckt" (B5:10/11).

Nicht in jedem Fall muss ein verändertes Körperbild zu einer Beziehungsveränderung führen. In diesem letzten Beispiel war aber auch sehr eindrücklich, dass die Betreuungsperson im Interview das Würdigen der Wunden sehr betont hat, ein Angebot oder besondere Achtsamkeit, das manche Frauen vielleicht sehr positiv unterstützt.

B: „Die Medizin, die schaut ja sehr auf die Defizite, gerade beim Körperlichen, was funktioniert nicht. Wo ich mir denke, da hat die Pflege mehr Möglichkeiten, das erlebe ich auch oft, da ist viel mehr Würdigung von dem, was da ist und schön und gut ist. Ich erlebe es jetzt manchmal bei Untersuchungen, ich habe das Gefühl, da gibt es etwas, da gibt es eine Möglichkeit in der medizinischen Untersuchung, in der körperlichen Untersuchung, das wahr zu nehmen und zu würdigen, was da ist, diesen Tumor, der da im Bauch ist, das mögen die Menschen" (B5:11).

Dass Beziehungen zu den Betreuungspersonen von großer Bedeutung sein können, gerade auch wenn es um ein verändertes Körperbild geht, zeigt auch das folgende Interview.

B: „Es gibt ja viele Frauen, die extrem viel Wert auf das Aussehen gelegt haben, und die dann durch die Krankheit entstellt sind, die sich dann die Nähe vielleicht wünschen aber nicht aushalten, weil sie wissen, wie sie aussehen, und das dem Angehörigen vielleicht nicht antun wollen. Manchmal entsteht dann eine größere Nähe zum Pflegepersonal, weil die betroffene Frau die Pflegepersonen anders sieht wie den Angehörigen" (B8: Tonbandaufnahme).

3.1.4.3 Distanzierung der nahen Umgebung

Teilweise geht die Distanzierung auch von der Umgebung aus, verstärkt durch die Verhaltensvorstellungen vom Umgang mit einer schwerkranken Person und dem Verhaltenskodex in der Institution. Das bedeutet Verlust von nahem Kontakt und vor allem Abnahme an Berührung, die für viele Frauen in dieser Lebensphase sehr unterstützend ist, aber auch fehlende Zärtlichkeit und/oder Sexualität. Viele Frauen klagen über die Abnahme an Berührung, wenn die Distanzierung von der anderen Seite ausgeht.

B: „Was ganz häufig ist, wenn sich der Zustand verschlechtert hat, dann gibt es eine Scheu der BesucherInnen, FreundInnen, Familie, Bekannte, in Körperkontakt zu gehen, dann ist Hand halten das Maximum, sich dann daneben hinzulegen und jemanden zu kuscheln, das braucht, glaube ich, viel Mut und viel Ermutigung von unserer Seite" (B6:14).

Es braucht die Ermutigung durch die Betreuungspersonen, die aufmerksam machen, erlauben und unterstützen.

B: „Das, das veränderte Aussehen, die Angst, irgend etwas anzurichten am Körper, es passiert etwas, die Angst, weh zu tun oder zu nahe zu sein, also, das sind bei Männern auch so Barrieren, aber ich glaube, da ist eine große Scheu. Erst, wenn wir dann ermutigen und zwei Betten zusammenschieben und sagen, – vielleicht ist ein bisschen Körperkontakt gut – dann geht es. Das Daneben liegen und in den Arm nehmen, das geht eher bei Partnern, das trauen sich Freundinnen jetzt nicht oder ganz selten, manchmal schon, aber selten" (B6:14).

Der Verlust an Körperkontakt kann in der Institution größer sein.

B: „Was mir immer so schmerzlich bewusst wird auf der Station, dass die Kinder sehr darunter leiden, wenn ein Entfremdungsprozess stattfindet, wenn da eine Distanz ist. Es gibt diesbezüglich geteilte Meinungen. Die einen sagen, das ist vielleicht gut, sich so langsam zu verabschieden, andere, Betreuungspersonen einzuschleusen. Ich tu mir immer schwer damit, wenn ich sehe, wie manche Mütter, dann trotzdem immer wieder nach körperlicher Nähe verlangen, nach Umarmung, nach einem Kuss, und die Kinder sind dann schon so auf Distanz, so entfremdet" (B4:2).

3.1.4.4 Reduktion von Berührungen

Distanzierung bedeutet eine Abnahme von Berührungen. Berührungen werden im Hospiz sehr zentral gesehen, eine wichtige Möglichkeit die Personen zu erreichen.

I: „Wie wichtig kommt dir Berührung vor?"

B: „Total, ich glaube, die Essenz, die Essenz unserer Arbeit ist auch Berührung. Die Menschen haben lange Krankenhausgeschichten hinter sich mit zum Teil sehr schmerzhaften Erfahrungen, sind häufig aus allen sozialen Kontakten herausgefallen. Bei manchen denke ich mir, wann sind sie das letzte Mal in den Arm genommen worden. Wo auch ein unglaubliches Bedürfnis nach Berührung da ist. Und dann in Phasen von Angst, großer Trauer und Unsicherheit, da wirkt Körperkontakt ja unglaublich. Jemand, der Angst hat, in den Arm zu nehmen und ein paar Mal hin und her zu wiegen, wie man ein Kind wiegt, das löst Ängste, das löst wirklich. Oder manchmal dieses lange Rücken an Rücken sitzen, wenn jemand nicht einfach so Körperkontakt haben mag. Wenn man Rücken an Rücken sitzt und sich anlehnt oder er oder sie sich anlehnt, dann löst sich etwas" (B6:7/8).

I: „Hast du das Gefühl, dass die Frauen von ihrer nahen Umgebung genug Berührung bekommen?"

B: „Nein, das ist etwas, das eigentlich alle einklagen, dass die Berührungen weniger werden. Ich glaube, deshalb lieben sie im Hospiz die Massagen so. Ich sage auch immer in den Seminaren, im Hospizbereich zu arbeiten, heißt keine Scheu vor Körperkontakt zu haben. Das ist etwas ganz Wichtiges für die Leute, oder einmal zu sitzen und zu umarmen oder zu halten. Man reduziert es immer auf das Halten, aber es ist etwas ganz Wesentliches, was noch dazu weniger wird, sogar bei den Kindern" (B4:7/8).

Diese betroffene Frau bestätigt die Wahrnehmung der Betreuungspersonen und die Wichtigkeit der Berührung im Hospiz.

F: „Schon allein die Tatsache, dass man im Krankenhaus ist, ist man isoliert. Man nimmt nicht mehr so hundertprozentig Anteil am Leben, der Körperkontakt wird viel weniger, nur das Händeschütteln, wenn man die Leute auf der Straße trifft, alles wird weniger, und das Schmusen mit den Kindern. Da wird sehr viel massiert, man fühlt sich total integriert" (F4: Tonbandaufnahme).

Viele Frauen genießen die Berührungen, die Massagen und berühren auch selber.

B: „Mm, ich glaube, dass Frauen das eher mögen wie Männer, hätte ich den Eindruck. Männer sind da oft sehr, also das stimmt dann oft nicht, für Männer gibt es oft diese Qualität des Zuwendens, Berührens gar nicht, für Frauen gibt es sie. Die halten oft ganz lange die Hand und auch so. Da gibt es auch einen Unterschied zwischen Pflege und Medizin, das ist nicht so unser Part, nicht das, was von uns erwartet wird, nicht unser Selbstverständnis, aber es kann manchmal zu ganz spontanen Berührungen kommen im Hospiz" (B5:12).

3.1.4.5 Reduktion von Nähe und Sexualität

Die Distanz kann sich potenzieren oder auch nur von einer Seite ausgehen, das Ergebnis ist die Reduktion von Beziehungen und Beziehungsabbrüche und eine Verminderung von Körperkontakt und Körpernähe, von Berührung, Zärtlichkeit, Intimität. Sexualität wird kaum thematisiert und nur in Ausnahmefällen kommuniziert und gelebt.

B: „Denke schon, das nächste Tabuthema, ich glaube, es ist ganz viel mit Ängsten besetzt, nicht fragen trauen. Ah Intimität, es ist sehr weitgreifend. Was ich glaube, was schon Platz hat, auf alle Fälle, das sind einfach Zärtlichkeiten oder so. Wir versuchen auch wirklich Betten zusammen zu schieben, also Ehebetten zu machen und Schilder, dass man in der Nacht nicht stören soll, an die Tür zu hängen. Für viele hat das aber etwas Peinliches, wie, was meinen die, was wir jetzt da drinnen tun oder so. Ich glaube, es verändert sich die Sexualität, es geht dann nicht mehr um den Geschlechtsverkehr, der auch durch körperliche Einschränkungen gestört sein kann, durch Schleimhautaustrocknung etc., alles Mögliche oder Schmerzen, es würde viel um Geborgenheit gehen, aber manchmal ist da vielleicht auch viel Distanz, manchmal auch von den Frauen ausgehend, denn ich bin ja nicht mehr schön" (B1:13/14).

Ein anderer Interviewausschnitt zeigt, dass Sexualität für betroffene Frauen sehr wichtig sein kann und dass es mit auch ein Grund sein kann, zuhause bleiben zu wollen statt die Institution zu wählen.

B: „Kürzlich habe ich in einer Beratungssituation bei einer jungen Frau, die MS hat und sich kaum mehr bewegen kann, um jeden Preis zuhause bleiben will und auch ein sehr unkonventionelles Helfernetz hat mit normaler Krankenschwester und Hausarzt, die ganz gut auf die Situation eingehen, erlebt, dass sie zuhause bleiben will, weil ihr die Sexualität mit ihrem Partner so wichtig ist. Ich meine, das ist eine relativ junge Frau mit dreißig Jahren etwa, die sexuell total aktiv ist. Die Voraussetzung ist, dass sie zuhause sein kann. Also das ist mit ein Grund, sie ist komplett, sie kann sich nicht mehr rühren, kann noch reden und mit Hilfe eine Zigarette rauchen. Da ist die Sexualität etwas ganz Zentrales, sie will deshalb auch leben, so hat das für mich geklungen. Ich denke mir schon, wieso sollte das in dieser Phase nicht auch ein Lebensquell sein. Von da her gesehen ist das auch ein Verlust, mit dem möglicherweise viele zu leben haben in dieser Phase, ein weiterer" (B5:13/14).

I: „Und so der Bereich Sexualität?"

B: „Der ist ganz heftig, *mhm* sicherlich mehr bei jungen Frauen, dass eben, ahm, ja so erstmal ist es ein Tabuthema, gell. Wer sagt schon gern mal offen einem fremden Menschen ins Gesicht, ich möchte gern mit meinem Partner eine intime Stunde verbringen. Wie auch immer die aussehen mag, gell, das trauen sich die wenigsten. Das habe ich in meiner Laufbahn, ganz ehrlich gesagt, erst zweimal erlebt, dass es so konkret angesprochen wurde. Aber diese Intimität beginnt ja schon eben bei jemanden in den Arm nehmen oder einen Kuss auf die Wange geben oder einfach an einer Stelle berühren, die die man normalerweise vielleicht nicht mit einem Fremden macht, die nur vertraute Personen bekommen. Da beginnt für mich eigentlich schon die Sexualität bei kranken Menschen" (B2:10).

Sexualität und Sterben ist wenig thematisiert (Kalitzkus 2005), die Sprache scheint zu fehlen.

„Die Vorstellung von einer sterbenden Frau, die nach Sex verlangt, ist ebensosehr in Schweigen gehüllt wie ihr Sterben" (Cline 1995:27).

Im stationären Bereich ist es für die Betreuungspersonen leichter möglich einen Umgang zu finden mit dem Thema Sexualität, das Gespräch, einen Ort anzubieten, als im ambulanten Bereich, wo die Betreuerin alleine vor Ort ist, andere strukturelle Rahmenbedingungen gegeben sind.

B: „Ist einfach ganz ein intimes Thema. Ich muss ehrlich sagen, ich habe eine Scheu das anzusprechen bei Ehe, gerade bei Ehepaaren. Ich denk mir, das wage ich selten, das muss von den Leuten selber kommen, dass sie sich öffnen und über dieses Problem sprechen" (B4:8).

3.1.4.6 Reduktion aufgrund fehlender Kraft

Die Kraftressourcen sind vermindert und zwingen oft zur Reduktion.

B: „Also ich würde einmal grundsätzlich sagen, das gilt für alle Menschen, dass nur mehr wichtige Beziehungen wichtig sind. Es wird sehr klar unterschieden, auch aus energetischen Gründen, glaube ich, viele Frauen sagen dann, ich will nicht mehr, dass der und der kommt, oder ich will nur mehr, dass meine Mutter oder meine Tochter kommt, also die wichtigen Menschen sind schon wichtig" (B5:7/8).

3.1.4.7 Reduktion aufgrund medizinischer Apparate

Medizinische Apparatur stellt automatisch Distanz her, Berühren ist weniger leicht möglich, die Sorge, etwas Unvorhergesehenes auszulösen verstärkt sich.

B: „Sicher ist alles, was mit Geräten zu tun hat, das ist sicher berührungshemmend. Es gibt ja manchmal Dinge, die notwendig sind, so wie eine Sauerstoffbrille oder eine Infusion oder solche Dinge, die sind berührungshemmend" (B5:12/13).

3.1.4.8 Reduktion aufgrund der Wahrnehmung zu wenig oder nichts geben zu können

B: „Ich glaube dass sie sehr wichtig sind, wobei .. ich glaube, dass es auch auf die Persönlichkeit ankommt, wie viel Nähe die schon im gesunden Zustand zugelassen haben, *mhm* .. und wie weit sie eben das Gefühl haben, nur wenn sie etwas geben können, ist es eine ausgewogene Beziehung. Das geht halt manchmal nicht mehr, *mhm* manche ziehen sich dann schon auch zurück. Ich glaube einfach, dass es sehr wichtig ist für die Frauen, die ihre Freundinnen da gehabt haben, war das einfach wichtig, für ihr Leben da" (B3:4/5).

In diesem Interviewausschnitt noch einmal der Hinweis auf die Biographie und auf einen weiteren sehr zentralen Aspekt bei Frauen, die Wichtigkeit des Gebens, die mit der Fürsorge für andere verbunden ist, auf die ich noch genauer eingehen werde und die auch ein Grund sein kann, Beziehungen zu reduzieren.

3.1.4.9 Abgrenzung

Bei Reduktion spielt auch das Thema der Abgrenzung eine wichtige Rolle.

Beziehungen werden in dieser Zeit reduziert auch aufgrund des energetischen Haushaltes. Es sind weniger Beziehungen, die gelebt werden, diese in manchen Fällen intensiver. Abgrenzung ist bei der Reduktion ein Thema.

B: „Ich glaube es geht ganz viel um Abgrenzung und um zu sich selber zu finden, zur Ruhe zu finden, ganz viel alleine sein wollen, Ruhe haben wollen und dann in Beziehung treten mit den wichtigsten Menschen. Das sind dann nicht mehr viele, das ist mir wichtig, aber gleichzeitig, es lebt beides nebeneinander, aber keine oberflächlichen Beziehungen mehr, das geht ihnen dann unglaublich auf den Geist, wenn dann Leute anrufen, die sich vielleicht schon lange nicht mehr gemeldet haben, aber jetzt, weil sie im Hospiz sind, melden sie sich, auf einmal, jetzt rufen sie an. Wo sich auch Freundschaften sehr, sehr splitten, also da merken sie dann sehr gut, was passt und was nicht" (B1:8).

Frauen haben oftmals Schwierigkeiten, ihre Grenzen zu finden beziehungsweise gegenüber den nahen Personen entsprechend zu vertreten.

I: „Und auch, dass sich die Patientinnen gut gegenüber Besuche abgrenzen können?"

B: „Das ist schwieriger, gegenüber Besuche ist es schwieriger, vor allen Dingen. Wenn es zum Beispiel Ehemänner sind, da gibt es immer wieder Schwierigkeiten oder Kinder, wobei Kinder, da geht es noch eher, aber bei Ehemännern habe ich schon immer wieder erlebt, dass es, dass es nicht so einfach ist, dass die Frauen dann in ihrem Innersten so entscheiden, wie es der Mann gern gehabt hätte, dass sie dann bis zum Schluss Kompromisse machen, oder für ihn was tun, was ihnen nicht gut tut" (B3:10).

Frauen greifen auf professionelle Unterstützung beim Thema Abgrenzung zurück. Manche ersuchen die Betreuungspersonen mit ihren Angehörigen zu sprechen bezüglich verminderter Kraft oder deponieren dort ihren Unmut wegen Überforderung.

B: „Frauen sind dann ganz oft nicht in der Lage zu sagen, ich möchte den Besuch jetzt nicht, oder es ist mir zuviel. Sie sind dann ganz tapfer während des Besuches, sie halten tapfer den Besuch durch, halten die Konversation aufrecht, und dann, wenn der Besuch weg ist, sagen sie pah, ich kann nicht mehr, das war mir zuviel, ich habe es nicht geschafft. Sie beklagen sich dann bei uns auch ein Stück weit, wie anstrengend das war und dass das eine Zumutung war. Dann bieten wir ja an, dass wir dieses Schild an die Tür hängen, – wenn sie diesen Gast besuchen möchten, dann melden sie sich bitte zuerst beim Pflegepersonal – und dann reden wir das an und so, dass wir so ein bisschen ein Filter sind. Bei Männern ist das viel seltener, Männer signalisieren ihren Besuchen, ich bin müde, es reicht. Frauen brauchen uns dann, und benutzen uns dann auch ein Stück weit, ich meine, wir bieten es an, als Filter dazwischen. Und gerade bei den Freundinnen, wenn wir sagen, der Frau X. geht es heute nicht so gut, es ist ihr zuviel, das ist kränkend, es wird als absolut kränkend empfunden" (B6:6/7).

Mangelnde Abgrenzungsfähigkeit kann auch für die Betreuungspersonen zu schwierigen Situationen führen und ihrerseits die Abgrenzung erfordern.

B: „Also eher sind es zu viele zwischenmenschliche Beziehungen, ist eher eine Last. Viele Frauen nehmen ganz viel Rücksicht, da kommen wir auch in ein Dilemma, denn wir wissen, dass es den Frauen zu anstrengend ist, jetzt Besuch zu bekommen. Und gerade ältere Frauen können das ganz schwer, dass sie sagen, nein, ich schaffe das nicht, eher – wenn du schon da bist, dann komm halt herein – jemanden zu verschicken, weil man zu müde ist, da haben wir auch lange versucht, eine Barriere zu sein, wo wir sie gefragt haben oder ein Schild raus gehängt haben. Da haben wir aber auch gemerkt, wir nehmen ihnen etwas ab, was nicht so ganz stimmt, wo man ruhig der Frau sagen kann, das müssen sie selber sagen. Wir sind dann in die Situation gekommen, dass wir die sind, die niemanden hinlassen. Das sind natürlich die Frauen, die nach allen Seiten hin Rücksicht nehmen. Ich denke mir, es ist ihnen ja dann doch ein Bedürfnis, den Menschen nicht zu kränken in der Weise. Es ist oft so eine Gratwanderung, wie wie sehr hört man dann die Botschaft – heut war mir wieder alles so zuviel – das ist wahrscheinlich auch ein Muster, das es im ganzen Leben gegeben hat und natürlich neigt man dazu in der Phase, wir als Betreuer, wir nehmen ihnen das ab" (B5:8/9).

Etwas verändert präsentiert sich die Problematik Abgrenzung im mobilen Bereich, wo Umsetzung von Abgrenzung oftmals noch um eine Nuance schwieriger ist für die Frauen. Manche Frauen finden eine Lösung, indem sie wochenweise ins Hospiz kommen, um sich zu erholen und verwöhnen zu lassen, um Zeit für sich zu haben.

B: „Das ist, glaube ich, etwas ganz Wichtiges, gerade Frauen mit Kindern, dass sie die Möglichkeit haben, in Erwägung ziehen, dass sie sagen, ich komme eine Woche hierher zur Entlastung, um Zeit für mich zu haben, um mich verwöhnen zu lassen, mich massieren zu lassen und zu baden, alles wird gemacht. Ich habe Zeit zu reden und mit mir selber zu sein. Das ist ganz etwas Wichtiges, was zuhause schwer möglich ist oder schwieriger möglich ist, sich abzugrenzen. Wo wir dann vielleicht zuhause manchmal sagen, vielleicht wäre es geschickt, wenn es einmal einen Nachmittag gäbe, wo niemand da ist, da haben sie oft selber nicht die Kraft dazu, das stimmt" (B:4/5).

Bezüglich Abgrenzung zeigen sich wiederum Unterschiede zwischen älteren und jüngeren Frauen, denen es tendenziell etwas leichter fällt, ihre Grenzen zu finden und zu setzen. Es gibt auch Beispiele der Abgrenzung, die von den Frauen gelebt und umgesetzt werden. Hier ist der Generationenunterschied wiederum sehr deutlich.

B: „Da sind jüngere Frauen schon stärker in ihrer Position, manchmal ist es bei jüngeren so, dass sie fast über das Ziel schießen in ihrem Bedürfnis nach Selbstbestimmung, dass sie herrschen wie die wie die Königinnen. Das klingt jetzt abwertend, aber es ist tatsächlich so, der darf reinkommen für drei Minuten, der darf nicht reinkommen, und die schon, rächen sich auch an ihren Müttern, dass sie sie nicht mehr sehen wollen, jetzt in der Phase, wo sie todkrank sind, dann wirklich diese ganze Selbstbestimmung noch einmal in die Hand nehmen" (B6:4).

Selbstbestimmung ist bei allen wichtig, bei jüngeren Frauen ist sie stärker wahrnehmbar.

3.2 Körper und Selbstbestimmung

Von großer Wichtigkeit in dieser Lebensphase sind die Möglichkeit und die Aufrechterhaltung ihrer Selbstbestimmung. Bei jüngeren Frauen ist dieser Wunsch stärker ausgeprägt oder direkter wahrnehmbarer als bei älteren Frauen. Selbstbestimmung leben zu können ist ein wesentlicher Unterstützungsfaktor für die betroffenen Frauen. Selbstbestimmung in Bezug auf Schmerz, die Gestaltung dieser Zeit, die Gestaltung der Beziehungen, Umsetzung von Wünschen und Bedürfnissen, Beibehaltung von Gewohnheiten. Selbstbestimmung schließt die Ausrichtung auf die Versorgung anderer mit ein beziehungsweise ist oftmals darauf ausgerichtet. Vieles davon ist in den vorhergehenden Kapiteln bereits angeklungen, eingeflossen und deutlich geworden. Da Selbstbestimmung als markanter, zentraler Wunsch sich präsentiert in den Interviews, ist es mir wichtig, einiges dazu explizit darzustellen. Selbstbestimmung wird oft in Bezug zu Verantwortung gebracht, wer selbstbestimmt handelt, handelt verantwortungsvoll. Verantwortung übernehmen zu können, unterstützt die Frauen, ermöglicht ihnen und erleichtert die Selbstbestimmung.

B: „Wenn wir ihnen Verantwortung zutrauen, dann helfen wir ihnen eigentlich. Wenn wir ihnen alles abnehmen, dann werden wir ihnen weniger gerecht als wenn wir ihnen das zutrauen, zum Beispiel dass wir ihnen sagen, wie der Rhythmus auf der Station ist, und dass sie da auch Verantwortung mit übernehmen" (B5:14/15).

Jüngere Frauen bringen selbstbestimmtes Handeln klarer zum Ausdruck, was der Interviewausschnitt dieser vierzigjährigen Frau, die mit dem Ausmaß der Selbstbestimmung sehr klar ihr Wohlbefinden in Verbindung setzt, zeigt.

F: „Ich bin sehr glücklich, weil ich sicher bin, es geschieht hier alles nach meinen Wünschen, mit den Schwestern, mit den Ärzten. Also es passiert nie, dass ich eine Tablette schlucke, ohne zu wissen, warum, wozu, und es wird immer gefragt, sind sie einverstanden, das ist sehr wichtig" (F4: Tonbandaufnahme).

Ältere Frauen sind eher bereit sich anzupassen, das Gegebene anzunehmen, so wie sie es gelernt haben.

B: „Ältere Frauen sind einfach gewohnt, dass man im Krankenhaus das macht, was die Schwester sagt (lacht). Je jünger, wir bieten auch den älteren an, dass sie sagen können, wie sie es gerne hätten, aber das tun sie kaum, die jüngeren nehmen das sehr wohl in Anspruch. Die sagen dann schon, heute wäscht mich meine Freundin, heute möchte ich am Nachmittag baden und nicht am Vormittag oder solche Dinge, das ist bei älteren seltener als bei jüngeren Frauen, ja, wobei mit jünger gemeint ist, 50 oder 55 abwärts, also nicht ganz junge Frauen" (B3:5/6).

Das Bedürfnis, es den anderen recht zu machen, erscheint bei den älteren Frauen stärker ausgeprägt.

B: „Wobei ich mir denke, dass das auch ein Bedürfnis der Frauen ist, dass sie es dem Gegenüber ein Stück weit Recht machen. Ich glaube schon, dass das ein Generationenproblem ist, dass ältere Frauen das eher haben. Wir haben eine Frau gehabt, wir hatten einmal eine Maltherapeutin bei uns, die hatte ein Projekt bei uns. Mich hat interessiert, wie sie ankommt bei den PatientInnen, so habe ich einmal eine Frau gefragt – Wie war denn das mit der Maltherapeutin? – und sie hat geantwortet – ich glaube, sie war zufrieden mit mir – also so, das auch in dieser Phase, es geht darum, dass die Umgebung zufrieden ist" (B5:5).

Jüngere Frauen werden als stärker gestaltend erlebt, sie nehmen ihr Leben teilweise sehr aktiv in die Hand.

B: „Ich erinnere mich an eine Frau, die mir dann gesagt hat, welche Methode die beste ist, eine Wunde zu pflegen, ganz akribisch mitgeredet hat, nicht nur die Wunde betreffend, sondern auch das Gesamte im Hospiz, Botschaften hinterlassen hat, sehr gestaltende Frauen, wenn man so will, selbst gestaltende" (B5:4).

I: „Und das sind dann eher jüngere?"

B: „Ja, ja schon, das war eine Frau, die war cirka 50" (B5:4).

Die Selbstbestimmung betrifft auch den privaten Bereich und dessen Gestaltung.

B: „Die allein stehende Frau, die kürzlich da war, die hat alles durchgeplant gehabt, wie es nachher weitergehen soll. Da hat es jemanden gegeben, der für das Begräbnis das Geld gehabt hat und jemanden, der die Katzen übernommen hat. Das hat sie einfach rechtzeitig geplant, da hat sie absolut die Verantwortung übernommen" (B5:15).

Jüngere Frauen werden oftmals als verantwortungsvoller wahrgenommen, da sie genauer sagen können, was sie wollen.

B: „Ich glaube, dass die Verantwortung für sich selber von jüngeren schon eher übernommen wird als von älteren, was so die Selbstbestimmtheit angeht, was wird jetzt noch gemacht, welche Medikamente nehme ich und welche nicht, was tut mir gut. Die jüngeren können da sehr viel mehr sagen, was sie wollen" (B3:14).

Ältere Frauen brauchen mehr Unterstützung in Bezug auf ihre Selbstbestimmung, es läuft versteckter, weniger deutlich, weniger sichtbar, weniger geübt. Sie bemerken Selbstbestimmungspotentiale und genießen sie, wenn sie auch oftmals weniger fordern und gestalten.

Eine 97jährige Frau erzählt, wie angenehm für sie die Möglichkeit des Mitbestimmens im Hospiz ist.

I: „Und hier im Hospiz, können sie da sagen, was sie wollen?"

F: „Sicher"

I: „Ist es ihnen wichtig, dass man sagen kann, ich will später essen?"

F: „Ja, das macht etwas aus, zum Beispiel in Leb unten, um halb elf Uhr essen, das ist einfach zu früh. Hier kann ich sagen, um halb zwölf ist es gerade recht, dann kommt das Essen um diese Zeit."

I: „Dass man selber bestimmen kann?"

F: „Ja"

I: „Das macht einen dann wieder gesünder?"

F: „Das macht etwas aus, das tragt etwas bei, nicht" (F2:5).

Der folgende Ausschnitt einer sechzigjährigen Frau, die von ihrem Umgang erzählt mit den versuchten Hilfeleistungen der Umgebung, zeigt ein hohes Maß an Selbstbestimmung.

F: „Ja, das will ich, das haben sie schon gelernt meine Freunde, damit umzugehen, dass sie mir nicht immer sagen, – soll ich dir helfen – schau, das tu ich –."

I: „Ja"

F: „Das habe ich ihnen schon mitgeteilt, wenn ich Hilfe brauche, dann frage ich euch, und sonst tu ich es mir selber."

I: „Ja"

F: „Am Anfang zum Beispiel, da wollten sie mir immer helfen, das machen, so habe ich ihnen gesagt, da könnt ihr mir nicht helfen, das wissen sie schon, – ich teile euch mit, wenn ich euch brauche – und da sage ich dann klar und deutlich, – diese Hilfe brauche ich jetzt, sonst braucht ihr mir nicht helfen und auch nicht fragen und sagen – ich tu das oder das. So weit bin ich schon, dass ich sage, hilfst du mir bitte, tust du mir bitte das" (F3:14).

I: „Das ist gut, wenn das alle wissen?"

F: „Ja sowieso, das haben wir schon so gemacht, denn das war erschütternd für mich, wenn sie gesagt haben, ja schau, das hilf ich dir. Das ist nervtötend, wenn die Angehörigen oder die Freunde einem immer helfen wollen, das ist anstrengend. Darum habe ich gesagt, – schau, wenn ich Hilfe brauche, dann sag ich es euch, und wenn ich nichts sage, so brauche ich eure Hilfe nicht, dann tu ich es mir selber, ihr müsst halt warten, bis ich es habe, denn ich brauche natürlich länger –" (F3:14).

Den Frauen ihre Selbstbestimmung zuzugestehen, sie darin zu bestärken ist eine Möglichkeit der Unterstützung. Da ältere Frauen im Fordern generell weniger geübt sind, kann es für sie auch Überforderung bedeuten, aber sie genießen diesbezügliche Angebote, nehmen selbstbestimmte Angebote wahr und honorieren sie. Da ältere Frauen mehr als jüngere Frauen bei ihrem Lebensrückblick mit einem fremdbestimmteren Leben konfrontiert sind, werden in dieser Lebensphase viel an Emotionen diesbezüglich frei, viel an Schmerz über Fremdbestimmung kommt an die Oberfläche.

3.3 Körper und Spiritualität

Der fragile Körper als Markstein für den Verlust des Lebens intensiviert spirituelle Fragen, Sinnfragen und verstärkt beziehungsweise verändert manchmal die Religiosität auch bei Personen, die sich abgewendet haben. Es sind Unterschiede zwischen den Generationen festzustellen. Für viele Frauen ist Spiritualität oder Religion eine Unterstützung in dieser Lebensphase. Spirituelle Fragen werden von jüngeren und älteren Frauen gestellt, von einer Religionsgemeinschaft zugehörigen Frauen oder jenen, die sich abgewendet haben, sie sind für alle sehr wichtig. Es geht um Fragen wie: „Was bewegt mich in meinen Tiefen? Was hat mein Leben bewegt? Was hat meinem Leben Farbe gegeben? Warum ich?" Es braucht eine große Offenheit der Seelsorge auf die Unterschiedlichkeit in den Bedürfnissen eingehen zu können, manche Seelsorgerinnen arbeiten auch in der Pflege mit, für sie ist Leib- und Seelsorge eine wichtige Verknüpfung. Immer wieder geht es darum, da zu sein, weniger darum Antworten auf die Fragen zu haben, sondern viel mehr um ein Aushalten, keine Antwort zu haben und trotzdem da zu bleiben. Spirituelle Begleitung schließt die Gäste, die Betreuungspersonen und ganz wesentlich die Angehörigen und nahen Personen mit ein.

B: „Da ist schon der große Bereich der Angehörigen, indem ich die Angehörigen begleite, können sie selber noch einmal mehr dabei sein bei dem Kranken, und auch die Begleitung darüber hinaus. Da haben wir eben das Angehörigenkaffee, wo wir sie alle ein Jahr danach einladen. Das ist sehr beliebt, und am Ostermontag feiern wir einen Gottesdienst in einer Pfarrkirche, da waren cirka 400 Leute da. Es ist auch schön mitzuerleben, wie die Angehörigen weitergehen konnten, sie wieder zu treffen. Ich weiß nicht, ob sie unsere Gästemappe schon gesehen haben, was heißt unsere, inzwischen sind es zehn Gästemappen. Es gibt ein Ritual, für jeden Gast wird ein Blatt gestaltet, mit Foto, einem Spruch und einem Text darauf, und so die Zeit, wo sie da waren. Diese nehmen wir immer wieder mit, das ist immer wieder ganz wichtig, auch für uns. Für die Angehörigen ist es ganz wichtig, dass sie erleben können, unser Tochter, unsere Mama, unser Vater ist noch präsent. Wir MitarbeiterInnen blättern auch immer wieder darin, ein Erinnern, ein da sein lassen" (B14: Tonbandaufnahme).

Die Formen des Verabschiedens sind vielfältig, der individuelle Rahmen prägt die Rituale.

B: „Ich denke da an eine Verabschiedungsfeier, da war, die ist gerne also hinten in der Raucherecke gesessen und hat eine Tasse Espresso getrunken und hat eine Zigarette geraucht. Sie war eine Balletttänzerin. Wie sie verstorben ist, haben sie sich eine Verabschiedungsfeier gewünscht. Ich wusste, dass eine ganze Menge Leute kommen, wo ich nicht weiß, wo sie stehen. Die Frau war nicht so religiös, sie war eine sehr spirituelle Frau, ja, das wohl. Für mich stellte sich die Frage, wie ich diese Leute, die da kommen und eine Verabschiedungsfeier wollen, wie kann ich die erreichen, dass auch Betroffenheit Platz hat. Ich habe eine Tasse Espresso auf den Tisch gestellt, ihre Zigaretten, das Zigarettenpackerl, aus dem sie zum Schluss geraucht hat, hingelegt, und ein Glas Wein, das hat sie gern getrunken, und eine Kerze. Dann habe ich gesagt, – jetzt zünde ich diese

Kerze mit ihrem Feuerzeug an –, und so sind wir Schritt für Schritt weitergegangen, wo sie dann erzählt haben, und wo ich sie dann eingeladen habe, ihr ein Danke zu sagen oder irgend etwas zu sagen, was sie sagen möchten. Zum Schluss habe ich sie eingeladen, wer möchte, das Vaterunser zu beten. Dann haben wir uns zusammengesetzt und ein Glas Wein getrunken und auf sie angestoßen" (B14: Tonbandaufnahme).

Die Angehörigen sind während der Krankheit und danach besonders in Bezug auf Spiritualität zentrale Ansprechpersonen, jene die viele Bedürfnisse haben. Während der Zeit des Begleitens erleichtert spiritueller Beistand ihnen oftmals die Begleitung ihrer Lieben und unterstützt diese, da im Speziellen Frauen aufgrund ihres stark ausgeprägten Rundumblicks, ihres Schauens auf die Nahen, ihres Bedürfnisses nach Fürsorge für die Nahen durch die Begleitung der Angehörigen/nahen Personen leichter ihren Weg finden können, entlastet werden. Die betroffenen Frauen selber finden in ihrer Spiritualität oftmals Unterstützung, das können auch Frauen sein, die offiziell der Religion den Rücken gekehrt haben, das schließt Spiritualität und den Wunsch nach Auseinandersetzung über spirituelle Fragen in keiner Weise aus.

I: „Hast du das Gefühl, dass die Frauen, wenn sie spirituell sind, dass das eine Unterstützung für sie ist?"

B: „Ja, ja, ich glaube, egal welcher Glaube jetzt, aber ich glaube, wenn jemand stark gläubig ist, dann ist das sicher eine große Stütze. Ich glaube, dass die Leute sehr, sehr ruhiger oder gefasster mit der Situation umgehen, nicht immer sofort, aber doch, sie haben irgendeinen Halt, wenn der Glaube stark ist, glaube ich schon. Und noch dazu, wenn das unterstützt wird von einer Religionsgemeinschaft wie bei den Moslems oder den Zeugen Jehovas, dann bekommen sie Rückhalt von dort, das macht sich schon irgendwie bemerkbar" (B5:23).

Unterstützung kann von der Religionsgemeinschaft oder von einer religiösen Umgebung kommen.

I: „Und jetzt Frauen, die spirituell oder religiös sind, hast du das Gefühl, dass das eine Unterstützung für sie ist?"

B: „Ja, absolut, da ist ja dann meistens das familiäre Umfeld, das so ist, da ist eine ganz andere Basis da, mit viel mehr Sicherheit, mit viel mehr Ritualen, unterstützend, das hat eine ganz andere Form, einen anderen Verlauf, das ist nicht zu vergleichen" (B 3:16).

Alte Frauen sind stärker an den Traditionen und an Personen, die ihre Religion ihnen bietet, gebunden und orientiert.

F: „Mein großes Vorbild ist die Mutter Teresa. Ich denke mir immer wieder, wie ein Mensch so etwas überhaupt machen kann" (F1:2/3).

I: „Was beeindruckt Sie an der Mutter Teresa?"

F: „Ihr ungeheurer Glaube, sie und ihr Gebet ist so wichtig, sagt sie ja, dass das so wichtig ist. Da wünsche ich mir oft, dass man ein bisschen so beten könnte vielleicht, aber das ist unmöglich" (F1:2/3).

I: „Für Sie ist der Glaube dann wahrscheinlich auch sehr wichtig?"

F: „Bitte?" (Frau hört schlecht)

I: „Ist ihr Glaube für sie eine große Unterstützung?"

F: „Ja, sehr, er ist, sag ich mal, intensiver geworden durch die Krankheit, war vielleicht sehr nachlässig *(lachen beide)*" (F1:2/3).

Eine 97jährige Frau, bei deren Interview auch das Patenkind anwesend war, wollte ihr Lieblingsgebet im Interview vorgelesen haben.

I: „Darf ich sie fragen, ob sie religiös sind?"

F: „Ja, katholisch."

I: „Und unterstützt sie die Religion auch?"

F: „Unterstützt mich fest, muss ich sagen, man braucht einen Herrgott, den braucht man."

P: „Gib aus der Geldtasche das Ding heraus, denn da hat sie immer so ein kleines Gedicht drinnen vom Herrgott."

F: „Lesen sie einmal, wie schön das ist."

I: „Hilf Maria, es ist Zeit Mutter der Barmherzigkeit, du bist mächtig uns von Nöten zu erretten, denn du kannst das heiße Flehen deiner Kinder nicht verschmähen, zeige, dass du Mutter bist, wo die Not am größten ist, hilf Mutter, es ist Zeit, Mutter der Barmherzigkeit. Ja, das ist schön."

P: „Ja, schön"

F: „Das ist mein Gebet, ich habe es heute der Nachtschwester gezeigt, da hat sie gesagt, das kennt sie, das kommt von Maria Drenz."

I: *„Und das ist dann etwas Unterstützendes?"*

F: „Ja, die Katholik *mhm*" (F2:8/9).

Auch jüngere Frauen fühlen sich unterstützt durch Spiritualität, aber die Formen sind different. Auf die Frage, wie die Bewältigung mit der Auseinandersetzung mit dem Tod zu schaffen ist, antwortet diese vierzigjährige Frau mit ihrem Glauben.

F: „Das weiß ich nicht, ich bin gläubig."

I: *„Das hilft?"*

F: „Mir hilft das das schon, aber nicht gläubig in dem Sinne jeden Tag in die Messe. Ich habe so einen direkten Faden nach oben, wenn ich rufe, er meldet sich immer. Wie er das macht, Hauptsache er macht es" (F4: Tonbandaufnahme).

Auch eine sechzigjährige Frau bringt das sehr ähnlich zum Ausdruck.

I: *„Sind sie ein religiöser Mensch oder ein spiritueller Mensch?"*

F: „Ich bin im Prinzip ein spiritueller Mensch, ich bin ja Religionslehrerin von Beruf, das war der vierte oder fünfte Beruf, ich weiß es nicht mehr, die Kinder habe ich unterrichtet. Das ist auch so eine Sache, dass ich da herausgerissen wurde" (F3:16).

I: *„Und unterstützt sie ihre Spiritualität?"*

F: „Ja, sagen wir meine ganz persönliche, von der Kirche selber, von der Institution erwarte ich mir nicht viel, aber das ist meine persönliche" (F3:12).

Je jünger die Frauen sind, umso mehr fließt von verschiedenen Richtungen in ihre spirituellen Vorstellungen ein.

B: „Was bei jüngeren ist, das merke ich schon sehr stark, je jünger sie sind, umso mehr fließt aus verschiedenen Richtungen etwas herein, vom Buddhismus, so Verschiedenes, was eben Hilfe sein könnte, wo sie ihr Eigenes zusammenzimmern" (B14: Tonbandaufnahme).

Manchmal findet sich bei älteren beziehungsweise alten Frauen eine angstbesetzte religiöse Vorstellung, wo Unterstützung gut tun kann.

B: „Es ist doch oft so, dass ältere Menschen sehr geprägt sind von Angst, einer Haltung, wo auch die Frage nach Schuld und angstbesetztem Glauben da ist. Das kann auch bei jüngeren sein, aber weniger. Ihnen da ein Stück weit die Angst nehmen, das kann man nicht sagen, denn Angst kann man nicht nehmen, aber durch die eigene Erfahrung sagen – ich glaube nicht an so einen Gott, der so kleinkariert denkt – " (B14: Tonbandaufnahme).

Spiritualität bedeutet Auseinandersetzung mit dem Sinn des Lebens.

B: „Bei den älteren Damen ist Spiritualität wirklich noch die Kirche, ein Glaube, den die Kirche mitbringt, den Pfarrer und die Krankensalbung und alles Drumherum, das macht für sie Spiritualität aus. Bei den jungen ist das viel, viel größer, da habe ich schon oft gehört, dass sie sehr philosophisch reden können, und immer philosophischer werden je näher sie dem Tode gehen. Sie schaun dann anders auf die Bergkette, auf die Blumen, finden darin Spiritualität" (B2:19).

Es gibt aber auch jüngere Frauen, die sich eine Kommunionfeier oder auch eine Krankensalbung wünschen, es kommt sehr darauf an, was darunter verstanden wird und welche Gestaltungsformen sein dürfen. Baier (2006:2) weist darauf hin, dass sich die „neuen Spiritualitäten" nicht nur außerhalb der kirchlichen Organisationen, sondern auch inmitten dieser finden.

B: „Wichtig ist, dass man ein wenig, eben dieses miteinander beten, um Kraft für diesen Weg, und ob jung oder alt, erlebe ich immer wieder, das wollen wohl die meisten" (B14: Tonbandaufnahme).

Betreuungspersonen sind mit Sinnfragen konfrontiert, wo nicht immer die Antwort gefragt sein muss, sondern das Zuhören, das Aushalten keine Antwort zu haben.

I: *„Und hast du das Gefühl, es ist etwas Unterstützendes?"*

B: „Auf jeden Fall etwas Beruhigendes, schon allein darüber zu reden. Oder wenn jemand in Gedanken schwelgt, dann möchte ich ihn auch nicht rausbringen, wenn ich sehe, er ist jetzt ganz woanders. Dann spreche ich ihn lieber nicht an, lasse ihm die Zeit. Das unterstützt schon, Ruhe zu finden, Ausgeglichenheit zwischendurch zu finden, eine Verschnaufpause, wenn das jemand so kann. Die Sinnfragen zu beantworten ist auch etwas ganz Schwieriges, womit wir als Pflegende aber immer wieder konfrontiert werden. Diese Fragen – warum ich – warum jetzt – ich bin doch noch so jung – ich wollte noch dies und das – das sind so Sachen, die kann man nicht beantworten, und trotzdem wollen sie Antworten darauf. Aber ich habe oft gemerkt im Laufe der Jahre, dass sie nicht wirklich die Antwort von mir hören wollen, nur, dass ich zuhöre, dass ich es wahrnehme, als etwas, womit sie sich beschäftigen, und die Antwort finden sie selber. Die kommt dann irgendwann, und dann heißt es, – ja, es ist halt, wie es ist, ich nehme es an, das ist mein Weg" (B2:19/20).

Rituale werden sehr oft als Unterstützung empfunden.

B: „Schon, wenn wir eine Kerze anzünden und sagen – bleiben wir einfach still da miteinander – ja, weil dann auch Worte, wenn jemand so krank ist, die werden oft weniger, oft ist es dann so dieses stille Dasein (...) oder Musik, ganz still da sein oder Musik spielen" (B14: Tonbandaufnahme).

Für jüngere Frauen bietet eine Frau als Ansprechperson eine spezielle Möglichkeit des Austausches.

B: „Das hat nicht nur damit zu tun, ein Priester oder eine Frau. Oft ist es so, viele haben so eine Scheu vor einem Priester und tun sich mit einer Frau leichter, glaube ich. Da werden oftmals die Fragen noch einmal ganz anders gestellt. Ich glaube, ich komme manchmal noch mehr an das Leben heran. Ich kann dann wohl die Brücke zu einem Priester sein. Viele haben das Bedürfnis nach einer Krankensalbung, die nur ein Priester spenden kann. Da kann ich erleben die Brücke zu sein zu dem, was vorher passiert ist. Die Krankensalbung kann ich mitgestalten und da gestalte ich auch bewusst mit. (...) Für jüngere Frauen würde ich sagen, dass eine Frau gut ist und für alte Frauen, würde ich sagen, da ist es einfach gut, wenn ein Priester kommt, wie sie es von ihrer Lebensgeschichte her gewohnt sind" (B14: Tonbandaufnahme).

Auch die spirituelle Begleitung ist geprägt von Individualität, es gibt Unterschiede zwischen den Generationen aber es gibt auch Ausnahmen dazu. Zentral ist, dass die spirituelle Begleitung alle mit einschließt und alle ihrer bedürfen, die betroffenen Frauen, die nahen Personen, die Betreuungspersonen. Bezüglich Frauen aus anderen Religionen gibt es Kontakte zu den Religionsgemeinschaften, um die gewünschte Begleitung zu ermöglichen. Individualität erfordert ein großes Maß an Respekt und Achtsamkeit von den Betreuungspersonen.

B: „Und so, diesen, ob das jetzt die älteren Menschen sind oder jüngere Menschen sind, so dieser Respekt oder diese Achtung vor dem, was für sie wichtig und nicht was sein soll oder sein sollte, einfach dieser Respekt und diese Achtung, was für sie wichtig ist, geworden und gewachsen ist" (B14: Tonbandaufnahme).

3.4 Körper und Emotionen

Emotionen sind Strategien der Bewältigung in dieser letzten Lebensphase, gezeigt oder nur verbal vermittelt, spürbar oder nicht spürbar, Hospize sind ein Ort mit vielen Emotionen. Emotionen sind zentral in dieser Lebensphase, sie durchziehen alle Bereiche, von Trauer, Ekel, Wut, Scham, Ärger, Zorn, Ungeduld, Hilflosigkeit, Angst bis hin zu Freude und Zufriedenheit prägen sie diese Zeit. Neben dem Abschiednehmen im Generellen löst ein verändertes Körperbild, der Verlust der Eigenversorgung, die Wahrnehmung eines fremdbestimmten Lebens, der Abschied von Kindern und erlebte Traumata besonders viel an Emotionen aus.

B: „Ja, ich denke mir, dass man Frauen und Emotionen nie trennen darf, und dass eigentlich alles über die Emotionen läuft bei Frauen. Wahrscheinlich haben wir es da leichter, weil wir selber Frauen sind. Eher muss man sich fragen, wie gehe ich mit Männern um, die werden oft gar nicht mit dem zurechtkommen, wie wir sind (lacht). Das ist so mein Rückschluss, die Kommunikation, das ist ganz etwas anderes. Ich glaube, das ist etwas, das man im Kopf haben muss, die Emotionen (B7: Tonbandaufnahme).

Emotionen brauchen spezielle Personen, denen vertraut wird, um gezeigt werden zu können.

B: „Es wird schon offen gezeigt, teilweise halt, also nicht von jedem, na ja, grantig sein ist eines der Gefühle, das immer wieder kommt. Unzufriedenheit, Trauer, Freude genauso, also, ja eigentlich wird schon viel gezeigt, aber nicht vor jedem und nicht bei jedem, und nicht von jeder Frau gleich" (B3:11).

Eine betroffene Frau beschreibt ihre Gefühle zwischen Hoffnung und Hoffnungslosigkeit.

F: „Ja, Gefühle, da kommt alles, von Hoffnung, dass es wieder gut wird bis zum Aufgeben, bis zu – ich mag nicht mehr – ja, das ist, ja im Prinzip, wenn ich, wenn ich mir vorstellen müsste, jetzt ein Jahr so zu leben, dann möchte ich lieber sterben, muss ich ehrlich sagen. Momentan, das ist kein Leben für mich, in dem Sinn, das ist ein Vegetieren, das ist kein Leben. Da ist nur die Hoffnung, dass ich nachhause gehen kann, die Hoffnung, dass sich da etwas ändert, die die hält mich aufrecht. Wenn ich wüsste, ich weiß ja nicht was kommt. Ich habe es ja, ich habe es ja, mein Gott, halt das Bestrahlen und dann ist alles in Ordnung, und dann ist der Krebs weg, aber er war nicht weg, ist eben dreifach wieder gekommen. Ja das sind Gefühle zwischen Aufgeben und am Boden sein und wieder Hoffnung haben, das ist ein Wechselbad" (F3:4/5).

Seltener gibt es zornige Frauen.

I: *„Und so der Bereich Emotionen, was an Gefühlen wird oft gezeigt?"*

B: „Trauer wird oft gezeigt, auch Ärger, ja Ärger, Ungeduld, ja, zornige Frauen gibt es fast nie" (B5:14).

Viele Tränen werden geweint, Wut erleben die Betreuungspersonen kaum.

B: „Tränen, Frauen können häufig einfach weinen, weniger oft Wut. Ich erlebe Frauen seltener, dass sie einmal einen echten Wutausbruch bekommen, das gibt es schon, aber nicht so. Lachen, Humor, und manchmal auch ganz stark dieses Gefühl so leidend, wobei ich denke, zum Teil ist das einfach so ganz klar dabei" (B11: Tonbandaufnahme).

Es gibt in dieser Lebensphase sehr viel, das betrauert werden will, das sich für jede Frau etwas anders präsentiert und gelebt wird. Auf die Frage, worüber die Frauen trauern, antwortet die Betreuerin mit der Vielfalt.

B: „Ich glaube über alles, ja, darüber, dass man die zurücklässt, die man gern hat, dass man denen weh tut, dass man sich trennen muss, dass man kein Leben mehr hat, dass man etwas verpasst hat, dass man sich betrogen fühlt um einen Teil des Lebens, dass man genau jetzt erst angefangen hätte in der Pension oder so. Das ist, glaube ich, wirklich das Hauptgefühl" (B3:11).

Der folgende Interviewausschnitt bringt die Wichtigkeit zum Ausdruck, dass es Ansprechpersonen gibt, die mit den Emotionen umgehen können, was für diese Frau im Hospiz ein großer Unterstützungsfaktor ist.

F: „Wenn es zum Lachen ist, lachen wir, und wenn es zum Weinen ist, weinen wir. Und vor allem, was sehr wichtig ist, so eine Krankheit und das Sterben ist für uns alle Tabu, niemand redet gerne darüber. Da sind aber alle vorbereitet, halt so, das ist kein Thema, worüber man nicht reden kann. Wenn ich Sorgen oder Ängste habe, muss ich sie nicht für mich behalten, ich kann reden darüber, es wird darauf eingegangen" (F4: Tonbandaufnahme).

3.4.1 Verändertes Körperbild und Emotionen

Ein verändertes Körperbild verursacht sehr viel an Emotionen, vor allem Schmerz, Wut, Trauer, Ekel und Scham.

B: „Ja, eben, verändertes Körperbild, wenn es eben stark durch die Krankheit gezeichnet ist, wie es bei den meisten unserer Patientinnen ist oder bei vielen. Da merkt man schon, dass dass eigentlich alle oder viele darunter leiden mehr oder weniger. Ich glaube, das zeigt sich eben durch verschiedenste Aussagen oder wenn man sie beobachtet, wie sie sich im Spiegel betrachten, diese Enttäuschung dann, obwohl es ihnen bewusst ist, aber immer wieder aufs Neue, jeder neue Moment, wo sie sich sehen, ist, glaube ich, ist furchtbar für sie selbst" (B5:4/5).

Neben Wut und Ärger, kann es auch Erstaunen und Leichtigkeit geben.

B: „Dazu fallen mir zwei Sachen ein. Ich erlebe ganz oft viel Wut, viel Wut auf den Körper, viel, ja bis zum Hass, dass der Körper nicht so tut wie der soll, seinen Dienst einfach versagt, das ist das eine. Das andere ist bei alten Frauen, bei einigen, es sind nicht sehr viele, aber bei einigen, dahabe ich ein ganz eigenartiges Erstaunen erlebt über die Veränderungen des Körpers. Da hat sich der Körper auf dramatische Art und Weise verändert, bei einer Frau erinnere ich mich, die hatte einen Lymphstau, der Körper war wirklich so aufgedunsen, und eine andere Frau, die hatte eine riesige Tumorwunde von der Brust ausgehend. Es war eher so ein Erstaunen, was dieser Körper alles aufführt mit einer gewissen Leichtigkeit. Aber es gibt auch diese Wut auf den Körper und auch Ekel, also ganz viel Ekel. Wenn wir dann mit duftenden Ölen oder so ganz besonders sorgfältig pflegen, dann kann es sein, dass Frauen sagen, das lohnt sich nicht" (B6:6/7).

Vor allem wenn es sich um Ausscheidungen handelt, ist die Scham besonders groß.

B: „Was, was schwierig ist, sind Ausscheidungen, das ist einfach mit Scham und mit Ekel verbunden, und das bleibt auch schwierig, oder große Wunden oder eben auch Ausfluss, ja das sind Ausscheidungen" (B5:11).

3.4.2 Verlust der Eigenversorgung und Emotionen

Emotionen spielen auch in Bezug auf den Verlust der Eigenversorgung eine zentrale Rolle. Angst, lieber zu sterben wollen, als fremdversorgend leben zu müssen, sind Anliegen, die die Frauen formulieren.

B: „Ich glaube, das ist überhaupt die Quelle des größten Leidens oder oft auch Verzweiflung, dass man Hilfe annehmen muss, dass man nicht mehr autonom ist. Zum Beispiel die Aussage einer alten Frau – wenn ich nicht mehr alleine aufs Klo gehen kann, dann will ich sterben" (B5:3).

Auf die Frage nach dem größten vermuteten Gefühlsschmerz, den die Betreuungspersonen wahrnehmen, kommen alle in der Arbeit erwähnten Kategorien, auch die fehlende Eigenversorgung.

I: „Was haben sie das Gefühl, was ist der größte oder worüber ist der größte Gefühlsschmerz?

B: „Ja schon, da würde ich wieder sagen, die Abhängigkeit, dass man so abhängig wird von anderen Menschen, dass man anderen zur Last fällt, dass man andere zu sehr bemüht. Ich würde sagen, das ist etwas, das durchgängig belastet, dass man nichts beitragen kann oder so wenig, in der Selbstwahrnehmung" (B5:14).

3.4.3 Fremdbestimmung und Emotionen

Viele ältere Frauen nehmen ein fremdbestimmtes Leben in dieser letzten Lebensphase sehr deutlich wahr und bringen viel an Schmerz über Ungelebtes zum Ausdruck.

B: „Da ist dann oft ganz viel Wut auf die Eltern, die etwas nicht ermöglicht haben, auf die Kriegszeiten, die ihnen viel gestohlen haben, der Mann, der ihnen soviel unmöglich gemacht hat, so viel Trauer um Versäumtes, das ist bei älteren Frauen mehr, bei jüngeren, bei jüngeren weniger" (B6:4).

Es wird dann neben Wut auch Trauer und Frust nach außen getragen.

B: „Bei älteren Frauen ist es, ist es vielleicht oft eher, was ich oft als so traurig erlebe, so ein wenig gelebtes Leben, mit viel Trauer, mit viel

Frust, mit dem falschen Mann, mit viel Arbeit, mit einem Leben, das man eigentlich anders leben hätte wollen" (B1:13).

Ungelebte Wünsche, die sich dann breit machen und dastehen als nicht mehr verwirklichbar, können viel Schmerz in dieser Lebensphase verursachen.

B: „Andererseits ist der Schmerz bei älteren, wenn ich mir das so anschau, so viel ungelebtes Leben noch zu haben, was einfach alles nicht möglich war, und jetzt, wo sie einmal ein bisschen Geld hätten, oft der Mann verstorben ist, einmal ein bisschen Freiheit haben, jetzt, wo ich verreisen könnte oder ein bisschen freier wäre, diese Arbeit wegfällt, jetzt muss ich sterben, das verursacht Schmerz .. dieses Lösen vom Partner, das ist eigenartig, das das empfinde ich nie so, also der Zurückgebliebene schon, aber eigentlich, die die geht, die Frau, die Stärkere, die sagt – ja du wirst schon, und wirst sehen, es passt – sehr oft zumindest" (B4:10).

3.4.4 Abschied von den Kindern und Emotionen

Sorgen, Ängste und Traurigkeit prägen u. a. das Abschied nehmen müssen von den Kindern.

B: „Mm Frauen mit Kindern reden viel über Kinder, also ich habe das Gefühl, da wird viel über Ängste und Sorgen gesprochen, Traurigkeit, die Kinder verlassen zu müssen" (B4:9).

Der Abschied von den Kindern wird manchmal als größter emotionaler Schmerz beschrieben.

I: „Und, was ist dein Eindruck, was den Frauen so den größten Gefühlsschmerz macht?"

B: „Ja, also wenn es Kinder sind, wenn Kinder da sind, der Abschied von den Kindern, sie unversorgt zurücklassen zu müssen, nicht mehr erleben zu dürfen, wie sie aufwachsen und solche Dinge" (B4:9).

3.4.5 Traumata und Emotionen

Schutzmechanismen sind aufgrund der Situation des Verlustes von Körper und Leben verändert, eine erhöhte emotionale Verletzlichkeit ist gegeben, Traumata finden in dieser Lebensphase oftmals ihren Weg ins Bewusstsein. Hier herein kommen auch Gewalterfahrungen, die Frauen erlitten haben von Fremdbestimmung im Sinne einer strukturellen Gewalt bis hin zu körperlicher Gewalt. Es bedarf großer Vorsicht und Sensibilität.

B: „Bei Frauen fällt mir auf, dass irgendwelche traumatischen Erfahrungen im Sterbeprozess auf einmal wieder akut werden, bei Männern auch, aber für mich weniger häufig. Frauen erleben irgendwelche Traumatisierungen einfach noch einmal. Ich habe den Eindruck, wenn der Körper so fragil wird, wenn die ganzen Schutzmechanismen, die sie haben, nicht mehr greifen, dann kommen diese ganz alten Geschichten wieder hoch, aus dem Krieg, Gewalterfahrungen. Und die Frauen haben keine Sprache dafür, also sie sagen dann nicht, – das erinnert mich jetzt an meinen Vater, der mich geschlagen hat. Du merkst nur, wie sie sich auf einmal verspannen, wie der Mund zu ist, wie sie auf einmal nicht mehr mitteilungsfähig sind. Manchmal, wenn man dann nachfragt oder beim Massieren oder bei Körperkontakt kommen dann schon Bilder und Erinnerungen, die sie mitteilen. Ich erinnere mich an eine Frau, die mir erzählt hat, wie sie als ganz kleines Mädchen von ihrem Vater geschlagen worden ist, ohne etwas getan zu haben, und die heute noch immer überlegt, warum sie damals Schläge bekommen hat, das war in etwa im Alter von vier Jahren, und das ist im Sterbeprozess wieder akut geworden, wo die Schutzfilter wegfallen. Ich glaube, dass Männer sehr wohl auch traumatische Erfahrungen gehabt haben, gerade die Kriegsgeneration, sehr viel, aber dass es bei Frauen noch einmal andere Traumatisierungen sind, wo sie die Opfer, die Passiven sind, und jetzt, in dieser Passivität kommt das wieder" (B6:1/2).

I: „Nimmst du Unterschiede wahr zwischen älteren und jüngeren Frauen, jünger bis cirka 55 und älter nach 55?"

B: „Nicht wirklich, oft beschäftigen sich alte Frauen mit Fehlgeburten, die sie hatten, mit unversorgten Kindern im Krieg. Was sie dann in dieser Phase, wo sie unter Anführungszeichen als verwirrt oder desorientiert gelten, da sind ganz häufig Lebensabschnitte aus früheren Zeiten präsent. Ich glaube, dass sich die Zeitgrenzen überhaupt aufheben, es ist egal, wenn ein Schwangerschaftsabbruch für die Frau das Hauptproblem war, dann ist er es auch noch mit 80" (B6:3/4).

Jüngere Frauen haben manchmal eher eine Sprache, Traumata auszudrücken und können so leichter unterstützt werden.

I: „Und gibt es da Unterschiede bei jüngeren und bei älteren?"

B: „Ja, das kenne ich fast nur von älteren Frauen, beziehungsweise, jüngere Frauen erzählen das schnell einmal, Gewalterfahrungen, Vergewaltigungen, jüngere Frauen erzählen das, die haben Worte. Und dadurch, dass sie es mitteilen können, macht das auch etwas mit uns, wir werden dann noch einmal behutsamer, denke ich. Vielleicht auch ein bisschen Solidarität, die dann entsteht. Für mich ist das zunehmend ein Aspekt in der Pflege, wo ich denke, da müssten wir viel mehr hinschaun, viel mehr, um nicht neuerliche Verletzungen zu setzen" (B6:12).

Wichtig können unsichtbare Kleidungsstücke wie Unterwäsche sein, die im Gesamtempfinden ein sichereres Gefühl geben. Hier kommt gesellschaftliche, strukturelle Gewalt zum Ausdruck, ein anderer Umgang mit Körperlichkeit, Intimität, Sexualität und Verletzlichkeit ist gefordert.

B: „Oder Unterhosen, ganz etwas Wichtiges, sind ganz etwas Wichtiges für Frauen, obwohl in der Pflege ist das ja oft unpraktisch, aber ohne Unterhosen, das ist ein unsicheres Gefühl" (B1:10/11).

Es bedarf großer Vorsicht und großem Einfühlungsvermögen, um in der Pflege nicht neuerliche Verletzungen zu setzen beziehungsweise alte zu bestätigen.

B: „Oder einfach die Intimität, wir haben jetzt eine Patientin, die ist sehr eingeschränkt in ihrer Kommunikation, die einfach ganz klar, zumindest mit ihrer Hand das Nachthemd vor den Intimbereich hält, wenn sie merkt, dass wir Intimpflege machen wollen. Was fällt uns ein, da einfach herumzupfuschen, da haben wir eigentlich nichts verloren. Und dann hat sie, sie spricht sehr wenig, aber gestern hat sie ganz klar gesagt – nicht so schnell – und erst als wir bei der Zehe angefangen haben und ganz langsam vorgegangen sind, dann hat es gepasst, aber nicht so schnell" (B1:10/11).

Eine leitende Betreuungsperson hat im Interview darauf hingewiesen, dass sie bei der Einteilung der Betreuungspersonen darauf achten muss, dass in der Nacht nicht zwei männliche Betreuungspersonen Dienst machen, da zu dieser Zeit eine Frau auf der Station war, für die es sehr wichtig war, dass in der Nacht kein Mann das Zimmer betritt. Es ergeben sich aus diesen Situationen also auch organisatorische Fragen.

3.4.6 Endphase des Sterbeprozesses – ein Bruch mit dem Verhaltenskodex des Lebens

Gegen Ende des Lebens, sehr nah beim Sterben kann es zu einem Bruch kommen hinsichtlich Verhaltensweisen, Gewohnheiten, Prioritäten. Es kann sich um Stunden, Tage oder auch Wochen handeln. Manchmal werden Beziehungen zur Gänze abgebrochen, die bis zuletzt zentral waren, es gibt kein Interesse mehr. Die Fremdversorgung wird aufgegeben, die ganze Konzentration wird auf die Eigenversorgung, den eigenen Prozess des Sterbens gerichtet. Das Interesse am Außen verschwindet zusehends.

B: „Für mich beginnt das Sterben, der eigentliche Sterbeprozess mit dem Rückzug, mit dem Interessensverlust am Außen generell. Ich glaube, die Menschen sind dann sehr stark mit sich selbst beschäftigt, was ganz viel Konzentration für sie selber erfordert. Alles, was davor wichtig war, ist jetzt nicht mehr wichtig. Und vielleicht, umso intensiver die Zeit davor war, umso krasser wird der Bruch von den anderen erlebt. – Wieso will sie mich jetzt auf einmal nicht mehr – Ich bin doch jeden Nachmittag von drei bis fünf zum Kaffee da gewesen, und auf einmal sagt sie, es geht nicht mehr. – Es wird schon als Zurückweisung empfunden" (B6:7).

I: „Kannst du sagen, wann in etwa die Frauen so ganz auf Rückzug gehen?"

B: „Tage bis Wochen vor dem Tod, wenn man das retrospektiv sieht, das können zwei Tage sein, aber durchaus auch zwei bis drei Wochen oder vier. Aber es gibt diesen Zeitpunkt, und wenn ich eine Definition finden müsste, wann der Sterbeprozess beginnt, dann wäre es das. Dieser Rückzug, sie hören in der Zeit auf zu essen und zu trinken, es ist einfach nichts mehr wichtig. Sie wirken ganz passiv, auch apathisch, und trotzdem glaube ich, das ist hochaktiv, was da passiert, sie sind einfach ganz ganz mit sich beschäftigt. Ich habe den Eindruck, sie müssen da ganz bei sich selber sein, und unser Job ist es, dass sie nicht gestört werden, durch Schmerzen, durch Atemnot, Übelkeit oder so, dass wir dieses – Bei sich sein – ermöglichen" (B6:8).

Aber es gibt auch Frauen, die diese Phase nicht leben und bis zuletzt in sehr engen Beziehungsformen bleiben.

B: „Da gibt es massive Unterschiede, Frauen, ich habe schon Frauen erlebt, die bis zum Schluss mit dem Baby, in der einen Hand das Baby und auf der anderen Seite den Mann, verstorben sind" (B4:4).

3.4.7 Stille Präsens als Beziehungsmöglichkeit

Für manche Frauen ist stille Präsens eine Unterstützungsmöglichkeit.

B: „Eigentlich so diese stille Präsens, so dieses Daneben sitzen und möglichst nichts sagen, nichts tun, das wäre schon noch unterstützend, aber das halten dann Wenige aus, weil die Beziehung vorher ja anders war. Früher war es gemeinsames Lachen, Reden, gemeinsames Weinen, eher etwas sehr Kommunikatives, und dass sich das dann plötzlich verändert, dass da jetzt anderes gefragt ist, das ist manchmal schwer nachvollziehbar" (B6:7).

Die Person, die in Ruhe präsent ist, kann u. a. die Funktion des Sprachrohrs nach außen übernehmen.

B: „Ja, stille Präsens, das trifft es, glaube ich, das ist dann schwierig sich umzustellen auf ein Dasein, nichts reden, da braucht es dann Ermutigung von uns, dass das auch etwas ist, dass sie das auch so bewerten, dass das etwas ist. Präsens ist auch gefragt, wenn jemand so schwach ist, dass er sich nicht mehr selber melden kann, dass dann ein Mensch da ist, der das stellvertretend macht, wenn es einem schlecht geht, so als Sicherheit" (B5:10).

3.4.8 Abwesenheit als Unterstützungsvariante

B: „Viele Frauen sagen dann, ich will nicht mehr, dass der und der kommt, oder ich will nur mehr, dass meine Mutter und meine Tochter kommen und, also, die wichtigen Menschen sind schon wichtig. Ich habe auch Frauen in Erinnerung, die das so besonders klar formuliert haben, dass sie teilweise ganz alleine sein wollen. Bei einem Ehepaar einmal, die sehr verbunden waren, wo man die Verbundenheit sehr gespürt hat. Da hat die Frau dann einmal zu mir gesagt – wissen sie, eigentlich mag ich gar nicht mehr, dass mein Mann kommt – und der Mann hat das gespürt und hat das dann so als Liebesdienst für seine Frau gemacht, dass er, obwohl er gerne da gewesen wäre. Sie hat, sie hat das nicht mehr gebraucht und hat das auch gespürt und zum Ausdruck gebracht, dass er das gespürt hat" (B5:8).

Es kann ein „Liebesdienst" für die geliebte Frau sein, sich zurückzuziehen oder einen geäußerten diesbezüglichen Wunsch zu akzeptieren und zu respektieren.

B: „Eine ganz frühe Erinnerung an eine Frau, die bei uns war, die schon vor ihrem Tod Abschied genommen hat von ihren Kindern. Die sind dann auch nicht mehr gekommen, sie wollte auch nicht mehr, dass sie zu Besuch kommen, oder sie hat sie weggeschickt, denn sie hatte den Abschied schon genommen" (B5:6).

Eine Betreuerin erzählte von einer Frau, die bei der Geburt ihres Kindes von der Krankheit erfahren hatte und das Baby als Reaktion abgelehnt hat.

B: „Da fällt mir natürlich eine Frau ein, die sich dann von ihren Freundinnen auch verabschiedet hat und gesagt hat, sie will jetzt niemanden mehr sehen. Die haben ihr dann teilweise auf die Mobilbox gesprochen, das hat sie immer abgehört, das durfte man auch nicht löschen, das hat sie immer wieder gehorcht. Sie hat auch gewusst, dass die Freundinnen mit uns in Kontakt sind. Sie hat mit denen auch alles geplant einschließlich dem Begräbnis, was gelesen werden sollte, was am Grabstein stehen sollte, wer was bekommt, bis ins Detail, und dann war es erledigt. Dann wollte sie die Freundinnen nicht mehr sehen. Sie hat dann gesagt, dass es jetzt zu schmerzhaft für sie ist, aber die Freundinnen haben uns eigentlich immer angerufen und waren am Laufenden, wie es ihr geht, sie wollte sie nicht mehr sehen" (B7: Tonbandaufnahme).

Diese Form, die letzte Zeit zu gestalten ist eine, die scheinbar nur im Hospiz möglich ist, zuhause ist diese Form der Abgrenzung kaum umzusetzen.

B: „Ja, da gibt es nur die Möglichkeit des stationären Aufenthalts, so wie ich das sehe, zuhause ist das nicht möglich, das kann man nicht verlangen, das passiert auch nicht von einem Tag auf den anderen. Das passiert dann, dass Frauen dann öfter mal da sind, auch wieder heimgehen, und ab einem gewissen Zeitpunkt, wo sie sich dann sehr verschlechtert haben, wo sie sagen – aus, fertig – und dann sind die Kinder auch schon irgendwie, das sind dann Frauen, die zum Teil dann sehr distanziert sind, es gibt Frauen, die wollten ihre Kinder dann nicht mehr sehen, da wollten die Kinder und sie wollte sie nicht mehr sehen oder nur ganz kurz" (B4:16).

Wenn Frauen ihre letzte Lebensphase so wählen oder verbringen wollen, braucht es von Seiten der Betreuungspersonen viel an Vermittlung zwischen den nahen Personen und den betroffenen Frauen, um Verständnis bei den Angehörigen und nahen Personen zu erreichen und der Frau diese Form des Gehens zu ermöglichen.

B: „Und dann kann, dann kann dieser Zeitpunkt kommen, wo die Patientinnen dann in den Rückzug gehen, eigentlich niemanden mehr sehen wollen, weil alles zuviel ist, und dann stehen fünf Freundinnen auf einen Radldienst verteilt da und wollen auch einfach zu ihr. Das ist dann ganz ganz schwer zu verstehen, dass sich das verändert hat, dass die Nähe zum Schluss dann vielleicht nicht mehr gefragt ist" (B6:6).

Für manche ist die Nähe zum Schluss nicht mehr gewünscht, bei anderen schon, es bedarf der Kommunikation um zu verstehen, lassen zu können, als PartnerIn, Kind, FreundIn, usw. die Unterstützung in der Abwesenheit sehen zu können, einen scheinbaren Bruch in der Biographie zuzulassen und den Weg der Sterbenden zu akzeptieren.

4 Vernetzungsfäden

Im Folgenden möchte ich in Bezug auf die Gemeinsamkeiten, „Körper und Schönheit, Attraktivität und körperliche Integrität", „Körper und Fürsorge", „Körper und Beziehungen – Frauenfreundschaften", „Körper und Emotionen" mögliche Hintergründe und Verbindungen aufzeigen für das spezifische Sein, Denken und Handeln der sich im Sterben befindenden Frauen. Bezüglich „Selbstbestimmung" bin ich im empirischen Teil detailliert darauf eingegangen und habe schon im Kapitel „Körper – welcher Körper" einige Denkvarianten dargestellt, u. a. dass Selbstbestimmung in einer individualisierten Gesellschaft einen sehr hohen Stellenwert genießt. Hinweisen möchte ich hier nur noch auf den Schein von Selbstbestimmung im Interesse der Durchsetzung eines medikalisierten Frauenkörpers. Die Positivsetzung und -bewertung auf Seiten der Betreuung vielleicht auch Erwartung von selbstbestimmten Entscheidungen bezüglich Schmerz oder medizinischer Interventionen von den betroffenen Frauen kann auch mit dem sich entwickelten und veränderten zugewiesenen Medizinkörper des ausgehenden 20. und beginnenden 21. Jahrhunderts in Verbindung gebracht werden (Duden 2004). Gegen Ende des 18. Jahrhundert hatte die detaillierte Beschreibung und fürsorglich disziplinierende Behandlung des Frauenkörpers durch die biologischen Wissenschaften begonnen, wobei das immense Interesse vor allem der generativen Fähigkeit des Frauenkörpers galt (Duden 2004). Die Polarisierung der Geschlechtercharaktere wurde mittels Biologie gesucht und in allen Körperfasern bestätigt. Gegen Ende des 20. Jahrhunderts verlagerte sich das therapeutisch ärztliche Handeln eines als autoritär auftretenden und anerkannten Mediziners hin zur Medizin der Risikoverwaltung mit einer/m ärztlichen Berater/in, die Patientin wurde zur eigenverantwortlichen Managerin, zur selbstbestimmten Kundin, die die Wahl und die Pflicht hat. Mittels Selbstbestimmung wurde ein Medizinsystem durchgesetzt, das ausgerichtet ist auf Risikoverwaltung und Vorsorge (Duden 2004, Beck-Gernsheim 1998), das den Menschen als ein Immunsystem sieht, weniger oder keinen Platz mehr für die Wahrnehmung der Patientinnen lässt. Das Schaffen von Angst und die Verpflichtung zur Vorsorge machten letzte Wahrnehmungsreservoirs zunichte. Die Sinne, die etwas spüren und ausdrücken konnten, wurden abgelöst von der Diagnose, die es vorher weiß, der Körper tut nicht etwas, ihm widerfährt etwas. Eine Fahndung nach Auffälligkeiten von der Schwangerschaft über die Geburt, die Pubertät, zum Knoten in der Brust, dem Älterwerden, der Menopause setzte ein und schaffte Abhängigkeiten.

„Die Medikalisierung der Wechseljahre trägt zur gesellschaftlichen Abwertung alternder Frauen bei, erweckt Angst vor dem Altern und den damit einhergehenden Krankheiten und lässt ein Bedürfnis nach Hormontherapie und Prävention entstehen. Ein leichterer Prozess des Alterns wird Frauen versprochen, die sich der empfohlenen Therapie und Prävention unterziehen" (Richters 2002:24).

Die ÄrztInnen wurden zu BeraterInnen, die empfehlen, anbieten, es bedarf keines Drängens mehr, die Abhängigkeit oder die Verunsicherung der Klientinnen vom technischen Angebot der Visualisierung, das früher spürt und wahrnimmt, ist groß genug.

„Die „Körper", die den Stoff der Selbst-Wahrnehmung zwischen 1970 und 2000 bilden, sind heterogen: der ältere, entitative Körper der klassischen Medizin wurde durch hierarchische Kontrollinstanzen, Über- und Unterordnung, klare Ursache-Folgen-Ketten bestimmt; die Definition dieses Modells des „Körpers" durch die Experten ließ noch einen Spielraum für einen Rest von eigenwilliger Wahrnehmung durch die „Frau im Körper". Hier konnte die Klientin noch in etwa die unterschiedlichen Sphären trennen, die eigenmächtige Selbstdeutung konnte neben dem Expertenspruch prekär existieren. Für das neue Modell gibt es keine identifizierbare Instanz, die als Urheber dieses Körpers ausgemacht werden könnte. Und doch soll der Mensch nichts anderes mehr sein als eine Funktion, die digital wie ein Computer dar- und vorgestellt wird. Die Menschen, die ihre „moods" chemisch stimulieren um sich jeweils optimal einzustellen, handeln buchstäblich in diesem Bild, sie „verbessern" sich selbst wie eine Software" (Duden 2004:510).

Dass jüngere Frauen ÄrztInnen gelassener, selbstbewusster und scheinbar selbstbestimmter gegenübertreten, dass sie Information einfordern und wissen wollen, was sie an Medikamenten nehmen, mitbestimmen und -entscheiden wollen, was auf der Betreuungsseite und wahrscheinlich auch von der nahen Umgebung meist sehr positiv konnotiert wird und mit Verantwortung parallelisiert wird, spiegelt ein Stück weit auch die Verinnerlichung des neuen Medizinsystems.

B: „Ja, also was mir auffällt, dass eine ganz neue Generation an Patientinnen so aufgekommen ist und wächst, die viel mehr Fragen stellen und viel kritischer sind, die den Chefarzt oder überhaupt den Arzt nicht mehr als den Gott in Weiß betrachten und alles annehmen, was ihr gesagt wird und vorgeschlagen wird, sondern sie, ja sie viel mehr hinterfragen. Bei der älteren Generation habe ich gemerkt, dass sie erst mal alles annehmen, da ist mein Eindruck, da ist keine Skepsis dahinter, aber es ist nicht so, dass sie es nicht reflektieren würden. Mein Eindruck ist, dass sie viele Sachen mit sich ausmachen und eine abwartende Haltung haben. Wenn dann etwas Negatives dabei herauskommt, ein negatives Erlebnis oder ein Ergebnis, das anders erwartet wurde, dass sich dann der Frust viel eher einstellt, und dass ich den dann erlebe, zu spüren kriege. Bei jungen Frauen sehe ich den nicht, weil sie schon viel früher sagen können, das stelle ich mir vor so, so soll es sein, das will ich nicht" (B2:1).

Wer sich „selbstbestimmt" für eine Behandlungsmethode oder ein Medikament entschieden hat, hat weniger Möglichkeit auf andere zornig zu sein, es hat den Anschein, Frau hätte sich ja auch anders entscheiden können. Im Hospiz gehen jedoch nicht nur die Uhren anders, auch das Interesse des medizinischen Establishments ist reduziert, umso mehr, je näher es zum Sterben geht, und das eröffnet Freiräume. Ich habe schon auf das Sich-wahrnehmen-dürfen im medizinischen Hospiz-Setting hingewiesen, das Spuren dürfen, wie es mir geht, wie ich mich fühle und dass das auch von der Betreuungsseite und den ÄrztInnen ernst genommen wird. Insofern ist Selbstbestimmung unter Hospizbedingungen in einem etwas veränderten Licht zu sehen, wenn auch ein Hauch des Scheins bestehen bleiben mag. Selbstbestimmung taucht in der Arbeit in verschiedenen Varianten und Perspektiven auf, als für die Frauen zentraler Wunsch, der in der letzten Lebensphase manchmal radikaler als im Leben davor ausgedrückt wird, wo das Eigene hervorgeholt wird, das bis dato manchmal nur in geheimen Wünschen existiert hat oder für später aufgehoben worden war, da andere und anderes im Vordergrund gestanden hatte. Frauen in ihrer Selbstbestimmung zu unterstützen und sei es nur, dass es darum geht, selber zu entscheiden, wann und was sie essen wollen und wann und von wem sie versorgt oder besucht werden wollen, gibt der letzten Lebensphase eine besondere Qualität.

Der Bereich der Spiritualität ist ebenfalls im empirischen Teil sehr ausführlich behandelt, die Besonderheit von spiritueller Begleitung, die alle Beteiligten einschließt oder optimalerweise einschließen kann im Sinne der Unterstützung der betroffenen Frau. Wenn die Angehörigen spirituellen Beistand erhalten, sei es durch angebotene Rituale, zum Beispiel ein stilles gemeinsames Dasein, eine Kommunionsfeier, in der um Kraft gebeten wird für diesen Weg, durch Meditation, durch Gespräche, so sind das einerseits Rituale der Gemeinsamkeit, wo Angehörige und Wahlverwandte, die Betroffene und die Betreuungspersonen in Kontakt treten können auf begleitete Weise auf diesem unsicheren Weg, und andererseits ist es im Sinne der Fürsorgeausrichtung der Frauen für diese eine Erleichterung und Unterstützung. Wenn es ihren nahen Lieben besser geht, wenn sie diese emotional gut versorgt wissen, dann fällt die Konzentration aufs Eigene leichter, der Weg des Sterbens kann im Blick auf das Eigene eher gegangen werden. In Bezug auf die betroffenen Frauen ist Spiritualität eine essenzielle Unterstützungsform, spirituelle Fragen beschäftigen alle, die Frage nach dem Sinn, dem Warum, nach dem Schönen im Leben, dem Danach beschäftigt junge wie alte Frauen, religiöse und sich von der Institution Kirche abgewandte Frauen. Unterschiede zwischen den Generationen lassen sich festmachen hinsichtlich des Ausdrucks, alte Frauen sind stärker mit der Institution Kirche und ihren Ritualen verbunden, schöpfen aus diesen Kraft. Bei älteren Frauen finden sich immer wieder angst- und schuldbesetzte Gottesvorstellungen, hier Entlastung und Unterstützung anzubieten kann die Situation erleichtern. Junge und jüngere Frauen bringen oft eine Mischung aus verschiedenen Religionen oder Kontexten ein (Weiher 2007). Individualität ist auch in Bezug auf die Spiritualität ein zentrales Thema, es braucht Achtung und Respekt vor den je individuellen Vorstellungen und eine große Offenheit von der Betreuungsseite und im Speziellen der Seelsorge, um diese Vielfalt wahrnehmen und zulassen zu können.

B: „Ich erlebe in vielen Zimmern irgendwelche religiösen Zeichen, die die Angehörigen mitbringen, die sie sich wünschen, ohne dass unbedingt im Leben viel an religiösem Ausdruck stattgefunden haben muss. In der Krankheitsphase scheinen sich eigene Erfahrungen noch einmal breit machen zu können, – seit sie krank ist – höre ich dann ... da habe ich den Eindruck, es ist eine tröstliche, eher stärkende, eher stärkende Ebene. (...) Eine Frau zwischen 60 und 70, die hat mir dann, ich habe aus ihrer Tasche etwas herausholen müssen. Ich musste die Tasche aufmachen, ein Etui herausholen, in dem ein Stein war, den sie auf einem bestimmten Weg gefunden hatte. Dann musste ich schaun, was ich in dem Stein sehe. In dem Stein waren die Umrisse eines Gesichtes erkennbar, so wie man eben hinschaut, wie man eine Wolke schaut, das kann man eben schaun.

Ich habe gesagt, was ich sehe, und sie war ganz glücklich. Ich habe dann den Stein in der Hand halten dürfen, dann hat sie das Etui genommen, es war ihre Verbindung zur Mutter Gottes" (B15: Tonbandaufahme).

Eine interessante Beobachtung ist auch, dass für junge und jüngere Frauen eine Frau als Ansprechperson den Kontakt und Austausch erleichtern oder begünstigen kann, für alte Frauen ist ein Priester manchmal die gewünschtere Ansprechperson in spirituellen Fragen.

4.1 Frauen und Fürsorge

Sorge tragen, Fürsorge für andere ist in der letzten Lebensphase für die Frauen wie davor im Leben von zentraler Bedeutung, es prägt in vielen Fällen die letzte Zeit und ist maßgeblich bei Entscheidungen. Die Frauen, die in ihrer letzten Lebensphase selbst auf Versorgung angewiesen sind, können diese oftmals trotz der wenigen Übung im Leben ganz gut annehmen, emotionale noch einmal leichter als körperliche.

B: „Manche lassen sich in der Zeit auch gerne bemuttern oder eben umsorgen, vielleicht auch Frauen, die das ihr Leben lang nie gehabt haben. Die sagen – ich bin da wie in einem Hotel, alle kümmern sich um mich – die das auch als angenehm empfinden, vielleicht das erstemal im Leben überhaupt bekommen. Wir bekommen immer wieder so Meldungen, dass das angenehm ist oder fein ist" (B11: Tonbandaufnahme).

Die Frauen versorgen ihrerseits ihre nahen Personen weiter bis zum Sterben, bereiten sie vor auf die Zeit danach und versprechen in manchen Fällen die Versorgung auch für die Zeit nach dem Tod. Frauen in ihrer letzten Lebensphase versuchen vor allem ihre Kinder und ihre Partner [leider kann ich zu Partnerinnen keine Aussage machen aufgrund des mangelnden Datenmaterials] körperlich wie emotional weiter zu versorgen, so wie sie es oftmals ein Leben lang gemacht haben. Auffallend ist, dass die Sorge sich vor allem um Kinder, um unversorgte Kinder im Speziellen dreht und um Partner. Freundinnen, die sehr oft eine sehr nahe und zentrale Position einnehmen in der letzten Lebensphase, sind seltener die Objekte des Sorgens, sie sind die Unterstützerinnen, weniger assoziiert mit Versorgung eher mit Versorgt-Werden. Der Generationsunterschied besteht im Ausdruck der Versorgung, in den für die jeweilige Generation üblicheren Verhaltensweisen, findet es bei den älteren und alten Frauen mehr Ausdruck über lebenserhaltende Tätigkeiten wie Einkaufen, Kochen, Putzen so bei den jüngeren mehr über die emotionale Versorgung. Besonders schwierig ist es für Frauen mit noch zu versorgenden Kindern, wo es um alle Ebenen der Versorgung geht. Fürsorge und Emotionen sind in diesem Prozess nicht voneinander zu trennen, Emotionen sind ein Bestandteil der Sorge um andere.

B: „Also den Eindruck habe ich schon sehr, dass Frauen einen sehr langen Zeitraum, fast bis zum Sterben Mitsorge tragen für die, die zurückbleiben. Das sind vor allem Familienfrauen, also Frauen, die lange Zeiten in ihrem Leben familiäre Verpflichtungen gehabt und übernommen haben. Sie sorgen sich um den Mann, wie es wohl weitergehen wird, Kinder. Ich habe eine Frau gehabt, die ein behindertes Kind neben dem Mann hatte, eine alte Frau. Es hat sehr viel geregelt werden müssen, damit sie gehen konnte, damit sie sterben konnte. Sie hat wirklich all ihre Kraft, all ihre Ressourcen ausgebeutet, bis der Sohn so versorgt war, dass er sie hat sterben lassen können" (B15: Tonbandaufnahme).

Der Zeitpunkt des Sterbens wird von Verantwortlichkeiten, von der Sorge um andere beeinflusst genauso wie das Sich-einlassen-können auf die eigenen Prozesse. Die Wünsche der anderen kommen oftmals vor den eigenen.

B: „Was mir immer immer wieder auffällt bei Frauen ist dieses Schaun auf die anderen und oft ihre Bedürfnisse zurückhalten, nicht sagen, was sie brauchen. Da erlebe ich Frauen oft, oft so, dass sie zuerst auf alles andere schaun, ob die Angehörigen zufrieden sind und so. Ich denke, das ist grundsätzlich ein Frauenthema, so wie ich es wahrnehme. Diesen Weitblick zu haben, was braucht das Ganze, da erlebe ich Frauen einfach viel vielschichtiger, ohne das zu werten, vielschichtiger im Schaun, im Rundherumschaun, wo Männer so mehr straight sind für mich. Da sind die Enkelkinder wichtig und der Urenkel, und den hat man noch im Kopf (lacht) und so, das erlebe ich eher bei Frauen" (B11: Tonbandaufnahme).

Es kann aber auch ganz banal um Arbeitszusammenhänge gehen, wo die Frauen noch Verantwortung tragen.

B: „Ich denke, dass sie ein sehr, also ein extrem hohes Verantwortungsbewusstsein haben, ganz sicher keine Einstellung, jetzt bin ich im Hospiz, jetzt ist das so und es ist mir egal, was rundherum passiert, weit weg davon. Ich glaube, sie machen sich in ganz extremen Details Sorgen, so – wer ist jetzt, wie läuft das im Büro (bei Frauen, die noch arbeiten), wer macht das, hoffentlich vergisst der das nicht" (B7: Tonbandaufnahme).

Viele Frauen brauchen das Gefühl, dass es ihren Nahen nach ihrem Tod gut gehen wird, dass sie ohne sie zurechtkommen werden.

B: „Wir haben schon auch Patientinnen, die einfach für den Mann noch leben wollen, damit der nicht alleine ist und sich zurecht findet und so Sachen" (B3:15).

Besonders schwierig und zwiespältig präsentiert sich die Situation für Frauen mit noch zu versorgenden Kindern. Verantwortung bedeutet bei vielen Frauen Verantwortung für andere, im Speziellen für ihre Kinder. Ihre Entscheidung, ob weiter therapiert werden soll, ist davon geprägt, es gelingt ihnen nur mit Unterstützung der nahen Umgebung und der ÄrztInnen sich gegen quälende, aussichtslose, lebensverlängernde Maßnahmen zu entscheiden.

B: „Natürlich ist das für eine vierzig-, fünfzigjährige Frau, sag ich jetzt einmal, die Kinder hat, die wird es nicht schaffen oder nur sehr wenige schaffen es von sich aus Stopp zu sagen, keine Therapie mehr, – das hat keinen Sinn mehr, das lasse ich jetzt einfach so, ich gehe den Weg, der es anscheinend ist –. Ich denke mir, diese Kraft zu haben, ich weiß es nicht, wie viele es gibt, die das schaffen. Wenn es da nicht Unterstützung gibt von außen, diese Entscheidung zu treffen, ist es ganz schwer, dann wird immer therapiert und therapiert und probiert und probiert" (B1:4).

Jüngere Frauen geben manchmal die Sexualität frei während ihres Sterbeprozesses und ermutigen den Partner zur Kontaktaufnahme.

B: „Ich habe schon einmal eine junge Frau erlebt, die ihrem Mann Geld gegeben hat und gesagt hat – wenn ich dann einmal gestorben bin, fürs erste Rendezvous, scheu dich nicht, schau, dass du jemanden findest" (B4:9).

Die Fokussierung auf Versorgung, die oftmals im Leben eine zentrale Rolle gespielt hat, setzt sich in der letzten Lebensphase fort, es wird versucht, die nahen Personen auf die Zeit danach vorzubereiten.

B: „Frauen, glaube ich, sind mehr darauf bedacht, dass es nach ihrem Tod für die Hinterbliebenen gut weitergehen kann. Das will ich jetzt den Männern nicht absprechen, die regeln auch ihre Sachen und schaun, dass ein Testament erstellt ist und darüber hinaus jeder versorgt ist. Aber Frauen schauen, glaube ich, mehr auf diese emotionale Ebene, wie gehen die Hinterbliebenen dann mit der Trauer um. Sie bereiten sie gewissermaßen ein Stück vor, normal, also irgendwann wieder normal zu leben" (B2:23/24).

Und das Angebot der Versorgung reicht in manchen Fällen über den Tod hinaus.

B: „Ich kann mich an eine alte Frau erinnern, die sich von ihrer Tochter verabschiedet hat. Da war eine Situation, die Tochter wollte gerade gehen, die Mutter hat schon hart auf das Sterben gewartet. Sie hat dann ihrer Tochter den Ehering an den Finger gesteckt und gesagt – der ist vom Papa, ich schau schon auf dich, von drüben, ich schau schon auf dich" (B15: Tonbandaufnahme).

Frauen sind offensichtlich Expertinnen der Fürsorge. Woher kommt diese Fürsorgekompetenz? Warum ist sie den Frauen ein so großes Anliegen? Warum scheinen sich die Frauen manchmal in ihr zu verlieren, sich selbst zu vergessen, erst in der Sterbephase erinnern sie sich daran, was das Eigene gewesen wäre, verbunden mit großem Schmerz über das Leben, das sie für die anderen gelebt haben, über das Gefühl nur für andere da gewesen zu sein.

„Vor allem Frauen sind bereit, sich zu engagieren, Frauen waren es, die die Hospizbewegung ins Leben gerufen haben. Warum machen sie das? Vielleicht versuchen sie, in einer von Geld, Macht und Männern bestimmten Welt, Areale ausfindig zu machen, in denen Geld, Macht und Männer nicht herrschen. Das Hospiz, so scheint es manchmal, ist eine Zuflucht auch für die Nächstenliebe, die in anderen Bereichen längst unterpflügt worden ist. Das Hospiz wirkt manchmal wie ein Klostergarten, wo hinter schützenden Mauern etwas wachsen kann, was sonst längst ausgerottet ist" (Gronemeyer 2005:215).

Es stellt sich auch für mich die Frage, warum Frauen derart fürsorglich agieren bis zum Sterben, vielleicht hat Reimer Gronemeyer Recht mit den schönen Orten, die eine gewisse Zuflucht bieten, Zufriedenheit geben (Heller 2000) wo eine vorhandene Kompetenz gelebt werden kann, ungeachtet der geringen gesellschaftlichen Anerkennung. Ein weiterer Aspekt korrespondiert mit der gesellschaftlichen Konstruktion von Mütterlichkeit (Chodorow 1986) und Familie (Nussbaum 2002), die das Sorgen auf Seite der Frauen fördern und fordern. Die Fokussierung auf Fürsorge und die Konzentration auf die Versorgung der anderen möchte im Folgenden in zweierlei Hinsicht betrachten, einerseits möchte ich die Qualität einer Fähigkeit zur Fürsorge, zu „Care" (Conradi 2003, Gilligan 1988, Tronto 1996, Sevenhuijsen 1997) im Sinne eines ethischen Lebens aufzeigen, andererseits den Wurzeln für Selbstvergessenheit, den Bereichen, wo die Selbstsorge nicht mehr in Balance ist mit der Sorge um andere, nachgehen.

4.1.1 Fähigkeit zur Fürsorge

Fürsorge – eine große Fähigkeit von vielen Frauen mit Gefahren, wenn das Eigene verloren zu gehen droht. Fürsorge und Emotionen sind untrennbar verbunden, emotionale Zuwendung ist ein Teil der Fürsorge. Es war mir wichtig, die Emotionen als für sich stehend darzustellen, da die Emotionen mehr als nur Fürsorge sind, in der Sorge sind sie integriert und kommen vielfältig zum Ausdruck. Für Conradi (2003:39) steht die Art und Weise wie Kant und andere nachfolgende Philosophen sich die Achtung der Würde des Menschen vorstellen und sie begründen in einem Spannungsverhältnis zur Pflegepraxis. Bei Kant steht die Achtung der Würde eines Menschen im Mittelpunkt, ein Mensch soll nie nur als Mittel gebraucht werden. Das pflichtenethische Verständnis geht von der Autonomie, der Gleichheit und der Gegenseitigkeit aus, sie begründen die Achtung eines Menschen. Menschen treffen autonome Entscheidungen, sie sind sich ähnlich, gleichen sich hinsichtlich ihres Menschseins, ihrer Würde und Verletzlichkeit, es existiert ein Verhältnis von Geben und Nehmen, das ausgewogen ist. An und für sich sind Autonomie, Gleichheit und Gegenseitigkeit drei wunderbare Prinzipien, doch wenn sie allein die Achtung eines Menschen begründen, dann wird es schwierig, wenn wir an Fürsorgesituationen denken, an Pflege, wo es Unterschiede in der Machtstellung, im Geben und Nehmen, in der Art und Weise autonom zu sein, gibt. Es bedarf des Einbezugs von Zuwendung, von Bezogenheit (Conradi 2003), und das bedeutet auch die Integration der Gefühle (Nussbaum 2002) in ein ethisches Verständnis.

> „Ich verstehe *Care* als eine Praxis der Zuwendung, Achtsamkeit und Bezogenheit, die durch die daran Beteiligten gemeinsam gestaltet wird. Gemeint ist ein weiter Bereich, der von Selbstsorge über kleine Gesten der Aufmerksamkeit, Pflegende und versorgende menschliche Interaktionen bis hin zu kollektiven Aktivitäten reicht" (Conradi 2003:32).

„Care" vermittelt eine Ethik, in der sich die alltägliche Praxis widerspiegelt, es geht nicht um Prinzipien, nicht um eine Theorie der Moral, Ethik ist die Theorie zur Praxis „Care". *„Schau wo deine Hände sind. Jetzt"* nennt Joan Tronto (1996:142) ihr erstes Kapitel im Artikel „Politics of Care", entlehnt ist der Satz aus dem Roman „Jazz" von „Tony Morrison". Ich finde die Metapher des Schauens auf die Hände eine treffende, sie legt offen ohne viele Worte. Hände werden zum Leben benutzt, zum Geben und Nehmen, zum Schützen und Verteidigen, zum Bauen und Reparieren, zum Halten und Sorgen. Fürsorge, Bezogenheit, Angewiesensein sind stark verbunden mit den Händen, mit Kümmern. Weder die Philosophie noch die Politik beschäftigten sich ausreichend mit ihren Händen, die Philosophie ist orientiert am Sehen, das Denken und die Analysen der Politik stehen in Distanz zu den Händen. Wer sich nicht darum kümmern muss, wo ihre/seine Hände sind, hat ein besonderes Privileg, in dessen Genuss nicht alle Menschen kommen, manche Hände werden kontrolliert, manches Denken ist näher, anderes ferner den menschlichen Händen. Sevenhuijsen (2005:106) spricht im Rahmen von „Care" von Aufmerksamkeit und erweitert die Aufmerksamkeit der Hände auf die Füsse, die Ohren, die Augen, den Kopf und das Herz. In den Schuhen der/des anderen ihre/seine Situation versuchen nachzuempfinden, ausreichend Beweglichkeit im Standpunkt einnehmen, um Entwicklung zuzulassen, uns bei Bedarf zurückzunehmen, schauen, wahrnehmen, hören und die richtigen Fragen stellen und offen sein für die Antworten im Zuhören. Aufmerksames Denken bedeutet den Einbezug des Kontexts, Selbstbeobachtung, dialogisches und reflexives Denken und im Herzen ist die Liebe, eine „bevorzugende Liebe" (Sevenhuijsen 2005:112), eine erweiterte Form der Eigenliebe, die das Wohl der anderen zum Ziel hat, wo Nähe und Distanz im Ausgleich sind und die Selbstliebe voraussetzt. „Care" findet sich auf der individuellen bis zur politischen Ebene, in der Fürsorge und Erziehung der Kinder, der Betreuung alter Menschen, der staatlichen Fürsorge.

> „Care ist nicht etwas, das wir aus einem Impuls heraus oder aus Routine tun. In diesem Sinne impliziert Care die Bereitschaft, über sich selbst nachzudenken und praktisches Wissen sowie situationsgebundene Erkenntnisse ernst zu nehmen, wenn wir öffentlich über menschliche Bedürfnisse sprechen. Care wird damit als unerlässlicher Teil des Weges gesehen, auf dem politisches Handeln ein Beitrag zur Förderung des Menschen und zur Vermeidung des radikal Bösen sein kann" (Sevenhuijsen 1997:86).

Wir müssen uns fragen, was eine fürsorgliche gerechte Gesellschaft ausmacht? Was an menschlichen Bedürfnissen sollte sie befriedigen (Tronto 1996)? Über die Großzügigkeit des Wohlfahrtsstaates wurde und wird viel diskutiert, argumentiert wird mit ökonomischen, beschäftigungspolitischen und demographischen Gegebenheiten. Der Staat sieht sich dabei als Handelnder mit konsumierenden StaatsbürgerInnen, die sich nur einbringen können, indem sie nach mehr rufen. Gerechtigkeitsfragen werden so zu Verteilungsfragen, und spezielle Problemlagen wie Geschlecht, Alter, Klasse, Ethnie finden kaum Berücksichtigung. Die Bedürfnisse von Betroffenen werden oft nicht erhoben, sie sind nicht Teil der Analyse, sie sind nicht ihr Ausgangspunkt, sondern analysiert, problematisiert, entschieden und gehandelt wird fern der Betroffenenperspektive. Wenn man die Debatten in den Medien um ein alterndes Europa und die Notwendigkeit einer Versorgungslandschaft verfolgt, so kommen die tatsächlichen Bedürfnisse von alten Menschen wenig in den Blick. Es werden neue Pflegezentren geplant, gebaut, ohne sicher zu gehen, ob alte Menschen darin wohnen wollen und wie sie das wollen, ob eine gettoisierte Wohnform am Stadtrand den Bedürfnissen der zukünftig Alten entsprechen wird oder ob es alternative Wohnmöglichkeiten bräuchte (Höpflinger 2004). Selbstorganisierte Wohnprojekte älterer Frauen (Schefzig 2005:210) zeigen den Wunsch nach alternativen Wohnformen.

„Wohnwünsche älterer Menschen unterscheiden sich grundsätzlich nicht von denen jüngerer Menschen. Sie sind ähnlich, und vor allem ähnlich differenziert. Wenn im Alter die Mobilität abnimmt wird es aber zunehmend schwieriger, diese Wohnwünsche umzusetzen. Hier sind komplexe Konzepte erforderlich, die eine hohe Vernetzung von Wohnmöglichkeiten bei hoher Differenziertheit ermöglichen" (Bramberger 2005:63).

Die Diskussionen in den Medien kreisen sehr viel um die Leistbarkeit von Versorgung, um die Schaffung eines legalisierten Bezugsrahmen, in dem Pflegekräfte agieren können, eventuell noch um Ausbildung, aber selten um die Bedürfnisse der alten Frauen und Männer, es fehlen Respekt und Wertschätzung. Ein zweites Beispiel über verfehlte oder fehlende staatliche Regulierung, die korrespondiert mit der Fürsorge auf der Seite der Frauen, ist die Verteilung der Fürsorgearbeit beziehungsweise der unbezahlten Arbeit. Die Partizipation am öffentlichen Leben ist per Gesetz für Frauen wie für Männer im 21. Jahrhundert in derselben Weise möglich, der Staat schafft aber nicht die Gegebenheiten für eine reale

Umsetzung, für die es eine Veränderung bei den Verantwortlichkeiten von unbezahlter Arbeit bräuchte, eine Umverteilung von den Frauen zu den Männern hin zu einem Gleichgewicht (Tronto 1996), (Brückner 2001). Noch immer wird der Wohlfahrtsstaat um das Modell eines männlichen Familienernährers (Esping-Andersen 2007) aufgebaut, ausgegangen wird von freier Betreuungskapazität in der Gesellschaft, konkret in den Familien, was keineswegs mehr der Realität entspricht. Auch was die Pflege von alten Menschen betrifft, kann nicht mehr auf die „Pflegerische Hintergrundarbeit von Frauen" (Heller A. 2000:135) gebaut werden, da diese als selbstverständlich angenommene Ressource nicht mehr zur Verfügung steht. Merdinger (1996) weist darauf hin, dass bei Diskussionen um Sterben und Tod „Gender" oft nicht mitberücksichtigt wird. Sie bringt die extreme Zeitnot, die Sandwichposition und die Überlastung in der fürsorgetragende Frauen sind, ins Gespräch. Untersuchungen in den USA (Merdinger 1996:2) haben gezeigt, dass Frauen und Männer pro Jahr einen Monat mehr arbeiten als noch vor zwanzig Jahren, dass die Arbeitsstunden für Frauen im selben Zeitraum stärker angestiegen sind als die der Männer und hinzu kommt trotz langsam steigender männlicher Hausarbeit, dass die Frauen auch im Privaten nach wie vor den überwiegenden Teil der Arbeit leisten. In einer Sandwichposition befinden sich Frauen, die einerseits Fürsorge tragen für heranwachsende Kinder und für alternde Eltern, eine Tatsache, die im Steigen begriffen ist, da Frauen Familie und Beruf vereinbaren wollen und ihre Kinder erst später bekommen als früher. Frauen sind konfrontiert mit extremer Zeitnot, mit Überarbeitung und Stressphänomenen.

> „The literature that reports on this burden of caring cites little that offers much in the way of support, other than that men will start to do more only because women cannot do more" (Merdinger 1996:7).

Esping-Andersen (2007) plädiert für einen neuen Wohlfahrtsstaat, der die sozialen Tätigkeiten übernimmt, die die Familie nicht mehr leisten kann, er fordert eine Entfamilialisierung des Wohlfahrtsstaates, in einer derart umstrukturierten Familienpolitik liegt für ihn der Schlüssel zur Sozialpolitik, zur Lösung vieler sozialer Problemlagen. Überlegungen, wer Hausarbeit und Kindererziehung leistet, wer die Fürsorge trägt, gehen bislang jedoch noch wenig in politische Theorien ein, sie werden unter Privatsphäre subsumiert, es wird zu wenig darauf geachtet, wessen Hände wo im Einsatz sind. „Starting strong" (Kirchmayr 2007) eine Studie der OECD von 2006 in 20 Ländern konstatiert für Österreich einen Maternalismus, eine Ansicht, die die Kleinkinder vor allem in den Familien versorgt sieht und im Speziellen unter mütterlicher Aufsicht und Pflege. Entsprechend markant ist die Statistik, wenn es um Betreuungsplätze geht. Im Vorschulbereich liegt der Bedarf bei 20–40 %, gegeben sind 11 %, die Gruppenstärke der Kindergärten liegt mit 25–27 Kinder weit über dem europäischen Durchschnitt von 15 Kindern, hinzu kommen Öffnungszeiten, die den Bedürfnissen der Eltern nicht gerecht werden. Volksschulzeiten sind darauf ausgerichtet, dass die Kinder ab Mittag zuhause betreut werden. Dass dem Wert der frühkindlichen Betreuung und Bildung wenig Wert beigemessen wird, zeigt sich an der Bezahlung der KindergartenpädagogInnen, die zu 90 % Frauen sind, die um 20 % weniger verdienen als LehrerInnen, wenig Fortbildungsmöglichkeiten und schlechte Arbeitsbedingungen haben. Österreich ist innerhalb der EU das einzige Land, das keine Universitätsausbildung für Kindergarten-Fachkräfte anbietet. Dass eine maternalistische Einstellung kein entwicklungsförderndes Prinzip darstellt, weder für die Kinder noch für ein gesellschaftliches Gleichgewicht zwischen den Geschlechtern, für eine Aufhebung von Ungerechtigkeiten zeigen u.a. auch die Entwicklungen in den skandinavischen Ländern, die in punkto Kinderbetreuung und -ausbildung am fortschrittlichsten agieren, ausreichend Betreuungsplätze zur Verfügung stellen mit entsprechend qualifizierenden Angeboten und bezüglich Gleichberechtigung Schritte voraus haben. Dass die Finanzierungsfrage die falsche Frage wäre, zeigt der Vergleich im Aufwand des BIP, der mit 3,3 % in Österreich ähnlich hoch liegt wie bei den skandinavischen Ländern.

„Den Wohlfahrtsstaat einer Revision zu unterziehen, ohne der Revolution in den Haushalten Rechnung zu tragen, heißt, eine Politik für das 21. Jahrhundert zu entwickeln, die auf den gesellschaftlichen Grundlagen des 19. beruht" (Tronto 1996:145).

Für Tronto (1996) bietet die Fürsorgeethik ein Korrektiv um bestehende Theorien des Wohlfahrtsstaates zu diskutieren. Die Fürsorgeethik sieht die/den StaatsbürgerIn als Handelnde/n, als im Fürsorgeprozess aktive/n und engagierte/n. Sie schlägt einen Fürsorglichkeitsbegriff vor, der aus vier miteinander in Interaktion stehenden Phasen besteht, die Bedarfserhebung, die Übernahme der Verantwortung für diesen, die praktische Umsetzung und der Einbezug der Rückmeldung der Betroffenen. Das bedeutet Fürsorge als komplexen und vielschichtigen Prozess zu sehen, der von Ambivalenzen gekennzeichnet ist. Jedes Engagement für Fürsorglichkeit setzt Konfliktbewältigung voraus. Auch Betreuende haben eigene Bedürfnisse, das Bedürfnis nach Zuwendung von Betroffenen und die Möglichkeiten der Befriedigung stehen nicht immer in Balance, ein Spannungsverhältnis zwischen politisch Verantwortlichen und in der Praxis Umsetzenden lässt sich festmachen. Es bedarf vielfältiger und kreativer Aushandlungsprozesse. Conradi (2001:232) ergänzt Trontos Überlegungen dahingehend, dass die Praxis „Care" auch lösungsorientiert ist, da sie hilft, moralische Konflikte zu bewältigen und zu lösen, auch für sich selbst, da „Care" die Ausgewogenheit zwischen Selbstsorge und Fürsorge betont. Frauen sind vielfach Expertinnen der Fürsorge, Sevenhuijsen (1997) sieht Fürsorge als öffentliche Verantwortung aber sie betont auch die Wahrnehmung einer weiblichen Ressource, eine gesellschaftliche Praxis, die auf dem ethischen Anspruch einer Verbundenheit im Interesse aller aufbaut. In allen Fürsorgeberufen sind Frauen in der Überzahl vertreten (Breidenbach 2000:24), die Kindererziehung und -betreuung liegt nach wie vor überwiegend in ihren Händen. Es wäre im Interesse aller, im Sinne von Gerechtigkeit und Gleichheit, wenn Fürsorgetätigkeiten zwischen Männern und Frauen aufgeteilt wären, wenn Fürsorge als Beitrag zu einem ethischen Leben wahrgenommen werden würde, Teil des Lebenskonzeptes von allen StaatsbürgerInnen wäre. Von der Fürsorgekompetenz der Frauen ist viel zu lernen, es lohnt sich die Betroffenenperspektive einzuholen und in politische Prozesse aufzunehmen und entsprechend in Handlung umzusetzen. Auf den Sterbeprozess bezogen lässt sich feststellen, dass die Frauen ihre Versorgerinnenrolle oftmals bis zum Sterben beibehalten. Vielen Frauen scheint es im Rückblick damit auch gut zu gehen, sie fühlen sich wohl mit ihren Entscheidungen, haben das Gefühl gegeben und bekommen zu haben.

F: „Ich war im Studium beim ersten Kind und habe schon weiter Prüfungen gemacht, aber ich wollte dieses Muttersein genießen (…). Es wäre für mich nicht das Richtige gewesen, ich würde es jetzt bereuen, wenn ich jahrelang meine Kinder, ja irgendwo bestens untergebracht hätte, um meine Doktorarbeit zu schreiben. Das war mir nicht so wichtig, für mich sind eben der Mensch und die Wärme und die Beziehungen sehr wichtig. Manchmal habe ich auch Angst gehabt, weil es ist zum Beispiel eine Zeit gekommen, wo ich mir gedacht habe, eigentlich unvernünftig, dass ich mein Studium nicht fertig habe. Mir wäre sogar eine Stelle an der Uni angeboten worden vor Jahren. Habe ich gesagt, sicherlich leichtsinnig, weil, wenn etwas passiert im Leben, und das weiß man nie im Leben. Eine Trennung, und ich stehe da mit meiner italienischen Matura, es ist kein gutes kein guter Ausgangspunkt in der heutigen Gesellschaft mit drei Kindern. Eine Zeitlang war ich wirklich, habe ich mir gedacht, ich riskiere groß oder habe ich. Dann bin ich erkrankt, und (lacht) alles, was ich in die Menschen investiert habe, ist plötzlich auf mich zurückgekommen, hundertmal, tausendmal so viel" (F4: Tonbandaufnahme).

Nicht immer sind die Erzählungen so positiv besetzt wie von dieser Frau, schwierig wird es dann, wenn in der Lebensbilanz die Versorgung den vorrangigsten Platz hatte und die Selbstsorge inexistent war, dann taucht im Sterbeprozess viel an Schmerz über das „Leben für die anderen" auf.

B: „Also ich erlebe es schon oft so, dass Frauen einen Großteil ihres Lebens für andere Menschen gelebt haben. Wenn dann solche Fragen kommen, was waren meine Wünsche, was war mein Leben, was waren meine Ziele, was davon habe ich erreicht, was geht noch, was gelingt mir nicht mehr, und und schon auch großer Schmerz und Trauer" (B1:2).

Schmerzhafte Gefühlsäußerungen über zu wenig gelebtes Leben, vor allem bei älteren und alten Frauen, über Wünsche, die aufgehoben wurden für die Zeit nach dem Sorgen, die geplant, aber nie realisiert worden waren, werden öfter von älteren Frauen geäußert. Manche Betreuungspersonen nehmen das Leben für andere als den größten Gefühlsschmerz wahr.

B: „Ich habe den Eindruck, dass es manchen Frauen erst in so einem späten Abschnitt ihres Lebens gelingt damit aufzuhören, anderen gut zu tun, tun zu müssen. – So, jetzt brauch ich das nicht mehr – höre ich immer wieder, immer wieder von Frauen. Gerade vor wenigen Wochen von einer Frau, 50 Jahre alt – wenn ich noch einmal leben könnte, würde ich nicht mehr nur für andere da sein, ich würde mehr auf mich schaun" (B15: Tonbandaufnahme).

4.1.2 Balance zwischen Selbstsorge und Fürsorge

Es stellt sich die Frage, wodurch eine Imbalance zwischen Selbstsorge und Sorge befördert wird? Nancy Chodorow (1987) zeigt wie Mütterlichkeit, begünstigt durch die Entwicklung einer kapitalistischen Gesellschaft sich immer wieder selbst hervorbringt, von Generation zu Generation weitergegeben wird, ausgelöst von sozialen, strukturellen Gesellschaftsmerkmalen und reproduziert durch psychologische Prozesse. In vorindustriellen Zeiten war der Haushalt die wichtigste produktive Einheit für die Gesellschaft, und das Aufziehen der Kinder war nur ein Teil von vielen produktiven Tätigkeiten, die die Frauen zu erledigen hatten. Durch die Entwicklung des Kapitalismus wurde die häusliche Sphäre zum Privatraum, zur „persönlichen Beziehungs-Institution" (Chodorow 1987:12), für die in erster Linie Frauen als Zuständige galten und gelten, die außerhäusliche Produktion wurde zum zentralen gesellschaftlichen Ort, zur Arbeit, per se vor allem für Männer. Der Privatbereich wurde zum Fürsorgeraum und der öffentliche zum Ort der Gerechtigkeit (Trenkwalder-Egger 2003).

> „Freiheit, Gleichheit und Brüderlichkeit sind die für den öffentlichen Raum richtungsweisenden Parolen. Das Gemeinschaftsleben im Privatbereich strukturiert sich dagegen durch Bindung, Differenz und Fürsorge" (Trenkwalder–Egger 2003:131).

Die Rolle der Frauen änderte sich, sie waren in einem immer stärker isolierten privaten Familienraum für die Erziehung und Fürsorge der Kinder zuständig und für die Fürsorge des Mannes. Die Großfamilie mit weiblichen und männlichen Bediensteten wurde mehr und mehr zur Kernfamilie, die Bezugspersonen für die Kinder wurden vor allem Frauen. An dieser Entwicklung des „Mutterns" änderte auch die Tatsache wenig, dass Frauen zunehmend am außerhäuslichen Arbeitsmarkt Anteil nahmen, das Wahlrecht bekamen, gesetzlich die Gleichstellung erreichten, da sie im privaten Raum Familie nach wie vor zu einem überwiegenden Prozentsatz die Verantwortung für Haushalt und Kinder tragen.

> „Die emotionale und psychologische Rolle der Frau in der Familie gewann, je bedeutsamer sie in ökonomischer und biologischer Hinsicht wurde, immer mehr an Bedeutung. Nun springt die Mütterlichkeit ins Auge, da sie nicht mehr wie früher in eine Reihe anderer Aktivitäten eingebettet ist. Sie besticht durch ihre gefühlsmäßige Intensität und Bedeutung ebenso wie durch den zentralen Stellenwert im Leben von Frauen, das nun hauptsächlich durch sie bestimmt wird" (Chodorow 1987:13).

Chodorow lenkt ihren Blick in ihrer Analyse der Reproduktion der Mütterlichkeit vor allem auf die frühesten Interaktionen in der Kindheit und zeigt die Strukturen, die vermittelt werden und in der Geschlechterdifferenz gründen. Die Interaktionen fördern bei den Mädchen eine mütterlich ausgerichtete Persönlichkeit, das Schätzen von engen Beziehungen, Zuwendung und Fürsorge werden zu wesentlichen Bestandteilen ihres Lebens als erwachsene Frauen. Bei den Buben fördern die Interaktionen ihre Unabhängigkeit, diese nimmt einen hohen Stellenwert ein, wird mit Reife gleichgesetzt und Bedürftigkeit und Abhängigkeit werden tendenziell geleugnet. In einer Gleichverteilung der Aufgaben zwischen den Eltern sieht Chodorow Möglichkeiten der Veränderung.

„Kinder könnten von Anfang an von Menschen beiderlei Geschlechts abhängig sein und ein individuelles Gefühl des Selbst in Beziehung zu beiden aufbauen. Auf diese Weise würde Männlichkeit nicht an die Verleugnung der Abhängigkeit und an die Abwertung der Frauen geknüpft werden. Die weibliche Persönlichkeit wäre weniger mit Problemen der Individuation beschäftigt, und Kinder würden keine Angst vor *mütterlicher* Allmacht und keine Erwartungen einzigartiger Fähigkeiten zur Selbstaufgabe an *Frauen*richten. Männer müssten dann weniger um ihre Männlichkeit und die Kontrolle der sozialen und kulturellen Sphäre besorgt sein, durch die Frauen als sekundär und machtlos definiert und behandelt werden" (Chodorow 1987:280).

Ihrer Argumentation folgend bräuchte es einerseits eine Veränderung in der Erziehung, dahingehend, dass Männer Bindungen mehr wertschätzen können und Frauen eher zu ihrer Autonomie finden und stehen können. Erziehung und Fürsorge müssten gleich verteilt, und Fürsorge und Bezogenheit sollten als ethisches Lebensprinzip einen ebenso hohen Stellenwert genießen wie Autonomie und Selbstbezogenheit. Eine weitere notwendige Veränderung liegt in der unterschiedlichen Verteilung von Macht, Status, Geld zwischen den Geschlechtern, die Gräben an Differenzen geschaffen haben. Es bedarf gesellschaftlicher Veränderungen, damit niemand in unwürdige Abhängigkeit (Hochschild 1990), (Nussbaum 1999) gebracht wird, dass soziale Autonomie und Gestaltungsmacht gleich verteilt sind.

4.1.3 Fürsorge im Sterbeprozess der Frauen

Ich komme zurück zum Sterbeprozess von Frauen, eine große oder die größte Hilfe für Frauen, die sich Sorgen um ihre unversorgten Kinder, ihre Partner machen, ist, einerseits sie darin zu unterstützen, diese Belange so zu regeln, dass sie ein sicheres und gutes Gefühl zur Versorgungssituation entwickeln können, andererseits sie in ihrer Selbstsorge zu fördern. Für manche Frauen ist Ansprechen das Richtige, andere ersuchen um die Unterstützung der Betreuenden, um Abgrenzungsprobleme gegenüber ihren nahen Personen in den Griff zu bekommen. Manchmal, ganz zum Ende, kann es auch zum Abbruch des Kontakts mit den Nahen kommen.

Andere Frauen ersuchen die Entscheidung zum Beispiel über lebensverlängernde Maßnahmen abgeben zu dürfen an die ÄrztInnen. Für die Betreuungspersonen ergeben sich aus diesen Bedürfnissen immer wieder ambivalente Betreuungssituationen zwischen Unterstützen, Abnehmen und sich abgrenzen.

B: „Wenn es zuviel ist, dann kommen wir einfach nach fünf Minuten in das Zimmer und erklären das, oder wir hängen ein Schild auf, dass sich die Besucher vorher melden, oder wenn ich merke, dass da Schwierigkeiten sind. Ein Stück weit müssen sie es selber lösen, denke ich, das geht nicht anders, aber wenn ich merke, das ist von der Schwäche her, dann kann so etwas unterstützend wirken, und das wird ganz gern angenommen, so ein bisschen eine Hilfe. Manche checken das für sich alleine bis ganz zum Schluss, aber manche brauchen ganz klar eine Hilfe" (B11: Tonbandaufnahme).

Hier eine gute Balance zu finden ist schwierig, bedarf des Austausches und der Reflexion im Team, ethische Entscheidungen brauchen viel an Kommunikation. Die Versorgungsausrichtung der Frauen bedeutet in allen Fällen, dass der Einbezug der nahen Personen immanent wichtig ist, die Auseinandersetzung, die Überlegungen, die Planungen zur Versorgungssituation der nahen Personen wie auch die Einschätzung der Fähigkeit zur Selbstsorge bei der betroffenen Frau und diesbezügliche Stärkungsangebote.

Die betroffene Frau zu hören, zu sehen, wahrzunehmen in Interaktion mit ihren nahen Personen bedeutet, die sich im Sterbeprozess befindende Frau zu unterstützen. Unterstützung für die betroffene Frau kann sich unterschiedlich zeigen, zum Beispiel mit ihr für ihre Lieben etwas zu backen.

B: „Ich kann mich ganz konkret an eine Frau erinnern, die dann am Vortag des Geburtstages ihrer Tochter gesagt hat – bei uns war es immer Tradition, da hat es einen ganz bestimmten Marmorkuchen, so einen Ölmarmorkuchen gegeben, heuer wird es ihn eben nicht geben. Dann habe ich gesagt – ja, warum nicht – ja, das geht nicht. Und dann haben wir eben diesen Kuchen gemacht, und sie hat zuerst gar nichts machen können, sie hat das Ganze mit Argusaugen überwacht, dass ich das ja richtig mache. Im Endeffekt war sie dann, ist es so gut gegangen, dass sie mit der Rührschüssel am Schoß im Rollstuhl gesessen ist und gemixt hat" (B7: Tonbandaufnahme).

Ein mit Unterstützung selbstgebackener Kuchen, ein unvergesslicher Marmorkuchen von der schwerkranken Mutter für die Tochter, über den sich Mutter und Tochter freuen konnten, aber auch alle, die an diesem Erleben teilhaben durften.

4.2 Die Bindung an unvergängliche Schönheit

Im Folgenden möchte ich auf die Verbindung von „Frauen – Schönheit/Attraktivität/körperliche Integrität" näher eingehen. Was bringt die Frauen, ihre nahen Personen, das soziale Umfeld dazu, körperliche Schönheit, Attraktivität, körperliche Integrität so hoch zu bewerten, viele Tränen über diesen Verlust zu weinen, Beziehungen lieber zu beenden als so „hässlich" oder „unansehnlich" wahrgenommen zu werden. Was sind die gesellschaftlichen Konstrukte dazu, wem dienen sie? Welche kulturellen und symbolischen Zuschreibungen wurden wann und wie gefasst, eingeschrieben in den Körper, präsentier(t)en sich über den Körper, in dem untersuchten Fall über den Frauenkörper? Wie wurde was, wann konstruiert? Es geht darum, Punkte, Orte, Momente, Handlungen, Entwicklungen der Konstruktion ausfindig und sichtbar zu machen, wie Gesellschaft und individueller Frauenkörper miteinander verbunden sind in den Fantasien und kulturellen Zuschreibungen.

4.2.1 Die Verknüpfung von Frauen, Körper, Natur, Sterblichkeit, Schönheit, Sexualität

Die Verbindung von Frauen mit Körperlichkeit, Emotionalität, Natur, Sterblichkeit, Abnormität ... usw. und jene der Männer mit Geist, Vernunft, Kultur, Unendlichkeit, Norm ... usw. hat eine lange Tradition, beginnend in der Antike. Allerdings war in der griechischen Antike biologisches und kulturelles Geschlecht noch getrennt wahrnehmbar, es war noch nicht die Natur der Frauen, emotional zu sein, mehr den Gefühlen als dem Geist zugeneigt (Braun 2005, Nussbaum 1999), erst im Zeitalter der Aufklärung, des naturwissenschaftlichen Aufbruchs, wurden biologisches und kulturelles Geschlecht immer schwerer unterscheidbar, wurden als naturgegeben vermittelt, mit Biologie gleichgesetzt, waren zu einer Ideologie geworden.

„In der Aufklärung wurde erstmals ein weibliches Skelett konstruiert und mit dem männlichen verglichen. In jedem Detail der eigentümlich weiblichen Morphologie und Physiologie erblickten die Forscher nach und nach ein Argument für „des Weibes" Platz in der Natur, in der Ökonomie und in den Institutionen: vom Becken für die Ehe zu den Knien für die Nähmaschine" (Duden 2002:75/76).

Es hatte sich eine symbolische Geschlechterordnung gebildet, die über Jahrhunderte die realen Geschlechterrollen bestimmte und Frauen aus der Wissenschaft, der Politik, vielen Teilen des öffentlichen Lebens ausgeschlossen hatte, da sie qua Natur dazu nicht fähig und berechtigt waren. Christina von Braun (2000:34/35) sieht mögliche Gründe für diese Setzung und Wertung in der Entwicklung der Alphabetschrift, die die Geschlechtergeschichte maßgeblich beeinflusst hat. Ich möchte ihre Gedanken kurz nachzeichnen. Vor Einführung der Alphabetschrift existierte eine Kultur der mündlichen Sprache (Braun 2000), die auf der Vorstellung von zyklischer Zeit beruhte, wo mittels des Sprechens und Erzählens Bekanntes wiederholt wurde und so Vergangenes in die Gegenwart überführt. Das Wissen der Alten war ein wertvolles Gut, das es zu erhalten gab. Wiederkehrendes wurde betont, alles wurde als ewige Wiederholung verstanden. In dieser Kultur der mündlichen Sprache waren die Frauen die Garantinnen für die Erhaltung und Regeneration der Gemeinschaft, sie waren zuständig für den Bereich der Trauer. Sie waren die Trägerinnen von Unsterblichkeit, da sich in ihnen ein gesellschaftliches Hauptwesensmerkmal, die Zyklizität widerspiegelte. Mit der Einführung der Alphabetschrift veränderte sich der Zeitbegriff, das Zeitgefühl, es begann die fortschreitende, lineare Zeit, mit dem Ziel, ständig neues Wissen zu generieren, das Neue wurde zum Wertvollen, die Neu-Gier entstand. Der Geist, das Denken, das gedankliche Kreieren wurde nun zum Träger der Unsterblichkeit. Frauen waren nicht mehr die Garantinnen für die Kontinuität der Gemeinschaft, sie symbolisierten im Zyklushaften, der Wiederholung die Vergänglichkeit, die mit Sexualität und Körperlichkeit gleichgesetzt wurde.

„Das heißt, die Überlagerung von Schriftlichkeit und Mündlichkeit, die sich zunächst als Dichotomie von gesprochener und geschriebener Sprache zeigte, schlug sich in der für das Abendland bezeichnenden Gegenüberstellung von Geist und Körper, Vernunft und Gefühl, Kultur und Natur nieder, und dieser Gegensatz fand in den Rollen, die den Geschlechtern zugewiesen wurden, ihr Spiegelbild: Geist, Vernunft, Kultur wurden als männlich; Gefühl, Natur und Körperlichkeit als weiblich imaginiert. Der männliche Körper wurde zum Symbolträger

> des abstrakten Denkens, der Logik, der Buchstaben, während der weibliche Körper zum Symbolträger der Leiblichkeit, der Sexualität, der Sterblichkeit und damit auch der mündlichen (weil an den Körper gebundenen) Sprache wurde. „Vatersprache" nannten die Gelehrten im Mittelalter die Schriftsprache, während die gesprochene Sprache „Muttersprache" hieß (...). Weil sie an den Körper und damit auch an seine Geschlechtlichkeit gebunden war, wurde die mündliche Tradition mit der Unberechenbarkeit und Unbeherrschbarkeit gleichgesetzt, die der Sexualität wie der Körperlichkeit überhaupt eignen. Und diese Eigenschaften galten als „weiblich" (Braun 2000:20).

Die Überlegungen sind gut nachvollziehbar, offen ist für mich die Frage, warum die Zuschreibungen mit Wertungen verbunden waren oder wurden und so zur Asymmetrie der Geschlechter ihren Beitrag leisteten oder diese fortführten. Seit der griechischen Antike galt der männliche Körper als die Norm, es gab Lehrschriften, die die ideale Proportionierung des menschlichen Körpers festlegte, und dieser Körper war männlich gedacht, während der weibliche Körper in den medizinischen Schriften das Unberechenbare darstellte (Braun 2000). Dass der männliche Körper die Norm darstellt, gilt bis heute. Wenn wir uns zum Beispiel das „Visible Human Project" (Schmitz 2003) ansehen, ein Projekt der National Library of Medicine, das direkten Zugang per Internet zu einem männlichen und einem weiblichen vollständigen dreidimensionalen Körper bietet, die aus unterschiedlichen Perspektiven betrachtet, geöffnet werden können, der Betrachter/die Betrachterin als AkteurIn mit der Computermaus. Während der Visible Human Male, der in den Medien als der „digitale Adam" bezeichnet wird, von dem es ein Datenset von 15 Giga-Bytes gibt, in einer Fülle von Zugängen erforscht werden kann, sind bei der Frau nur die Reproduktionsorgane detailliert verfügbar, obwohl das Datenmaterial der Frau zweimal so groß ist (50 Giga-Bytes) und dementsprechend mehr Zugänge möglich wären.

> „Diese Normierung am Männlichen ist nicht neu. Wir finden sie vielfach in biologischen und medizinischen Lehrbüchern. Die Verzerrung zur männlichen Normierung ist in den digitalen Körperbildern aber umso prägnanter, weil die Daten des weiblichen Körpers erstmals detaillierter vorliegen als die des männlichen. So wird hier sogar entgegen der wissenschaftlichen Befundlage die „alte" Geschlechterhierarchie aufrechterhalten. Der Mann ist die Norm, von der die Frau abweicht (nicht zuletzt deutlich in der Metapher von Eva aus Adams

Rippe), wobei die Abweichungen nur in Bezug auf die Reproduktionsorgane für relevant erachtet werden" (Schmitz 2003:222/223).

Christina Rhode-Dachser (1997) beschäftigt sich mit den Weiblichkeitsbestimmungen der Psychoanalyse und zeigt, wie die psychoanalytischen Theorien über Weiblichkeit Ausdruck der kollektiven Fantasien und Wünsche der jeweiligen Epoche sind. Ein sich absolut gesetztes Männliches, das Mann und Mensch zugleich ist, ist auf einen Gegenpol angewiesen, der das ist, was Mann selber nicht sein will. Dieser wird kreiert im Sinne der Ergänzung, er ist eine männliche Kopfgeburt und hallt als gefährliches Echo zurück, wenn nach dem Wesen der Frau gefragt wird.

> „Das „Weibliche" bekommt für das Männliche damit eine Art *Containerfunktion*, deren Erhaltung für die Stabilität dieses Geschlechterarrangements von zentraler Bedeutung ist (...) *Die Weiblichkeitskonstruktionen im Patriarchat* bringen das kollektive Abgewehrte, dem weiblichen Container Zugewiesene in eine kulturell akzeptable Form, um es gleichzeitig in eine festgefügte Schablone zu pressen. Das als weiblich Definierte wird auf diese Weise *stillgelegt*, immobilisiert, konserviert, die Stabilität des ‚Containers' gesichert. Die Imaginationen des Weiblichen überlagern so die Anschauung der *realen, lebendigen (anderen) Frau*" (Rhode-Dachser 1997:140).

Die Kriterien, nach denen Frauen beurteilt werden, sind nicht ihre eigenen, sie sind gesetzt von außen, was sie auch als Grund dafür annimmt, dass es einerseits zur mystifizierenden Überschätzung und andererseits zu Missverständnissen und Unterschätzung kommt. Die Umkehrbarkeit, dass das Männliche nun von den Frauen bestimmt ist, entfällt aufgrund dessen, dass es sich um eine Geschlechterasymmetrie und nicht um eine Symmetrie handelt. Die Frage nach dem wahren Wesen des Weiblichen, des „Rätsels Weib" (Rhode-Dachser 1979), an dem Freud nach eigener Aussage gescheitert ist, würde eine Rücknahme der projizierten männlichen Anteile in die männliche Selbstdefinition bedeuten.

> „Das patriarchalische Subjekt würde in dem erfolgreich erschlossenen „Container" also den abgewehrten, „dunklen" Seiten seines eigenen Selbst begegnen und damit auch der Vorstellung des *eigenen* Todes; die Lösung des „Rätsels Weib" bedeutete so in letzter Konsequenz die Begegnung mit diesem Tod und die Unterwerfung unter das im Tod verkörperte Naturgesetz" (Rhode-Dachser 1997:354).

Mystifizierung und Abwertung erklärt Christina von Braun (2000) durch das Zusammenspiel von Individualkörper und Gemeinschaftskörper, was die Definition per Ergänzungsbestimmung des Weiblichen allerdings nicht ausschließt. Parallel zum Individualkörper existiert ein Gemeinschaftskörper, ein Versuch, der allen Gesellschaften eigen ist, durch die Analogie zum individuellen Körper der jeweiligen Gemeinschaft Halt, Sicherheit, Stabilität, Geschlossenheit zu geben. Die einzelnen Körper der Gemeinschaft werden symbolisch verbunden, zum Beispiel durch die Sprache, die sie wie ein Saft durchfließt, dasselbe Blut, das sie eint oder die medialen Verbindungen, das mediale Netz, das sie bezeichnet (Braun 1999). Wenn wir nun individuellen Körper und Gesellschaftskörper parallel denken, zeigt sich ein widersprüchliches Bild Frauen und Frauenkörper betreffend. Wurde die Frau auf der individuellen Ebene zur „Anderen" mit allen schon genannten Zuschreibungen, so wurde sie im Symbolischen auf der Ebene des Gemeinschaftskörpers als identisch mit diesem gedacht. Erklärbar sind die Zuschreibungen dadurch, dass der weibliche Körper als Symbolträger der Leiblichkeit und als mütterlich umschließend gedacht wird und dass sich die gemeinsame Herkunft, die durch die Bilder des Blutes vermittelt wurden, in der mütterlichen Linie leichter belegen ließen (Braun 2000). Bei diesem Gemeinschaftsbild handelte es sich jedoch nicht um den realen Frauenkörper, sondern um eine überirdische Weiblichkeit, wie sie in Gestalt der christlichen Mutter Gottes erscheint, eine „unbefleckte Mutter". Dieses Weiblichkeitsbild wirkt aber wiederum zurück auf die Rolle des Körpers in der weltlichen Gemeinschaft. In Kriegszeiten wird auf grausame Weise deutlich, wie versucht wird, dem Gemeinschaftskörper des Feindes, der weiblich imaginiert ist, zu schaden. Durch Massenvergewaltigungen, soll die Einheitlichkeit der Gesellschaft, repräsentiert über den weiblichen Körper, zerstört werden (Braun 2000). Aber auch im Individualkörper der Frauen spiegelt sich diese Gedoppeltheit (Bronfen 1996:23), einerseits produziert die westliche Kultur den intakten mütterlichen Körper, der Ganzheit und Stabilität garantiert, vermittelt u.a. über die Brust. Das Nährende und Fürsorgende zum einen, der weibliche Körper, der in dieser Funktion für Einheit und Zeitlosigkeit steht und andererseits die Bilder des sexuellen, weiblichen Körpers, die weiblichen Genitalien, die für Mangel, Kastration, Spaltung, Tod ... stehen.

4.2.2 Auswirkungen der Weiblichkeitsbilder im und am Körper

Diese Weiblichkeitsbilder wirken zurück auf die Frauen und präsentieren sich über den jeweiligen Körper und das individuelle Leben der Frauen in ihrer Widersprüchlichkeit und damit auch Destabilisierung. Sie finden ihren extremen oder sichtbaren Ausdruck zum Beispiel in den drei großen Frauenkrankheiten, auch in den zahllosen Schönheitsoperationen des 20. und 21. Jahrhunderts, im Schönheitskult, im Jugend- und Schönheitswahn. Sie spiegeln sich im Leben der Frauen, in den Zuschreibungen und Wertigkeiten zu Pubertät und Menstruation (Waldeck 1995), zur Menopause.

> „Bei den „behandlungsbedürftigen Symptomen" der Wechseljahre handelt es sich um eine kulturelle Konstruktion, deren Geschichte in den dreißiger Jahren des letzten Jahrhunderts begann und die seit den siebziger und achtziger Jahren öffentlich diskutiert wird. GynäkologInnen sind aus ihrer Sicht heraus, dass eine „richtige" Frau faltenlos, mit frauengerechter Behaarung versehen, etc. zu sein hat, geneigt, die Hormonbehandlung zu bejahen. Hier spielen auch deutlich Marktinteressen eine Rolle. Kulturelle Sichtweisen auf die Geschlechter fördern Forschungsinteressen. „Naturwissenschaftliche Erkenntnisse" werden Frauen entgegengehalten, um sie auf das „richtige" Frausein einzustimmen: Jung, schön, faltenlos, begehrend und begehrenswert bleibend" (Greifeld 2002:23).

Die Weiblichkeitsbilder zeigen sich auch im Arbeitsleben, in der Minderbewertung von primär von Frauen ausgeführten Arbeiten und der schlechteren Bezahlung, der Individualisierung und Abqualifizierung von Fürsorge, sie finden sich wieder in der letzten Lebensphase von Frauen, wo es der Verlust von körperlicher Integrität, von körperlicher Schönheit ist, der als besonders schmerzhaft erlebt wird, der bewegt und Handlungen prägt bis zum Beziehungsabbruch und über den Tod hinausgeht auf der Seite der betroffenen Frauen, der nahen Lieben und auf der Betreuungsseite.

> B: „Ich glaube, dass ein Teil von der Grundtrauer, der Traurigkeit, die einfach bei all unseren Patientinnen da ist, sicher dieser Verlust von von körperlicher Schönheit, von körperlicher Intaktheit ist, von dem, denke ich mir, wie wirke ich noch auf andere Menschen, wie wirke ich auf meinen Partner, findet der mich noch anziehend, gerade dann, wenn sie dann so sehr anorektisch werden, also massiv abmagern" (B1:11/12).

Schönheit, Attraktivität wird stark mit Weiblichkeit in Verbindung gebracht, es ist das, was viel vom Gefühl des „Frausein" auszumachen scheint. Auf die Frage, was Lebensqualität für die Frauen in der letzten Lebensphase bedeutet, antwortet die Betreuerin.

B: „Frau sein dürfen, also mit allem Drumherum, dieses Frausein können, als Frau wahrgenommen werden, glaube ich, ist ganz wichtig. Von den Kleidern bis zur Schminke bis zu, als Frau wahrgenommen werden. (…) Eben das gehört dazu zum Frausein, auch das, für viele ist es einmal am Tag in die Badewanne eintauchen, das gehört für mich dazu zu dem körperlichen Wohlbefinden" (B4:13).

Manchmal sind es die betroffenen Frauen, die aufgrund ihres Aussehens Beziehungen, auch sehr nahe, lieber vorzeitig beenden, so nicht gesehen werden wollen, Wünsche, die bis in den Tod reichen und darüber hinaus.

B: „Ich hatte eine Schauspielerin, eine alte Frau, die Schauspielerin war, die früher sicherlich sehr, sehr schön gewesen ist. Die konnte und wollte ganz gezielt nicht damit umgehen, wie ihr Körper verfällt. Sie hat sich von niemandem mehr besuchen lassen, selbst von ihrer Tochter nicht, nur ihr Bruder durfte zu ihr. Niemand sollte sehen, wie ihr Körper verfällt. Sie hat sehr darauf geschaut, schöne Kleidung anzuhaben und alles, das war für sie auch. Sie hat das ganz klar ausgesprochen, sie wollte das nicht, der Sarg durfte nicht aufgemacht werden, auch diese Dinge hat sie schon vorher gesagt. Dieser Zustand war für sie eine Belastung, sie wollte nichts, das den Tod hinauszögert. In dem Sinn war sie nicht mehr sie selbst wie sie früher war, sie hatte einen großen Teil verloren" (B10: Tonbandaufnahme).

4.2.3 Die drei großen Frauenkrankheiten

Ich möchte im Folgenden noch eingehen auf die drei großen Frauenkrankheiten, die Hysterie, die Anorexie, die Realitäts- und Wahrnehmungsstörungen und auf die Entwicklung des Schönheitskultes, der sich gegen Ende des 18. Jahrhunderts festmachen lässt (Quinn 2002). In allen zeigen sich kulturelle Zuschreibungen und Konstruktionen der Weiblichkeitsbilder. Als Gemeinsamkeiten der drei Frauenkrankheiten zeigten sich, dass viel Uneinigkeit über die Definition bestand/besteht, dass sie vorrangig nur bei Frauen diagnostiziert wurden/werden, dass sich die Therapie mit großem Enthusiasmus ihnen widmete/widmet, dass die Erfolge jedoch gering waren/sind, und dass sich auch die Mediziner, Psychologen, Soziologen, Historiker und Theologen mit großem Interesse mit ihnen beschäftigt haben und beschäftigen (Braun 1999:65). Der Begriff der Hysterie wurde in der griechischen Antike von Hippokrates geprägt, es ist der älteste Begriff des medizinischen Vokabulars, er leitet sich ab vom griechischen Wort für Gebärmutter: hystera. Die auftretenden Symptome waren sehr zahlreich, von Lähmungserscheinungen, Erstickungsanfällen, dem Verlust der Sprachfähigkeit, Unsicherheit beim Gehen und Stehen usw. Zwei Merkmale sind den unterschiedlichen Symptomen gemeinsam, einmal, dass für die Krankheit keine organische Ursache auszumachen war und dass sie ebenso rasch verschwinden konnte wie sie gekommen war (Braun 1995:101/102). In der Antike stellten sich die Ärzte die Gebärmutter als eigenes umherwanderndes Organ vor, manchmal auch als Tier im Körper der Frau. Es wurde die Ansicht vertreten, dass die Symptome mit einem unbefriedigenden Geschlechtstrieb und einem nicht befriedigenden Muttertrieb zu tun hätten. Da die Frau in der Antike gleichgesetzt war mit Natur und Materie wurden keine anderen Gründe in Betracht gezogen, Geist und Kultur waren männlich (Braun 2000:102). Ein Fremdkörper, ein wildes Tier im Körper kann entfernt werden, soll entfernt werden, es kann auswandern.

> „Die Vorstellung einer Gebärmutter, die als „Fremdkörper" in der Frau haust, offenbart das Wunschbild, dass die Gebärmutter – und mit ihr die Entscheidungsgewalt über die Entstehung neuen Lebens – aus dem Körper der Frau herauszulösen sei (...). Der Entzug der Sprache und der Kultur erscheint nun wieder wie die Voraussetzung dafür, den Körper der Frau einer Fremddefinition zu unterwerfen – das heißt, in ihm, dem Körper schlechthin, ‚das Wort Fleisch' werden zu lassen" (Braun 2000:103).

Auch im christlichen Mittelalter bestand die Ansicht einer Fremdbesetzung, allerdings erhielt sie jetzt den Namen und die Gestalt des Teufels. Mittels einer Austreibung des Teufels war es nun auch möglich, die Gebärmutter aus dem Körper der Frau zu bringen (Braun 2000:104). In der Renaissance war wieder das Bild vom umherwandernden Organ vorherrschend beziehungsweise vom Tier, allerdings wurden erstmals Zusammenhänge geknüpft zwischen den Symptomen und kulturellen und sprachlichen Entwicklungen, womit ein Prozess begann, der die Gebärmutter im Laufe der Jahrhunderte vom Unterleib in den Kopf wandern ließ. Im 19. Jahrhundert entstand die Vorstellung, dass es sich bei der Hysterie um psychische Symptome handle, womit die Hysterie beziehungsweise die Gebärmutter gegen Ende des 19. Jahrhunderts mit Hilfe der Psychoanalyse im Kopf angelangt war, wo sie über Worte und Symbole den Weg aus dem Körper der Frau finden konnte, nun endlich draußen war (Braun 2000). Deutlich wird, dass es um die Aneignung von Weiblichkeit, von weiblicher Zeugungs- und Gebärfähigkeit geht. Im 19. Jahrhundert weitete sich die Hysterie auch auf Männer aus, allerdings nicht als Zuschreibung von Medizinern und Therapeuten, sondern als Selbstzuschreibung von Künstlern und Schriftstellern. Die Symptome waren ähnliche wie bei den Frauen, Migräne, Erstickungsanfälle, Hypochondrie u.a., aber im Gegensatz zu den Frauen wurden die Männer nicht für krank erklärt und in Anstalten gesteckt, sondern die Krankheit war ein Ausdruck ihrer großen schöpferischen Kraft, ihrer Genialität. Sie hatten sich nicht wie die Hysterikerinnen gegen Zuschreibungen zu wehren, die sie als solche bewusst oder unbewusst nicht akzeptierten. Die Hysterikerinnen reagierten auf die Zuweisung von Natur, Sterben, Unberechenbarkeit, Verlogenheit, ihre Gefährlichkeit, mit ihrem Körper, sie verwandelten Worte und Sprache in Körper (Braun 1995). Sie brachten die dichotomen Zuschreibungen von Geistigkeit und Männlichkeit und Weiblichkeit und Leiblichkeit in Unordnung.

„Auf die Herauslösung der Sprache aus dem Körper der Frau – eben das beinhaltete ja die Entstehung einer ‚vollen Schriftkultur' – reagierte sie mit Symptomen, durch die der *Körper sprach.* Die Symptome der Hysterie stellen den Versuch dar, die Sprache – oder den Geist – in den Körper der Frau *zurückzuholen.* Je mehr den Frauen der eigene Name und die Teilnahme an der Kultur entzogen wurden, desto deutlicher ließen die Hysterikerinnen ihren Körper sprechen. Dabei lehnten sie sich gegen die Gleichsetzung von Weiblichkeit und Tod auf; sie zeigten sich als ‚Verschiedene' und verleugneten zugleich die Analogie von Andersartigkeit und Sterblichkeit" (Braun 1995:118/119).

Zu dem Zeitpunkt, wo die Schrift ihre Umsetzung in Materie findet, wo die Visualisierungstechniken an Bedeutung gewinnen, das Bild vor der Schrift kommt, verschwindet die Hysterikerin und macht Platz für die Anorektikerin, die ihren Körper zum Verschwinden bringt, das Bild des Körpers, das aufs Minimalste reduziert wird, einem Körper, von dem es sich zu befreien gilt (Malson/Ussher 1997). Den Anorektikerinnen wird nachgesagt, verlogen zu sein, einen bösen Willen zu haben, die Umwelt zu manipulieren und im Krankheitsbild erscheint auch die Gleichsetzung von Frau und Tod, ein Selbstzerstörungstrieb wird ihr unterstellt (Braun

1995, Braun 1999). Das ist die eine Seite, auf der anderen gibt es eine Tendenz der Befürwortung, in jedem Fall lieber schlank, die Grenzen zwischen schlank und anorektisch verschwimmen, auf keinen Fall dick, weibliches Fett ist unakzeptabel geworden. Die Befürwortung beziehungsweise Positivsetzung kooperiert auch mit wirtschaftlichen Interessen. Brumberg (1988) spricht von fünf Billionen Dollar pro Jahr, die Essstörungen und Diäten für die Industrie einbringen. Die Positivsetzung im Sinne der Weiblichkeitskonstruktionen unterstützt die Bilder der Anderen, der Ergänzung, macht sie sichtbar, gibt immer wieder aufs Neue die Gewissheit, dass das Abnorme auf der weiblichen Seite ist. Die Auflösung des Körpers erweckt die uneinlösbare Verheißung, dass die verdrängten kollektiven Anteile mitaufgelöst werden würden. Eine Schuldige, eine Heilige, die für alle zeugt, die u.a. auch die Sterblichkeit mit sich nehmen und auflösen würde? Steiner-Adair (1992) weist auf Theorien zur Psychodynamik von Objektbeziehungen hin, die Ablösungsprobleme und fehlende Autonomie als Hauptprobleme der Anorexie annehmen. Die einseitige Betonung von Ablösung, Individuation und Autonomie vergisst die Wichtigkeit, die Bindungen und Beziehungen in der Persönlichkeitsentwicklung von jungen Mädchen einnehmen.

„Mädchen mit Eßstörungen nehmen die gefährlichen Spannungen im System der kulturellen Werte in gesteigerter und gleichzeitig wirrer Form wahr. Sie können ihr Wissen nicht in Worte fassen, da die Kultur ihnen die Wirklichkeit ihrer intuitiven Wahrheit verächtlich abspricht – so erzählen sie ihre Geschichte mit dem Körper. Möglicherweise lautet ihre Mitteilung an die Gesellschaft, dass es unendlich schwierig ist, als Frau in einer Kultur aufzuwachsen, die die weibliche ‚Stimme', das heißt Mitteilungen über Beziehungen und Interdependenzen einfach nicht hören will. Diese Mädchen werden erst dann aufhören zu fasten, wenn sie sicher sein können, dass Erwachsenwerden nicht mehr heißt, die Bedeutung von Beziehungen zu leugnen" (Steiner-Adair 1992:250).

Die Anorektikerin bringt die Last der Wunschbilder und Phantasien über Weiblichkeit zum Ausdruck, sie versucht zu entkommen, sie aufzulösen, sie als Lüge zu identifizieren. Es kann nicht gelingen, doch wie die Hysterikerin macht sie grundlegende Muster, die das Denken prägen, sichtbar, machen sich an und durch ihre Krankheit sichtbar.

„Das Abendland kennt nur zwei Mächte, die aus organischer Substanz das Nichts entstehen lassen. Die eine ist das Auge des ‚universellen

Subjekts', das materielle Wirklichkeit in ‚simulierte' oder ‚virtuelle Realitäten' überführt. Die andere ist die Anorexie, die den Frauenkörper in ein ‚virtuelles' Ich verwandelt" (Braun 1995:124).

Die Frau hat keinen Anteil am universellen Subjekt, das omnipotent ist und sich als unsterblich begreift, sich selbst reproduzierend und männlich definiert. Darauf reagiert die Anorektikerin, sie lässt wie auch schon die Hysterikerin den Körper sprechen, jetzt über die Entmaterialisierung. Die dritte große Frauenkrankheit, die ihren Durchbruch in den 90er Jahren fand, sind die Multiplen Persönlichkeitsstörungen. Seit dieser Zeit verdoppelten sich die Publikationen zum Thema ums Dreifache und vervielfachte sich die Zahl der Leidenden und auch die Anzahl der verschiedenen wahrgenommen Persönlichkeiten. MPD ist eine Absage an den Blick der anderen auf das eigene Körper-Ich. Der Körper steht nicht mehr für die Identitätsbildung, es entsteht ein Beobachter, der im Selbst angesiedelt ist, der die Ich-Bildung übernimmt. Den Durchbruch fand die Multiple Persönlichkeitsstörung durch die Zusammenführung mit sexuellem Missbrauch als Krankheitsursache. Christina von Braun (1999) stellt diese Verbindung in Frage, da es sexuellen Missbrauch auch vor der Entwicklung dieses Krankheitsbildes gegeben hat und man sich fragen muss, warum diese Form von Gewalt diesen Ausdruck findet und inwieweit den Patientinnen dieses Krankheitsbild aufgedrückt und suggeriert wird beziehungsweise dass es notwendig ist zu überlegen, ob nicht die Herstellung zwischen dem Krankheitsbild der Multiplen Persönlichkeitsstörung und dem sexuellem Missbrauch eine Form des Missbrauchs, eine Form von Gewaltausübung ist. Wichtig ist hier auch die Tatsache, dass sexueller Missbrauch auch beim Krankheitsbild der Hysterie und der Anorexie eine zentrale und ambivalente Rolle eingenommen hat.

„Insgesamt scheint mir, dass durch die Bindung an ein ‚reales' Trauma ein Realitätsbezug hergestellt werden soll, der sich mit den biologistischen Erklärungsmustern der beiden anderen ‚Frauenkrankheiten' vergleichen lässt, und dass hinter diesen ‚realitäts'-bezogenen Erklärungsmustern das Bedürfnis steht, die *kulturellen* Muster weiblicher Andersheit der Frau in Übereinstimmung zu bringen mit der *biologisch anderen* Beschaffenheit der Frau" (Braun 1999:66).

Durch den Realitätsbezug wird die Krankheit gesellschaftlich und kulturell verankert, sie wird erklärbarer, nachweisbarer. Interessant ist in Bezug zu den Multiplen Persönlichkeitsstörungen der Vergleich mit Cyberspace, eine beliebte Form der Kommunikation, wo Geschlecht, Rasse,

Klasse, Alter unbedeutsam sind, die Überwindung möglich erscheint. Es passiert eine Abkoppelung vom eigenen Körper, der zu vielen verschiedenen werden kann mit vielfältigen Zuschreibungen, die sich wunsch- und wahlweise verändern können von Kommunikation zu Kommunikation mit großem gesellschaftlichen Vergnügen, Akzeptanz und Interesse. Es stellt sich die berechtigte Frage, warum Multiple Persönlichkeitsstörungen als Krankheit und vor allem als Frauenkrankheit ihren gesellschaftlichen Ausdruck finden, wenn dasselbe im Internet die Normalität repräsentiert (Braun 1999)? Erneut trifft die Norm auf ihren konstruierten Gegenpol, die Abnorme, die ihren Ausdruck in den Weiblichkeitsbildern, im weiblichen Körper findet. Die Weiblichkeitsbilder, das Weibliche in der Konstruktion der Abnormen hat einigende Wirkung für das Kollektiv, da es die Abgrenzung ermöglicht.

„Es bedarf also immer der Unreinheit, um die ‚Reinheit' oder die Gemeinschaft zu benennen – und es bedarf immer der weiblichen ‚Krankhaftigkeit', um die Normalität der Gemeinschaft zu kennzeichnen" (Braun 1999:77).

Die drei großen Frauenkrankheiten sprechen für viel Leid, Ausdruck von Spaltung aber auch ein Wehren, ein Aufbegehren, an ihnen zeigen sich Widersprüche und kulturelle Zuschreibungen und Phantasien über die verschiedenen Epochen und der Umgang der Frauen mit diesen. Hysterie, Anorexie und Multiple Persönlichkeitsstörungen sind Varianten der Reaktion, drei große sichtbare, des Widerstands, die Krankheit ist eine Form am äußersten Ende, die Anpassung ist die andere auf der gegenüberliegenden Seite, Anpassung im Sinne des Versuchs der Entsprechung, zum Beispiel im Sinne des Schönheitsimperativs. Ich möchte im Folgenden noch auf die gegenüberliegende Seite, die Entsprechung eingehen, es zeigt sich, wie nah beisammen die scheinbaren Gegensätze liegen.

4.2.4 Schönheit als Pflicht

Regina Ammicht Quinn (2002) zeigt in ihrem Artikel über Körperkult und Körperverachtung, dass im 20. und 21. Jahrhundert der Körper zum Projekt geworden ist, für das sich jede/r eigenverantwortlich zu kümmern hat, um ihr oder sein perfektes Körperdesign. Diese Verpflichtung, sich um ihren/seinen Körper zu kümmern, zu sorgen, vorzusorgen gilt in teilweise unterschiedlicher Weise für die Geschlechter, haben sich die Frauen vorrangig um die Ästhetik zu bemühen so die Männer um die

Funktion. Der Beginn dieser Entwicklung ist an der Schwelle vom 18. zum 19. Jahrhundert festzumachen, wo auch bei männlicher und weiblicher Kleidung begonnen wurde zu unterscheiden nach Funktion und Kostümierung, eine Tendenz, die wir bis heute verfolgen können.

„Die Verlagerung des Brauches, zur Kostümierung Preziosen in allein dekorativer Funktion hinzuzufügen auf das weibliche Geschlecht, Männern dagegen allein noch Orden und Abzeichen zuzugestehen (auch der Ehe- und der Siegelring sind letztlich nichts anderes) bedeutet nur eine Radikalisierung des im 18. Jahrhundert entwickelten Systems. Manschettenknöpfe und Krawattennadeln, Uhrketten und Gürtelschnallen sind in erster Linie Funktionsgegenstände, eine gelegentliche aufwendige und dann durchaus als Schmuckstücke wirkende Gestaltung wird nur wegen ihrer primär praktischen Bestimmung ertragen, zu großer Aufwand gilt dann als unmännlich" (Warncke 1998:173).

Schönheit hat einen Entwicklungsverlauf, nicht immer war sie auf dem Beziehungs-, Heirats-, Arbeitsmarkt und generell im Leben wie im Sterben so essenziell. In ihrer heute dominanten Ausprägung lässt sich Schönheit erst seit dem späten 18. und 19. Jahrhundert wahrnehmen (Quinn 2002), zuerst unter dem Beziehungs- und Heiratsaspekt und sich mittlerweile auch auf den Arbeits- und Warenmarkt ausdehnend. Das bedeutet nicht, dass Schönheit vor der Industrialisierung bedeutungslos gewesen wäre, sie war etwas Ergänzendes zu der Wichtigkeit die Fruchtbarkeit, Arbeitskraft und soziale Stellung einnahmen, nicht etwas, das diese in den Hintergrund treten ließ. Die Trennung von öffentlich und privat spielt eine Rolle bei der Entwicklung des Schönheitskultes, weiters die Ausstattung der bürgerlichen Haushalte mit Spiegeln und die Möglichkeit der Reproduktion von weiblichen Idealbildern. Die Verpflichtung zur Schönheit kann als Steuerungsmöglichkeit gelesen werden, es ging darum, die Frauen zu beschäftigen, die durch ein Mehr an Zeit, durch Bildung und geringerem materiellen Zwang frei gewesen wären für zum Beispiel Berufstätigkeit, Selbstständigkeit, geistige Kinder ... usw.

„Die endlose Sisyphusarbeit von Lebensunterhalt und Haushalt wird ersetzt oder ergänzt durch die ‚endlose Sisyphusarbeit an der eigenen Schönheit', die die Energien gebildeter aber nur unvollständig am öffentlichen Leben teilnehmender Mittelschichtfrauen bindet" (Quinn 2002:70).

Es zeigt, wie sehr Frauen die Widersprüchlichkeit und Verunsicherung, die Zuschreibungen am und im eigenen Körper an- und aufgenommen, verinnerlicht haben und entsprechend agieren. Ein Beispiel wie die symbolische und kulturelle Ordnung ihre Repräsentation im individuellen Körper findet. Der Druck schön, attraktiv zu sein ist im 20. und 21. Jahrhundert auf ein Maß gestiegen, wo Mittel von außen nicht mehr genügen, es geht nicht mehr darum, durch ein Korsett oder ein Mieder den idealen Körpermaßen nahe zu kommen, durch Make up und Schminke Hautungleichheiten zu ebnen, der Körper an sich muss diesen Normen entsprechen, was unmöglich ist, weil sie im Fiktiven, im Überirdischen liegen, Phantasmen sind. Der Body soll nur mehr den an sich perfekten Körper zieren. Die Bilder des idealen, unerreichbaren, übernatürlichen Körpers sind verinnerlicht, sie können durch kein Außen wettgemacht werden, daher müssen die Korrekturen im Körper selbst vorgenommen werden, um dem Ziel nahe zu kommen, immer mit einem Defizit. Das zeigt sich in den Unzufriedenheiten der Frauen mit ihrem Körper und dem, was sie bereit sind dafür zu tun, an den vielen Diäten, den mittlerweile zahlreichen Schönheitsoperationen, die vor allem Frauen machen lassen und Männer durchführen. 2004 führten die Ärzte der Gesellschaft für Ästhetische Chirurgie Deutschland (GÄCD 2005) rund 186.000 Eingriffe durch, die Tendenz ist steigend, bezüglich „Geschlechterverteilung" waren es cirka fünfmal so viele Frauen wie Männer. Für Österreich gibt es keine Statistik, aber es ist anzunehmen, dass die Zahlen denen Deutschlands ähnlich sind.

> „Wie viele Schönheits-Operationen in Österreich zu verzeichnen sind, und wie sich die Entwicklung der letzten Jahre darstellt, darüber gibt es keine genauen Zahlen" (Konsument.at 2007).

Die KundInnen (vorwiegend Frauen) der Schönheitschirurgie lassen ihren Körper einscannen oder digital fotografieren und vermessen, um an diesen Bildern Bereiche der Unzufriedenheit festlegen zu können. Der Körper wird in isolierte Teile zerlegt, in Brust, Beine, Po, Gesicht ... und je nach interpretiertem Mangelbereich kann dieser mit Rotstift eingekreist und öffentlich sichtbar gemacht werden. Es ist ein Prozess, der an die Beichte erinnert, gleich einem Geständnis, eines Fehlers, das Frau bereit ist, wieder gut zu machen, in dem sie sich den normativen Vorgaben heterosexualisierter Schönheitsideale anpasst und entspricht. Die markierten Problemzonen können dann mit dem Chirurgen (großteils männlich) besprochen werden, um entsprechend verändert/korrigiert/geschönt zu werden (Esders 2003). Damit Frauen eine möglichst genaue Vorstellung erhalten von den eventuellen Ergebnissen des operativen Eingriffs bieten Firmen auch Möglichkeiten der Bildbearbeitung an, digitale Testbilder geben einen Eindruck. Der medizinisch-technologische Blick, dem sich Frauen bei diesen Prozeduren unterwerfen ist ein disziplinierender Blick, der den Körper als ungenügend, exzessiv und minderwertig konstruiert. Frauen beurteilen ihren nackten Körper und zerlegen ihn bei der Bewertung in Einzelteile.

„Hier wird deutlich, wie sehr der Blick in den Spiegel ein prüfender, ein überprüfender und be- oder verurteilender Blick ist. (...) Frauen sehen sich selbst als diejenigen, die angesehen werden, und meist ist der dabei imaginierte Blick der männliche Blick. (...) Frauen lassen sich von Männern formen, um einem Bild von Weiblichkeit zu entsprechen, und Männer (Ärzte) formen Frauen nach bestimmten Vorbildern von Weiblichkeit" (Ensel 1996:30/31).

Die Schönheitschirurgie argumentiert, dass es schon immer den Wunsch nach Schönheit und entsprechender Herstellung und Umsetzung auch mittels Körpereingriffe gegeben hat.

„Stimmt das Äußere nicht, versucht man es zu ändern. Das ist keine Erfindung der Schönheitschirurgie, sondern ein Lebensprinzip, das die Menschen schon immer verfolgt haben – sei es durch Kosmetik, Mode oder eben plastische Chirurgie" (Konsument 2003:8).

Dass es hier aber sehr wohl Veränderungen gibt, zeigt Ensel (1996), die vier Stufen bei der Gestaltung des Körpers unterscheidet. Die erste ist jene mittels Kleidung, Frisur, Schmuck, Bemalung usw.. Die zweite Kategorie umfasst Veränderungen der Körperformen durch Aktivität sei es durch Diäten, durch Fitness und Training. Als dritte Kategorie sieht sie die Veränderung mittels Druck von außen wie zum Beispiel die Tradition der Verformung der Füsse bei den Chinesinnen, die Deformierung des Kopfes, das Einschnüren des Körpers mittels Korsetts. Die vierte Form der Körperformung geht unter die Haut, verletzt sie, zum Beispiel durch Beschneidungen, dem Erzeugen künstlicher Narben und Tätowierungen. Sie sieht alle vier Formen zu allen Zeiten und in allen Kulturen, bei beiden Geschlechtern vertreten. Die Unterschiede zwischen den traditionellen Körperformungen und der Schönheitschirurgie sieht sie in der Privatheit der Schönheitschirurgie. Die vorgenommenen Operationen sollen natürlich aussehen, von anderen nicht als solche wahrgenommen werden, es entsteht dadurch eine Individualisierung der Operation. Weitere Unterschiede sind die Versuche Normalität zu erzeugen und die Professionalisierung. In öffentlichen Diskursen werden Schönheitsoperationen als weltweit gängig und üblich dargestellt, im eigenen Land als noch tabuisiert und ein gewisser Befreiungscharakter schwingt mit. Die Schönheitschirurgie ist zu einem neuen medizinischen Bereich geworden, wo Operationen und Eingriffe vorgenommen werden, ohne dass der Körper im biomedizinischen Sinne als krank gilt. Es geht nicht um Heilung von Krankheit, die Integrität des Körpers wird aktiv verletzt, ein gesunder Körper gilt als behandlungsbedürftig, es setzt eine Pathologisierung des ungeformten Körpers (Ensel 1996:25) ein. Frauenkörper sind immer mangelhaft, und dieser Mangel wird immer wieder neu produziert. Eine neuere amerikanische Studie von Brumberg (Quinn 2002:71) zeigt, dass im Alter von 13 Jahren 53 % der Mädchen unzufrieden sind mit ihrem Körper, im Alter von 17 Jahren sind es bereits 78 %. Ein Drittel der erwachsenen Frauen ist mit ihrem Körper unzufrieden, während es bei den Männern nur jeder zehnte ist, der Unzufriedenheit äußert. Brumberg machte 1984 eine Umfrage an 33.000 Frauen am College of Medicine der University of Cincinatti. 75 % der Frauen waren der Ansicht, sie wären zu dick, obwohl medizinisch gesehen nur 25 % übergewichtig waren, selbst von den Frauen, die untergewichtig waren, hielten sich 45 % für zu dick. Dem Großteil der Frauen war ihr Idealgewicht wichtiger als ihre Karriere oder ein erfülltes Liebesleben.

„Weibliches Fett, jahrhundertelang Zeichen der Erotik und weiblicher Sexualität, ist in den westlichen Industrienationen zu einem moralischen Thema geworden. Weibliches Fett wird mit Schmutz assoziiert. Im Kampf um Reinheit, der bislang in der Seele und im Haus stattfand, werden die Schuldgefühle nun auf den Körper verlagert. In gleichem Masse, in dem die Forderung nach genitaler Keuschheit – auch für Frauen – in den letzten beiden Jahrzehnten in den Hintergrund getreten ist, wird diese Forderung in einer regressiven Weise nun vom genitalen auf den oralen Bereich verschoben" (Quinn 2002:71).

Die Konstruktion der Schlankheit begann zeitgleich mit der Zulassung der Frauen zur politischen Beteiligung durch das Wahlrecht, auch hier kann der Versuch eines Nebenschauplatzes, einer versuchten Steuerung vermuteter ungebundener Ressourcen ein Mitgrund sein. Im 20. Jahrhundert wurde Übergewicht bei Frauen etwas Abzuwertendes, im Gegensatz dazu wurde ein dünner Körper und die Bereitschaft, viel Haut zu zeigen zum Symbol von sexueller Freiheit, Selbstvertrauen und Ausdruck von Leichtigkeit und Freude (Brumberg 1988).

„For adolescent women the body is still the most powerful paradigm regardless of social class. Unfortunately, a sizeable number of our young women – poor and privileged alike – regard their body as the best vehicle for making a statement about their identity and personal dreams. This is what unprotected sexual intercourse and prolonged starvation have in common. Taken together, our unenviable preeminence in these two domains suggest the enormous difficulty involved in making the transition to adult womanhood in a society where women are still evaluated primarily in terms of the body rather than the mind" (Brumberg 1988:271).

Seit den 70er Jahren hat sich der Schlankheitsimperativ in zwei verschiedene Richtungen intensiviert. Das eine ist, dass der ideale Frauenkörper noch einmal dünner wurde, und seit der Mitte der 80er kommt die Betonung von körperlicher Fitness und Athletik hinzu, es gilt den Körper zu kontrollieren und zu beherrschen. Jung, gesund, hübsch, schlank, rundlich, durchtrainiert, braun gebrannt, älter, alt, im Sterben ... Frauen können auf diesem Hintergrund eine Menge an Unzufriedenheit, Unglück und Schmerz mit ihrem körperlichen Aussehen entwickeln. Die Betrachtung ausgehend vom Blick der anderen ist der gewohnte, ein Defizitblick, ein Blick, der nie genügt, sein Bestes versucht, um Anerkennung ringt, diese auch in Belohnungen des Lebens durch Besserstellung am Beziehungs- und zum Beispiel Arbeitsmarkt bekommt, aber immer im Minus verharrt. Würde man sich nicht die Mühe machen, die Wurzeln zu suchen, erschienen sie verrückt, die Frauen. Sie bringen ein widersprüchliches Frauen- und Körperbild zum Ausdruck, eines, wo sie die Einheit und Ganzheit der Gesellschaft repräsentieren und gleichzeitig das Andere, das Abnorme, das Unreine ..., es zeigt sich in vielfältigen Formen die Schwierigkeit mit solchen kulturellen Bildern und Zuschreibungen einen Umgang zu finden. Ich komme nun zurück zum Sterbeprozess von Frauen, wo diese Widersprüchlichkeiten und Bilder wieder auftauchen in vielen Spiegelungen.

4.2.5 Schönheit und Attraktivität im Sterbeprozess

In den Interviews kam immer wieder die Aussage, „so wie man lebt so stirbt man". Wenn man dieser Aussage Gewicht gibt, dann ist es in keiner Weise verwunderlich, dass Schönheit einen großen Stellenwert hat in der letzten Lebensphase, da es oft um den Verlust von Schönheit, Attraktivität oder körperlicher Integrität geht, dass Schmerz und Emotion gewaltig sind und entsprechende Handlungen mit sich bringen, von allen Seiten. Es geht um Schönheit in Verbindung mit Würde, Identität, der eigene Ausdruck wird viel über das Aussehen gehandelt, das Sein und Stehen in der Welt, bis zuletzt, und über den Tod hinaus jenseits von Altersdifferenzen.

B: „Es ist den Frauen, es ist vielen Frauen immer wieder wichtig, dass sie schön gemacht werden. Sie freuen sich, wenn die Friseurin kommt. Ich habe alte Damen da gehabt, die mit viel Stolz ihre roten Fingernägel gezeigt haben, weil sie Handpflege bekommen hatten. Oder eine alte Dame, die in relativ hochhackigen Schuhen gegangen ist. Ich habe den Eindruck gehabt, das ist ein Ausdruck ihrer Würde, so konnte sie die Haltung am ehesten einnehmen, die sie auch in gesunden Tagen gehabt hatte" (B15: Tonbandaufnahme).

Die Möglichkeiten, dem Schönen nachzugehen, bringen Lebensfreude und nähren die Frauen, schaffen Nähe, verbessern ihre Lebensqualität.

B: „Also, ich erinnere mich an eine junge Frau oder Frauen, die finanziell nie gut gestellt waren, die sich gerne modisch gekleidet hätten oder mehr dafür ausgegeben hätten, aber es war nicht möglich. Wo dann die Freundinnen Kleider gebracht haben, und die Frauen dann mit einer Freude jeden Tag ein neues Kleid probiert haben, trotz sehr begrenzter Lebenszeit" (B4:14).

So essenziell und fundamental Schönheit, Attraktivität und körperliche Integrität auf der einen Seite für viele Frauen sind, so heftig sind die Emotionen über den Verlust. Es betrifft jüngere wie ältere Frauen, manchmal haben sich ältere schon an diesen Verlust angenähert, in vielen Fällen sind keine Unterschiede festzumachen. Auf die Frage nach einer Altersdifferenzierung antwortet diese Betreuerin:

B: „Nein, das ist bei allen gleich, ich erlebe ihn bei allen gleich, ob es jetzt ein Anus Praeter ist oder ob es eine Brustamputation ist oder ob es einfach ein Lymphödem ist, wo der ganze Arm anschwillt, das Körperbild ist verändert. Die Frauen versuchen viel zu kaschieren, da spielt das Alter keine Rolle, das ist bei allen gleich, und darüber zu reden, der Schmerz, der kommt bei allen gleich hoch, und oft Tränen, oder dass diese Körperhälfte manchmal verdeckt wird" (B2:9).

Die Bindung an unvergängliche Schönheit

Es sind nicht nur die Frauen, die erschrecken über ihr Aussehen, es erschrickt auch die Umgebung, auch die Lieben, die Nahen und die Fernen und manchmal auch die Betreuungspersonen.

B: „Frauen und Körper .. ah .. wir haben ja viele verschiedene Krankheitsformen da, und die entstellen mehr oder weniger oder auch gar nicht, in unseren Augen gar nicht, in den Augen der Frauen, deren Gesichtszüge sich einfach aufgrund ihrer körperlichen Verfassung so verändern, die sehen das vielleicht anders. Aber es gibt Frauen, auch Krankheiten, die entstellen und das .. da weiß ich nicht genau, das halte ich für besonders schwer zu verkraften, aber da weiß ich nicht genau, ob das mein Schrecken wäre in der Identifikation, das kann ich schwer auseinanderklauben. Das es schwer ist, denke ich mir auf jeden Fall" (B15: Tonbandaufnahme).

Die BetreuerInnen sind vielfach vertraut mit dem eigenen Erschrecken und dem der anderen und dem der Frauen und bieten Vorsorge und Unterstützung.

I: „Was heißt Lebensqualität bis zuletzt für die Frauen auf der Station?"

B: „Dass man wirklich die Frau als Frau sieht, eben ihr Äußeres und so weiter schätzt, immer wieder anspricht, positive Bemerkungen macht, ab und zu Komplimente. Das ist auch, die werden auch von alten Frauen oder älteren gerne angenommen. ... Gerade bei Frauen, wenn ihnen manchmal eine Brust fehlt oder manchmal sogar beide, das ist doch ein äußeres Bild, das für die meisten wirklich ein Wahnsinn ist. Und oft ist es leider so, dass sich die Partner nach so einer Operation verabschieden, weil sie das selber nicht packen. Das haben wir schon manchmal gehabt, und gcradc dann ist cs wichtig, dcnkc ich, dass wir ihncn das Gcfühl geben, dass sie trotzdem noch, dass sie schöne Augen haben (lacht) dass man ihnen irgend etwas sagt, zu erkennen gibt, spüren lässt, dass sie trotzdem noch wertvoll sind, und auch das Recht haben, dass sie sich wohlfühlen können. Dass man ihnen Möglichkeiten von Hilfsmitteln sagt, weil manche auch wieder nachhause gehen, weil sie nur zur Schmerzeinstellung da sind, dass man sie auf verschiedene Dinge aufmerksam macht, denn viele wissen es nicht, woher auch" (B5:20/21).

Vielleicht erkennen sie das Erschrecken in den Gesichtern der anderen und schützen sich selbst vor diesem Erschrecken oder in ihrer Sorge um die Nahen wollen sie diese schützen, sich nicht zumuten.

B: „Wenn es Frauen schlecht geht, und dann kommt der Mann, und sie sitzen geschniegelt und gestriegelt im Bett, und sobald er wieder weg ist, brechen sie halb zusammen. (...) Ja, das passiert bei allen, das kann man bei Kindern genauso, Kinder unter Anführungszeichen, nichts sagen, nichts anmerken lassen, wissen tun es alle. (...) Es gibt viele Frauen die extrem viel auf ihr Aussehen wertgelegt haben, die sich diese Nähe vielleicht wünschen, sie aber nicht aushalten, weil sie wissen, wie sie ausschaun und das dem Angehörigen nicht antun wollen. (...) Wir haben schon einmal eine Frau gehabt, die sehr entstellt war, und die uns einfach näher gelassen hat wie die Angehörigen, weil sie es einfach nicht ausgehalten hat. Und das passiert eigentlich, ein Karzinom entstellt immer irgendwie, und wenn es nur der Gesichtsausdruck ist, weil man so verzweifelt ist darüber. (...) Meine Freundin hat eben die Brust verloren, sie hat die Brust am Vortag der Operation verabschiedet, und es, ich war entsetzt, wie ich sie gesehen habe. Sie war eine große, schlanke Frau, aber sie selber ist eigentlich gut damit umgegangen, (...) aber es passiert schon viel Traurigkeit, aber das darf ja sein" (B8: Tonbandaufnahme).

Und immer wieder es ist der Blick der anderen vorm eigenen.

B: „Sie gehen viel davon aus, was denken andere über mich und nicht, was denke ich jetzt über das, was ich sehe. Das ist so mein Eindruck, wie schauen mich die Menschen an, sehen sie, dass mir eine Brust fehlt, so auf den ersten Blick oder kann ich es mit einem BH und einer Einlage kaschieren, und es fällt niemanden auf" (B28:9).

Es gibt den Ausdruck über die Emotionen, der Schmerz über den Verlust von körperlicher Schönheit oder Integrität wird seltener in Worte übersetzt.

B: „Wir haben ja vorwiegend onkologische Patienten, da ist das etwas Dramatisches, das sehr betroffen macht, da reden Frauen eher weniger darüber, eher so die Scham ihren Männern gegenüber, das Aussehen, das sich verändert, ja und solche Dinge" (B4:5/6).

Manche Betreuungspersonen beschreiben es als Tabu und sehen darin eine große Herausforderung für die Pflege.

B: „Ist glaube ich ein ganz ganz großes Thema, das ganz wenig angesprochen wird, ist. Ich glaube, ein großes Tabuthema, ein Thema, das auch von uns in der Pflege oft zu sehr vernachlässigt wird, es anzusprechen.

Die Patienten selber sprechen es selten an oder vielleicht nur in Andeutungen, wo du dann vielleicht wirklich drauf einsteigen musst. Ich glaube, das ist eine große Herausforderung für uns in der Pflege, dieses Thema ernst zu nehmen, gemeinsam zu trauern, denn das ist auch zu betrauern" (B1:11).

Es sind aber auch die nahen Personen, die manchmal auf Distanz gehen, sich nicht berühren trauen oder wollen, viele Frauen wünschen sich körperliche Nähe und erleben sie als große Unterstützung.

B: „Mmm, in manchen Fällen glaube ich, gibt es nicht genug, in vielen sogar. Die Berührung, die durch die Pflege passiert, ist vielleicht oder wahrscheinlich schon auch wichtig für die meisten, aber, ahm (seufzt), aber eben vom familiären Kreis, von den Freunden und Bekannten, glaube ich, dass es relativ wenig gibt. Es besteht wirklich auch eine Scheu auf der Seite der Besucher. Die Leute haben Angst, dass durch die Berührung, die trauen sich nicht. Man muss sie wirklich dazu ermuntern, sogar zwischen Ehepartnern beobachten wir das. Nicht einmal der eigene Ehepartner traut sich seine kranke Frau normal anzugreifen, wie es eben früher normal zwischen ihnen war" (B5:6).

Frauen klagen über fehlende Nähe, betonen, dass sie immer weniger wird, auch von den Kindern. Die Distanz kann viele verschiedene Gründe haben, dass Krankheit mit fehlendem Körperkontakt verbunden wird, die Sorge, Schmerzen zuzufügen, auch die Institution fördert eher eine distanziertere Haltung, es ist ein öffentlicher Ort, auch wenn im Hospiz versucht wird, Privatem Raum zu geben. Viele Frauen genießen die körperliche Nähe über die Pflege, die Massage, die Bäder werden von vielen als sehr unterstützend und wohltuend beschrieben. Für manche Frauen wäre auch Sexualität in einem weit gefassten Verständnis, Zärtlichkeit einschließend möglich und unterstützend.

I: *„Und der Bereich der Sexualität?"*

B: „Ich glaube, dass Sexualität in der Zeit ganz wichtig, ganz wichtig ist, weil ich, also meine Interpretation ist, wenn der Körper wirklich so weggeht, dann ist das noch einmal eine körperliche Annäherung und Wertschätzung auf der körperlichen Ebene – du bist noch attraktiv für mich, du berührst mich noch – aber das ist ein ganz schwieriger Bereich, den die Partner, Partnerin, nein, Partner meistens ablehnen, auch wenn wir die Rahmenbedingungen schaffen, dass sie zusperren können, wir ein Schild an die Tür hängen" (B6:14).

Das Leben von sexueller Zärtlichkeit hat die Notwendigkeit eines Einzelzimmers, das auch im Hospiz nicht automatisch gegeben ist, in manchen schon, in anderen nach Absprache.

Wie entwertend körperliche Ablehnung sein kann, zeigt der nächste Ausschnitt.

B: „... Wir hatten kürzlich die Situation, dass der Mann, den du vorher draußen gesehen hast, der hat sich seiner Frau gegenüber, also seine Frau ist schon sehr lange sterbend und kann nicht sterben, weil sie sagt – was soll aus dem Franz werden – (...). Dann hat es eine Situation gegeben, wo sie entblößt war, und wo sie wollte, dass er aus dem Zimmer geht. Ich habe gesagt, er soll in der Zwischenzeit einen Kaffee trinken gehen. Dann hat er in einer unglaublichen Heftigkeit, aus Hilflosigkeit, nehme ich jetzt einmal an, gesagt, dass das da, auf ihren Körper zeigend, das interessiert ihn schon lange nicht mehr, wie das ausschaut. Das war so eine Entwertung und und Abwertung" (B6:15).

Manche wenige Frauen und Paare leben körperliche und sexuelle Nähe, können die Unterstützung der Betreuenden und die versucht private Atmosphäre im Hospiz annehmen oder entschließen sich genau aus diesem Grund zuhause zu bleiben.

Es gibt auch viele Frauen für die sich Sexualität ausschießt in dieser Zeit, es wird unterschiedlich gelebt wie vieles. In einem Vortrag im Rahmen des Palliativlehrgangs über „Sexualität im Sterbeprozess" erzählte die Vortragende, Martina Kern, mit großer Selbstverständlichkeit von einer Frau, die aufgrund der Krebserkrankung einen extrem aufgeblähten Bauch hatte. Gemeinsam überlegten sie, wie Sexualität trotzdem verwirklichbar sein könnte und landeten bei der Schwangerschaft und den Möglichkeiten, die sich damals geboten hatten. Die Frau konnte ihre Wünsche gut und für sich mit großer Zufriedenheit umsetzen, vermutlich auch für den Partner oder die Partnerin. Ich war überrascht und berührt, und für mich haben sich durch diese Erzählung neue Möglichkeiten des Denkens und Handelns gezeigt, die ich davor nicht realisiert hatte. Das Sterben ist individuell, manchmal stimmt auch der Satz „so wie man lebt so stirbt man", nicht mehr, da es Frauen gibt, die eine nie geahnte Stärke, Klarheit oder Abgrenzung aufbringen, die niemand bis dahin vermutet hatte, Wünsche äußern und umsetzen, die niemand für möglich gehalten hätte. Was bedeutet das in der Unterstützung? Langsamkeit, Zuhören, Einfühlen, Mitfühlen – Schönheit, Attraktivität, körperliche Integrität ist sehr oft, egal ob junge oder alte Frauen, von großer Bedeutung, der Schmerz über den Verlust darüber ist groß. Manche leben den Schmerz, andere weniger, manche drücken ihn aus in Worten, in Bildern, im Körper, manche versuchen mit Hilfsmitteln ihre Schönheit, Attraktivität, körperliche Integrität zu erhalten und fühlen sich besser, andere lehnen das ab, für manche ist Nähe trotzdem möglich, für andere undenkbar, manche sterbende Frauen oder ihnen Nahestehende können die Schönheit des Herzens wahrnehmen und sie über die Schönheits-Anforderungen der Gesellschaft stellen, anderen ist das nicht möglich. Hospize habe ich als Orte erlebt, die viel zulassen können, wo räumlich, personell, ideologisch viel denk- und lebbar ist, genau darum scheint es zu gehen, um ein Wissen und Fühlen, was alles sein könnte gepaart mit der Bereitschaft für immer neue Überraschungen und Veränderungen.

4.3 Frauen, die Expertinnen der Emotionen

Emotionen sind für die Frauen in der letzten Lebensphase eine essenzielle Ressource, eine große Hilfe, um diese Zeit zu bewältigen. Emotionen werden gelebt, unterschiedlich im Ausdruck, ruhig, expressiv, direkt oder indirekt, eine Palette, die von Trauer, Enttäuschung, Sorge, Hoffnung, Frust, Zorn, Wut, Ärger, Verbitterung, Frust bis zu Freude, Liebe, Zufriedenheit, Ekel, Scham, Hilflosigkeit, Angst und Verzweiflung reicht, manche Gefühle sind stärker vertreten andere seltener, zornige und wütende Frauen scheint es kaum oder fast nie zu geben.

B: „Es ist natürlich eine sehr emotionsgeladene Situation, und ich bin mit viel Ausdruck von Gefühlen konfrontiert, und das ist auch gut so, meistens. ... (...) Dass in der Situation ganz viel Trauer, ganz viel Schmerz ausgedrückt wird, dass geweint wird, dass Wut kommt, aber ich bin erstaunt, wie selten ... tatsächlich Wut, Wut gespürt, spürbar ist (B15: Tonbandaufnahme).

Wenn Wut, Zorn geäußert werden, dann eher in autoaggressiver Form oder verpackt über Symptome, auch Aggression findet sich in der Gefühlspalette eher weiter hinten.

B: „Schwierig, schwierig, also ich habe das Gefühl, dass die Frauen im Vergleich zu den Männern, hier bei uns, ihre Gefühle schon zeigen können. Ja, am schlechtesten, glaube ich, können sie Wut und Zorn äußern.

Ja, Zorn und Wut hat meistens irgendein Mäntelchen von einem Symptom, von Schmerz oder von Verspannung oder so etwas, oder von Antriebslosigkeit, ja, also dieses zornige, antriebslose im Bett liegen, also mit mir ist eh alles aus, ja, da spürst du diese Aggression an die Krankheit. Wenn sie dann eine Weile da sind und Vertrauen fassen können, und das können Frauen meistens relativ rasch, dann habe ich schon das Gefühl, dass sie, die meisten fähig sind, alles anzubringen, was sie wollen" (B10/Tonbandaufnahme).

Die Menschen, Bezogenheiten und Anlässe, die Gefühle auslösen, sind so unterschiedlich wie die Ausdrucksformen. Wut, Angst, Enttäuschung und Verbitterung kommt manchmal beim Realisieren wie viel Leben vorbei ist und dem Gefühl, viel versäumt zu haben.

B: „Wut, Wut, Angst .. Wut, Angst (leise) auch Freude, auch so dieses glückliche Genießen, und oft auch so Enttäuschung, Enttäuschung über das Leben, über diese Bilanz, vor allem dann, was ich immer so bitter empfinde, wenn das Leben so überhaupt nicht das dieser Person gewesen ist, wenn sie sagen – zuerst musste ich tun, was meine Eltern wollten, dann habe ich, bin ich verheiratet worden, und eigentlich hätte ich ganz andere Pläne gehabt –. Das sind dann die klassischen Situationen in der Badewanne, wir baden ja sehr viel in warmes Wasser, da kommen diese Geschichten, eigentlich, eigentlich. Und dann fließen ganz viele Tränen, ja so Schmerz, das haben Männer nicht, Männer fluchen eher, dass sie nicht, dass sie von der Jugend nichts gehabt haben, weil da Krieg war. Aber Frauen haben, die Lebensgeschichten von Frauen sind häufig fremdbestimmt, ja, ja, und da ist oft Verbitterung" (B6:16/17).

Viele Gefühlsäußerungen gibt es über Verluste, den Verlust der Lieben, der Kinder, das Sich-verabschieden-müssen von den Nächsten, aber auch von liebgewordenen Gewohnheiten, von der Schönheit und Attraktivität des Körpers, der Selbstverständlichkeit der Eigenversorgung. Eine betroffene Frau erzählt von ihren sportlichen Aktivitäten, die ein wichtiger Teil ihres Lebens waren, die sie vermisst und von denen sie weiß, dass sie sich für sie ausschließen aufgrund der Erkrankung.

F: „Da fällt mir ein, wie schön es gewesen ist, wie ich gesund war, wie selbstverständlich ich alles genommen habe, was jetzt alles nicht mehr selbstverständlich ist. Ich habe mir eigentlich nie Gedanken darüber gemacht, denn ich war immer gesund. Bis vor zwei Jahren war ich eigentlich immer, musste ich nie denken. Ich habe nie etwas gehabt, konnte alles tun, Schi fahren, langlaufen, alles. Ich musste nie überlegen, ob ich das packe, ich war aktiv im Beruf und alles, ich habe mir nie Gedanken darüber gemacht. (...) Und überhaupt, schwimmen gehen, alles frei. Wenn ich denke vor der Operation, da wollte ich im Sommer manchmal gar nicht schwimmen gehen. Da denke ich mir, schau damals hättest du gehen können und bist nicht gegangen und jetzt möchtest du gehen und kannst nicht mehr. Ich habe es einfach auch nicht geschätzt, für selbstverständlich genommen. (Unterbrechung) Darf ich ausschütten gehen?" (deutet auf den Katheder) (F3:7)

Angst löst oft der Gedanke an die letzten Stunden oder Minuten aus, an mögliche Schmerzen, verbunden manchmal mit der Hoffnung, dass es kein Kampf sein möge, dass es leicht ginge.

F: „Für mich wäre eigentlich das Sterben nicht so schlimm, es ist vielleicht sehr mit Schmerzen verbunden, ja, da habe ich Angst" (F1:3).

Eine Konfrontation mit dieser Situation durch das Besuchen oder sich Verabschieden von verstorbenen Gästen kann für manche Erleichterung bringen.

B: „Was bei allen so diese .. Angst .. nicht einmal so sehr .. so die Angst zu sterben, ja das ist überall ziemlich, dieser Augenblick des Sterbens, ja, wie ... – glauben sie – das kommt von Jung und Alt – glauben sie, dass das so sein kann, dass ich nur einschlafe oder ist es sehr ein Kampf –. ... (...) Ich werde oft gefragt, wenn ich ihnen sage, der Mann, die Frau ist gestorben, – wie ist er gestorben, hat sie, hat er sehr kämpfen müssen – . Manchmal bitten sie mich – gehen sie mit mir hinein, ich möchte schaun, ja, ich möchte zu dem Verstorbenen, zu dem Verstorbenen hineingehen –. Wenn ich dann drinnen bin mit ihnen, und wenn sie dann manchmal sehen, ja, wie jemand so friedlich dann da ist, ja, das nimmt dann manchmal auch die Angst. Wenn sie erleben dürfen, wie sorgsam auch umgegangen wird, wie liebevoll jemand hergerichtet wird, ja, das nimmt dann oft anderen die Angst" (B14: Tonbandaufnahme).

Emotionen und der Sterbeprozess von Frauen stehen in enger Verbindung, Gefühle scheinen die Zeit zu bereichern und zu erleichtern. Hospize sind gefühlvolle Ort. Auf die Frage, wie sich die Betreuerin die weibliche Dominanz in der Betreuung erklärt, was für sie das Spezielle daran ist, dass Frauen auch als Betreuende im Hospiz oftmals in der Überzahl sind, antwortet sie mit der emotionalen Fähigkeit.

B: „... Ja, schon diese, diese gefühlvolle Seite, die Emotionen, die Fähigkeit, Emotionen zu haben, einzubringen und und weniger Scheu davor zu haben als Frau, als Person sich den Menschen zu öffnen, zu zeigen, diese Ebene, glaube ich" (B4:20).

Woher kommt es, dass Frauen oftmals einen so direkten und unvermittelten Zugang zu ihren Gefühlen haben? Wie ist die gesellschaftliche Präsentation von Gefühlen, welche Konstruktionen verbinden sich mit ihnen? Wie sehr werden sie wertgeschätzt und honoriert? Das sind die Fragen, denen ich im Folgenden etwas nachgehen werde, um sie mit der letzten Lebensphase zu verbinden. Jede Gesellschaft hat Normen und Regeln, welche Gefühle in welchen Situationen, bei welchen Objekten, in welchem Ausmaß erlaubt und erwünscht sind. Gefühle konfrontieren uns mit der Realität von Bezogenheit, einer Angewiesenheit, einer Abhängigkeit, einer Bedürftigkeit, da sie Bindungen an unzuverlässige Objekte, Menschen, Tiere, Pflanzen, Orte, Dinge, sind, die einer/m wichtig sind, aber gleichzeitig sind sie schwer oder kaum beeinflussbar oder steuerbar. Es kann jemand sterben, die/den man geliebt hat, man kann verlassen werden, jemand, die/den man liebt, kann krank werden oder unglücklich sein, viele Gründe, die eine/n diverseste Gefühle entlocken können. Gefühle sind im westlichen Kulturraum und wohl auch in vielen anderen geschlechterspezifisch geprägt, eine mögliche Begründung liegt in der Sozialisation. Frauen werden in der westlichen Gesellschaft stärker dahingehend erzogen, dass sie emotionale Bindungen als für sich essenziell betrachten, sie messen ihnen einen hohen Wert bei, Beziehungen und Wohlbefinden stehen in einem engen Konnex, während Männer bezüglich Bindungen angehalten werden sich zurückzuhalten, sie als weniger entscheidend zu begreifen (Nussbaum 1999). Bevor ich mich dem Umgang mit den Gefühlen im 21. Jahrhundert zuwende, möchte ich mittels eines Blicks zurück die Verwobenheit von Frauen und Emotionen entwirren. Ich beziehe mich im Folgenden vor allem auf Martha Nussbaum (1999, 2000), feministische Philosophin, die das Rationalitätsprinzip kritisch hinterfragt, die Einwände gegen die Gefühle entkräftet und die die Bedeutung und Wichtigkeit der Gefühle für ein ethisches Leben aufzeigt, und auf Arlie Russel Hochschild (1990) feministische Soziologin, die sich sehr stark mit der Verwertung von Gefühlen im öffentlichen wie privaten Raum beschäftigt hat. Ich möchte an den Beginn dieser Auseinandersetzung mit Gefühlen ein Zitat von Martha Nussbaum stellen.

Frauen sind gefühlsbetont, Gefühle sind etwas Weibliches. Diese in westlichen und nicht-westlichen Traditionen weit verbreitete Auffassung dient seit Tausenden von Jahren auf unterschiedliche Weise dazu, Frauen von einer vollwertigen Teilnahme an der menschlichen Gemeinschaft auszuschließen und die moralische Erziehung der Männer – in einer auch für deren Entwicklung oft abträglichen Weise – in eine bestimmte Richtung zu lenken" (Nussbaum 1999:131).

4.3.1 Konstruktion von Emotionen und Weiblichkeit

Dass die Konstruktion einer Verbindung von Frauen und Emotionen im Gegensatz zum Verstand, zur Ratio von der Antike bis ins 21. Jahrhundert in differenten Ausprägungen und Schwankungen immer wiederkehrt und vor allem verbunden mit Wertungen ist, finden wir an zahlreichen Beispielen. Schon Aristoteles hatte die Vorstellung, dass Frauen von Natur aus nicht fähig sind rational zu denken und zu urteilen.

„Es steht nämlich dem Manne zu, sowohl die Frau wie die Kinder zu regieren (...) Denn der Mann ist von Natur mehr zur Leitung geschickt als das Weib. (...) Und so zeigt es sich denn, dass die sittliche Tugend allen Genannten zukommt, doch ist die Besonnenheit des Mannes und der Frau nicht dieselbe und auch nicht die Tapferkeit und die Gerechtigkeit, (...) die eine ist Tapferkeit zum Regieren, die andere zum Dienen, und ähnlich verhält es sich mit den sonstigen Tugenden" (Burghard 1994:70–75).

In der Aufklärung finden sich diese Ideen zum Beispiel in Rousseaus Erziehungsroman „Emile", wo die Vernunft überbewertet und die Emotion abgewertet und dem Weiblichen zugeordnet wird. Emile wird erzogen, um seiner Vernunft zu gehorchen und nicht seinen Sinnen, die größte Gefahr für Rousseau sind die Leidenschaften, sie müssen unter Kontrolle gebracht werden. Emile, ein Schüler, der seine Lektion offensichtlich verstanden hat, fleht seinen Lehrer an:

„Machen Sie mich dadurch frei, dass Sie mich wider meine Leidenschaften beschützen, die mir Gewalt antun. Hindern sie mich daran, ihr Sklave zu werden, und zwingen Sie mich, mein eigener Herr zu sein, sodass ich nicht meinen Sinnen sondern meiner Vernunft gehorche" (Rousseau 1997:423).

Für das 20. Jahrhundert möchte ich als Beispiel für eine Gefühls-Verstand-Gegensatzkonstruktion Talcott Parson, amerikanischer Soziologe, anführen. Parson vertritt in seiner funktionalistischen Rollentheorie die geschlechterspezifische Arbeitsteilung unter dem Aspekt der gesellschaftlichen Zweckmäßigkeit. Frauen wird die expressive und emotionale Rolle zugewiesen mit Attributen wie mütterlich, fürsorglich, einfühlend, emotional, sittsam, auf den Nahbereich fixiert usw., Männern die instrumentelle mit den entsprechend kontrastierenden Attributen, was zur Folge hat, dass Frauen u. a. für den Zusammenhalt der Familie und Männer für die Existenzsicherung zuständig sind. Wesentlich ist in seinem Konzept, dass es zu keiner Konkurrenz kommt, diese wäre dysfunktional. Die Wertigkeiten und in der Folge geschlechterspezifischen Ungleichheiten und Ungerechtigkeiten, die den entsprechenden Rollenzuweisungen immanent sind, bleiben unhinterfragt beziehungsweise werden als solche ignoriert, da die Übernahme der Rolle als zwanghaft, als bindend, als naturgegeben dargestellt wird (Becker-Schmidt 2000:32). Nussbaum (1999) zeigt, dass der Gegensatz Gefühl und Verstand, der oftmals unreflektiert vorausgesetzt wird, in einem unzureichenden philosophischen Verständnis gründet, dass geschlechterspezifische Differenzierungen auf Sozialisation und Lebensweise zurückzuführen sind und nicht biologisch erklärbar sind. In ihrer Theorie sind Gefühle sozial konstruiert, sie werden in der jeweiligen Gesellschaft erlernt und hängen eng mit Überzeugungen, und Urteilen zusammen. Dieser Interpretation von Gefühlen möchte ich mich anschließen, wir urteilen im Sinne unserer Überzeugungen und diese wandeln sich mit der Wahrnehmung und Erfahrung. Nussbaum (1999) führt oft verwendete Einwände gegen Gefühle an, die sie entsprechend erläutert und entkräftigt. Ich möchte im Folgenden einen kurzen Überblick über ihre Argumentation geben (Nussbaum 1999:131–176).

(1) In der Psychologie war eine Zeitlang die Auffassung vertreten, dass Gefühle irrationale, unreflektierte Kräfte seien, die angeboren sind, die weder anerzogen noch ganz abgeschafft werden können und die weder Urteilskraft noch Reflexion beinhalten. In der Philosophie waren diese Ansichten jedoch nicht beliebt, keine anerkannten Philosophen haben sie vertreten und mittlerweile haben sie auch in der kognitiven Psychologie und der Anthropologie, wo sie favorisiert wurden, an Popularität verloren. Um diesen Einwand zu entkräftigen ist es wichtig, sich zu vergegenwärtigen, dass Gefühle auf ein Objekt gerichtet sind, dass es sich um eine Wahrnehmung handelt. Was für ein Gefühl ausgelöst wird, hängt mit der

Wahrnehmung gegenüber dem Objekt zusammen und diese spielt bei der Aktion, bei der Entstehung der Gefühle, beim Handeln eine Rolle. Gefühle sind also nicht angeboren sondern entstehen in Interaktion mit anderen Objekten.

(2) In wichtigen Werken der philosophischen Tradition, von Plato, Epikur, den Stoikern .. findet sich eine Argumentationslinie, die der Auffassung ist, dass Gefühle mit Urteilen verbunden sind, allerdings sind es ihrer Ansicht nach falsche Urteile, da sie Objekten oder Ereignissen im Außen zuviel Wert beimessen. Dieser Interpretation nach können Gefühle anerzogen und abgeschafft werden, beides ist möglich. Gefühle sind instabil für sie und werden daher abgelehnt, sie wären das Eingeständnis an die eigene Verletzlichkeit und Unvollkommenheit. *„Gefühle sind also gewissermaßen Öffnungen in den Wänden unseres Ichs"* (Nussbaum 1999:139). Dieser fehlende Schutz wird versucht durch Ignorieren, durch Disziplin, Haltung und Training zu schließen. Auch für Martha Nussbaum sind Gefühle gebunden an Überzeugungen und Wertvorstellungen jedoch nicht wie der zweite Einwand meint, dass es falsche wären. Ein Gefühl z.B. für Dankbarkeit ist an die Überzeugung gebunden, dass es dafür einen Grund gibt und an die Wertvorstellung, dass das, was eine Person erhalten hat, von Wert ist, der Dankbarkeit schuldet. Wenn jemand Objekten im Außen Wert beimisst, gesteht sie/er ein, dass sie/er sich selbst nicht genügt, dass sie/er bedürftig ist. Diese Bewertungen sagen etwas aus über die kognitive Dimension der Gefühle.

> „Sie befähigen den Menschen eine bestimmte Art von Wert und Wichtigkeit wahrzunehmen. Und daher sind Gefühle (...) ein notwendiger Bestandteil einer umfassenden ethischen Sichtweise" (Nussbaum 1999:151).

Wie könnte Mitgefühl entstehen, ohne die Überzeugung, dass Katastrophen und Unglück ernst zu nehmen sind, dass es zu einem guten, menschlichen, moralischen Leben gehört daran Anteil zu nehmen. Wie wäre Ehrenamt, Wohltätigkeit, Einsatz und Solidarität zum Beispiel für Alte und Sterbende dann zu argumentieren. Anteil nehmen bedeutet aber den Objekten im Außen Wert beizumessen und die Verletzlichkeit, die sich daraus ergibt, anzuerkennen.

> „In einem ersten Schritt auf dem Weg zu einem mitfühlenden Herzen müssen wir Einfühlungsvermögen entwickeln, Nähe zu anderen Menschen. Außerdem müssen wir erkennen, wie schwerwiegend ihre Not

und ihr Leid sind. Je näher wir uns einem Menschen fühlen, umso unerträglicher finden wir es, wenn der oder die Betroffene leidet" (Dalai Lama 2002:101).

(3) Ein weiterer Einwand schätzt die Gefühle im privaten Bereich, hält sie jedoch für die Meinungsbildung im öffentlichen für unbrauchbar. Gefühle sind für diese Gruppe tendenziell an den häuslichen Bereich gebunden, an eine Privatheit, sie werden nicht durch Schicksale in großer Distanz aktiviert, sie sind parteiisch und werden daher abgelehnt.

„Dies wäre vom Standpunkt vieler Moraltheorien aus – einschließlich Utilitarismus, Kantianismus und vergleichbarer Theorien in nichtwestlichen Traditionen – ein guter Grund, sie von einer für das öffentliche Leben gültigen Rationalitätsnorm auszuschließen, auch wenn sie im häuslichen Bereich einen gewissen Wert haben mögen" (Nussbaum 1999:141).

Der Standpunkt, dass Frauen aufgrund ihrer Gefühlsbetontheit für den häuslichen Bereich geschaffen, allerdings ungeeignet für den öffentlichen sind, findet hier Nahrung in der Argumentationslinie. Es ist zu konstatieren, dass es sich bei Urteilen, die gefühlt werden können, nicht um bloße mathematische Abhandlungen, nicht nur um Zahlen handeln kann, dann werden darin auch die Menschen, die Betroffenen sichtbar, dann kann, wenn es um Alter oder Sterben geht, nicht die ökonomische Dimension an erster Stelle stehen. Und insofern ist der Argumentation der Unparteilichkeit zu widersprechen, da eine solche Unparteilichkeit zur Verrohung und zur Brutalität führen würde. Eine betroffene Frau im Hospiz bringt das mit folgendem Satz deutlich auf den Punkt.

F: „Es heißt nicht umsonst, tausend Tote sind eine Statistik, und ein Toter ist eine Tragödie, ja, das ist" (F3:3).

(4) In marxistischen Kreisen wurden Gefühle als zu sehr auf einzelne Menschen und zu wenig auf größere gesellschaftliche Einheiten wie zum Beispiel Klassen gerichtet gesehen und daher abgelehnt, da sie unbrauchbar erschienen für die politische Reflexion. Dagegen lässt sich argumentieren, dass der Einbezug der Gefühle einer zu dogmatischen Auffassung unter Umständen hinderlich ist, politische Bewegungen und Ereignisse könnten mittels des Einbezugs von Gefühlen in menschlicher Weise erfasst werden.

(5) Ein nächster Einwand einiger Moralauffassungen bezieht sich auf die Gefühle der romantischen Liebe und das erotische Verlangen, die nach ihrer Ansicht den öffentlichen Bereich untergraben, vom gesellschaftlichen Leben fernhalten. Andere Gefühle werden durchaus als für die Gesellschaft nützlich und notwendig erachtet, als zu den moralischen Grundsätzen einer Gesellschaft gehörend, wenn sie ausbalanciert und gezügelt werden, ausgenommen die romantische Liebe. Diese Argumentation ist in besonderer Weise geschlechterbezogen, sie ist verbunden mit einer scheinbaren Irrationalität des Weiblichen, so, als wären es vor allem Frauen, die sich verlieben und erotisches Verlangen verspüren würden.

Der Einwand lässt sich entkräftigen mit dem Hinweis, dass Menschen mit einem leidenschaftlichen Lebensgefühl, die derart in anderen aufgehen können, unter Umständen auch im sozialen Leben großzügiger sind oder weniger nachtragend, eventuell auch in Bezug auf Wohltätigkeit freiherziger, nicht bloß von einem moralischen Standpunkt aus die Dinge betrachtend.

(6) Ein letzter Einwand geht davon aus, dass Gefühle im öffentlichen Leben emotional ausgeglichene Menschen bräuchte, was eine radikale Umstrukturierung von Kindheit an erfordern würde, dadurch als unerreichbares Ziel erscheint, visionär, etwas, worauf die Politik nicht warten könne. Dem ist entgegenzuhalten, dass ausschließlich vernunftbetonte Konzeptionen, die die Gefühle vernachlässigen, keine gerechten Institutionen hervorbringen können, sie perpetuieren bestehendes Unrecht und tradieren es weiter, es braucht davor die Konzeption eines Ideals bevor es an die Umsetzung geht.

Ich möchte noch einmal den Begriff der emotional ausgeglichenen Menschen aufgreifen, was bedeuten würde, dass alle Personen, in einer Ausgewogenheit von Gefühl und Verstand urteilen und handeln, was zur Folge hätte, dass die Ab- beziehungsweise Aufwertung einer Gleichbewertung Platz machen würde, was eine Vielzahl an Veränderungen im privaten wie öffentlichen Leben bewirken würde, zum Beispiel eine große Veränderung in der geschlechterspezifischen Konstruktion. Doch das ist die Utopie, derzeit sind wir im 21. Jahrhundert noch in der Situation, dass Frauen und Männer ein bestimmtes vorgegebenes Repertoire an Gefühlen zur Verfügung steht, das bei Frauen weit größer zu sein scheint, da sie stärker auf Beziehungs- und Bindungsfähigkeit hin erzogen werden, was für sie im realen Leben jedoch tendenziell nicht mit gesellschaftlichen Chancen, hoher sozialer Anerkennung, Prestige, Macht, Geld, Karriere verbunden ist, ganz im Gegenteil. Sie waren und sind es noch heute, die weniger verdienen, am meisten unbezahlte Arbeit leisten, denen oftmals Karriere versagt bleibt oder härter erkämpft werden muss, denen weniger Respekt und Anerkennung gezollt wird, die mit weniger Macht ausgestattet sind. Der unterschiedliche Zugang zu Geld, Macht, Autorität oder gesellschaftlichem Status verstärkt die Spezifität des Gefühlsausdrucks zwischen den Geschlechtern. So sind das Gefühl der Machtlosigkeit, einer fehlenden Gestaltungsmacht und damit das Gefühl einer größeren Abhängigkeit bei Frauen stärker ausgeprägt (Hochschild 1990, Nussbaum 1999). Im Arbeitsleben spiegelt sich das Bild der geschlechterspezifischen Gefühlsspezialisierungen mit den entsprechenden Bewertungen wider. Arlie Russel Hochschild beschäftigt sich mit „Gefühlsarbeit" (Hochschild 1990:30) worunter sie das Management der Gefühle versteht. Ivan Illich (1983:34) bezeichnet diese Form der zumeist unbezahlten Arbeit als „Schattenarbeit". Firmen setzen die Gefühle ihrer Angestellten bewusst ein, ein spezifischer, öffentlich sichtbarer Körper- und Gesichtsausdruck soll hergestellt werden, was so wie bei der Handarbeit zur Entfremdung des Selbst beitragen kann, im Fall der Gefühle ist es die Entfremdung der Psyche. Hochschilds Ansicht nach wird in Firmen nicht nur das Verhalten überwacht sondern auch die Gefühle, es existieren Gefühlsnormen in jeder Firma, Gefühlsarbeit verhält sich am öffentlichen Markt wie eine Ware, jedoch vielfach unbezahlte Ware. Ein Drittel aller Berufe inkludiert Gefühlsarbeit, die Hälfte aller tendenziell von Frauen ausgeübten Berufe und ein Viertel der von tendenziell Männern ausgeübten Berufe sind betroffen, ganz typische Bereiche sind Erziehung und Gesundheit, alle Bereiche der Fürsorge, von großen Firmen werden Frauen gerne im KundInnenkontakt und Publikumsverkehr eingesetzt, alles zumeist Bereiche, wo es weniger Geld, Status und Macht gibt. Der Großteil der GefühlsarbeiterInnen übt Berufe aus, die im Mittelschichtmilieu angesiedelt sind. Geht es um politische, religiöse und philosophische Überzeugungen einer Firma, so lässt sich konstatieren, dass je höher eine Person in der Hierarchie ist, umso größer ist ihre Bestimmungsmacht, welche Gefühlsnormen die richtigen sind. Bezüglich Gefühlsarbeit und Geschlechterdifferenz lässt sich feststellen, dass Frauen oft eine Gefühlsarbeit leisten, die andere in ihrem Wohlbefinden unterstützt, sich an ihren Bedürfnissen orientiert, die den Status anderer unterstützt, verstärkt und aufwertet und wenn sie diesem Gesellschaftsbild nicht entsprechen, gelten sie rasch als unweiblich, karrieresüchtig oder kühl. Hochschild (1990:142–144) führt drei Untersuchungen an, die einen Eindruck aus der Reaktionspalette aufzeigen. Zum einen eine Umfrage unter Politikerinnen. Politikerinnen wissen, dass sie keine schlechte Laune zeigen, keine Szene machen dürfen, da sie sonst als emotional oder labil gelten. Äußert ein Politiker seine Wut, so wird dies eher als Ausdruck seiner festen Grundsätze aufgefasst, sie erscheint eher verstehbar, gilt als vernünftig. Frauen wird nicht zugestanden, dass ihr Gefühlsausdruck eine angemessene Reaktion auf eine reale Situation ist, sondern es wird als ein Reflex ihrer Emotionalität abgetan. Hearn (1993) weist in Bezug auf Organisationen und Emotionen darauf hin, dass Männer nicht weniger emotional reagieren als Frauen, dass sich die Gefühle jedoch unterscheiden. Männer zeigen weder Angst, Freude noch Traurigkeit, aber sehr wohl ihren Zorn, der in bestimmten organisationellen Settings auch als angebracht angesehen wird.

„In particular there is wide variation in the organizational contexts that legitimize emotions, both their expression by men and their attributions to men. For example, organizational legitimation is variable for men s use and maintance of anger, according to class, status, hierarchical position, occupation, as well as the assignment of age, race , sexuality, and so on" (Hearn 1993:161).

Männer dürfen Gefühle zeigen, um damit ihre formelle Machtposition zu erhalten oder auszuweiten, während Frauen in einer vergleichbaren Situation mit einem Machtverlust zu rechnen hätten, da es kein Gefühlsausdruck ist, der ihnen per Geschlechterdifferenz zugestanden wird. Bei der zweiten Untersuchung ging es um Arzt/Ärztinnenkonsultationen, wo sich der Arzt/die Ärztin auf die Beschreibung der PatientInnen verlassen musste. Bei zweiundfünfzig Ehepaaren wurde festgestellte, dass die Beschwerden der Männer stärker berücksichtigt und behandelt worden waren als die der Frauen. Die dritte Studie, ebenfalls über Arzt/Ärztinnenkonsultationen zeigte, dass die psychologischen Anteile der Erkrankung bei Frauen eher wahrgenommen wurden als bei Männern. Wenn Frauen angaben körperlich erkrankt zu sein, wurde das rascher als bei Männern als Einbildung abgetan. Wenn Frauen als Reaktion auf die Nichtwahrnehmung ihrer Gefühle diese besonders hervorkehren, so beginnt ein Teufelskreis, da ihr Ausdruck ein weiterer Beweis ist für ihre unzulänglichen Gefühle. Wenn wir von diesem Hintergrund ausgehend noch einmal einen Blick in Richtung Berufe werfen, so kann man feststellen, dass derselbe Beruf für Frauen und Männer nicht dieselbe Gefühlsarbeit bedeutet, da von Frauen etwas anderes erwartet wird als von Männern (Vachon

2004), dass sie zum Beispiel Beschwerden jeglicher Art in einem stärkeren Maß ausgesetzt sind als ihre männlichen Kollegen beziehungsweise ihre Empfindungen geringer geschätzt werden.

> „Frauen, die zu Hause in Gefühlsarbeit geschult worden sind, haben unverhältnismäßig oft Berufe ergriffen, in denen heute Gefühlsarbeit in der Öffentlichkeit verlangt wird. Sobald sie den Schauplatz betreten, entfaltet sich eine bestimmte soziale Logik, die den Frauen auf dem Hintergrund der allgemeinen gesellschaftlichen Arbeitsteilung *in jedem einzelnen Beruf* einen niedrigeren Status und geringere Autorität als den Männern zuweist. Ihnen fehlt ein Schild, das sie vor der ‚Gefühlsdoktrin' schützt. Frauen werden weitaus häufiger als Männer zum Müllschlucker, dem man alle Unzufriedenheiten gefahrlos anvertrauen kann. Ihre Gefühle werden meist als unwichtig abgetan. Ungeachtet des verschleiernden Lächelns der Werbung zeigen Berufe Männern und Frauen jeweils unterschiedliche Gesichter und Inhalte" (Hochschild 1990:151).

Gefühle wurden und werden stärker mit Weiblichkeit verbunden, was seit vielen Jahren für die Frauen Benachteiligungen mit sich gezogen hat, und Ausschluss aus vielen Öffentlichkeiten bedeutet hatte und hat, weiters existiert eine Spezifität, wer welche Gefühle in welchem Ausmaß zum Ausdruck bringen darf, und Gefühle verbinden sich mit dem gesellschaftlichen Status, je niedriger umso unbedeutender sind die Gefühle, so dass derselbe Beruf für Frauen und Männer nicht dieselbe Gefühlsarbeit bedeutet. All diese Zuordnungen und Zuschreibungen bringen den Frauen offensichtlich oftmals im Leben eher Nachteile als Vorteile, beginnend vom niedrigeren Status, dem geschmälerten Zugang zu materiellen Ressourcen bis hin zur Ausbeutung.

4.3.2 Emotionen in der letzten Lebensphase der Frauen

In der letzten Lebensphase im Hospiz ergibt sich eine differente Sichtweise, wenn man Frauen und Gefühle betrachtet. Frauen, die Gefühlsspezialistinnen, nutzen ihre Ressource und leben sie, sie wird zu einer Bewältigungsstrategie, zur Bereicherung der letzten Zeit.

F: „Ich habe panische Angst vor dem Tod gehabt, erst seit dem er mich leise begleitet, habe ich gelernt, mit ihm umzugehen, das bedeutet nicht, dass ich keine Ängste mehr habe, aber Panik ist es nicht" (F4: Tonbandaufnahme).

B: „Emotionen sind aber auch unheimliche Freude, es ist auch, ich habe zu Frauen mehr, ich glaube, wenn man es im Gesamten sieht, mehr Nähe da, da ist mehr an Verbundenheit, an Gemeinsamkeit da, das Frauliche, einfach dieser Zugang, also unheimlich viel Freude" (B4:9).

Als ich ein halbes Jahr als Ehrenamtliche im Hospiz gearbeitet habe, durfte ich einmal das Abendessen zu Herrn Floris bringen. Da Herr Floris gerne etwas Gesellschaft wollte, blieb ich sitzen, und es entspann sich nach dem Essen ein Gespräch, zuerst über die Familie, dann, über das, was schön war im Leben. Während dieses Gespräches liefen Herrn Floris immer wieder einige Tränen über die Wangen. Am Ende des Gespräches sagte er zu mir, sich selbst wundernd und unter Kopfschütteln: *„Ich habe das noch nie gemacht, ich habe noch nie ein so nahes Gespräch geführt, ich danke ihnen."* Ich habe mich ebenfalls bedankt und verabschiedet. Es blieb mir eine große Verwunderung über diese Situation, die ich vom Inhalt und der darin befindlichen Emotionalität in sehr ähnlicher Weise schon oft mit Frauen, die ihre letzte Zeit im Hospiz verbrachten, erlebt hatte, wo die Situation, das Erzählen, wo die Souveränität des Ausdrucks ihrer Gefühle als Selbstverständlichkeit mitgeschwungen war. Ich bin noch immer zutiefst verwundert über diese Situation, frage mich, wie das sein kann, das erste tiefe emotionale Gespräch in der letzten Lebensphase zu führen beziehungsweise dass es als solches empfunden wurde. Vielleicht meinte er auch mit einer ihm fremden Person, ich weiß es nicht, doch selbst dann ist diese Situation sehr ungewöhnlich für mich. Ich glaube, dass dieselbe Situation mit Frauen nicht oder nur sehr selten passieren würde, dass es ein nettes, nahes Gespräch gewesen wäre, das sie schon oft in ähnlicher Weise geführt hätten. Frauen haben oftmals im Leben gelernt, dass sie verletzbar sind, dass sich aus ihren engen Bindungen an Menschen, Tiere, Pflanzen, Dinge, Orte, Gefühle von großer Liebe bis großer Trauer bis Angst und Wut eingefunden haben. Sie sind vertraut mit ihren Gefühlen, wenn auch nicht mit der gesamten Gefühlspalette im selben Ausmaß, sie wissen meist, dass sie mit ihren Gefühle umgehen können und dass es sich lohnt sie zu leben, sie zu fühlen, Bezogenheit ist etwas Nahes, wenn auch mit Unterschieden, nicht alle können nah kommen, die Personen sind oft ausgewählt.

B: „Ich denke, alles quer durch, zwischen Freude, zwischen Weinen, obwohl ich denke, da werden auch die richtigen Personen ausgesucht. Man kann nicht sagen, dass das bei jedem gleich ist. Es gibt viele Menschen, die die Frau dann sehr wohl mit Maske erleben, so mit diesem Grinser, und Leute, die eben dann, wo man weinen kann" (B7: Tonbandaufnahme).

Manche Gefühle werden deutlicher andere stiller ausgedrückt.

B: „Sie drücken wenig Zorn und Wut aus, eher einfach die, die Trauer, Trauer, Verzweiflung, weinerlich, schon oft viel Zurückgezogenheit. ... Ich glaube, es ist auch viel stilles Trauern und auch bewusstes Trauern, mit bewussten Personen oder Gefühle ausleben, sind dann schon sehr ausgesucht" (B1:13).

Im Sterbeprozess ist dieses Potential eine wichtige Ressource, eine Strategie, diese Zeit so gut wie möglich zu leben, zu gestalten. Die Frage nach den Gefühlen zieht Fragen von Abhängigkeit, Bindung, Vertrauen mit sich, mit wie viel Abhängigkeit und Bindung an unbeständige Objekte können Menschen leben und sich ihre intakte Identität bewahren, im Sinne ihrer Vernunft und ihres Gefühls in Ausgewogenheit handeln? Wie viel Vertrauen zu anderen ist gut und wann wird es zur Naivität? Auf der gesellschaftspolitischen Ebene stellen sich Fragen, worauf Gesellschaften gebaut werden – auf Selbstgenügsamkeit und Vernunft oder auf Bindungen und Liebe? Die Frage nach den Gefühlen ist eine Frage nach dem „menschlich Guten" (Nussbaum 1999:174). Für manche heißt es, verletzbar zu sein für andere unantastbar, doch das Sterben erinnert an die Verletzlichkeit, schiebt jede Blindheit zur Seite und steht da in voller Größe, gibt sie preis.

„Die bewusst gelebte Gebrechlichkeit, Individualität und soziale Offenheit des Menschen machen die Erfahrung von Schmerz, Krankheit und Tod zu einem integralen Bestandteil des Lebens" (Illich 1983:311).

Teilaspekte einer „bewusst gelebten Gebrechlichkeit" sind das Wissen von Angewiesensein speziell bei Schmerz, Krankheit und Tod, jedoch auch als gesunde, aktive Person. Bezogenheit und Abhängigkeit sind verbunden mit Emotionen, mit Bindungen an Unbeständiges, sie machen uns verletzlich. Es scheint gut zu tun, sich dem auch schon im Leben zu stellen oder anzunähern, will es einen nicht überraschen im Sterben.

4.4 Frauenfreundschaften im Sterbeprozess von Frauen

In den vorangegangenen Kapiteln zu Fürsorge und Emotionen ist die Beziehungsintensität und -konzentration der Frauen mit Thema gewesen, da Fürsorge und Emotionen mit den gelebten Beziehungen eng verbunden sind.

B: „Ich müsste nachdenken, ob mir eine Frau einfällt, bei der keine Beziehung Bedeutung gehabt hätte. Da fällt mir niemand ein, ich müsste vielleicht all meine Aufzeichnungen durchschaun, das kann eine Freundin sein, das kann ein Familienangehöriger sein, aber niemand, es kann eine entfernte Verwandte sein, irgend jemand taucht dann meistens auf, der Bedeutung hat, der noch kommen soll" (B15: Tonbandaufnahme).

Im empirischen Teil ist die Vielfalt der Beziehungen und der gesetzten Veränderungen im Sterbeprozess sehr genau beschrieben. Eine Untersuchung von Young, Bury und Elston (1999), die die Entwicklung von zwanzig Frauenfreundschaften, wo die sich im Sterbeprozess befindende Frau zu Hause gelebt hat, verfolgt haben, unterstreicht die starken Auswirkungen auf den Bereich der Beziehungen, auf die vielen Veränderungen, die in Richtung der Beziehungsgefüge gehen, sie bringen diese stark mit dem außerinstitutionellen Rahmen in Verbindung, in meiner Untersuchung zeigen sie sich jedoch auch in der Institution. Herausgreifen möchte ich aus dem reichhaltigen Gefüge die Frauenfreundschaften, die für mich überraschend in dieser Zentralität, gefüllt mit so viel Energie, Kraft, Mut und Durchsetzungsvermögen markant sind in den Forschungsergebnissen. Im Sterbeprozess sind Frauen einander oftmals sehr bedeutsame Unterstützerinnen, kompetente Begleiterinnen bis zuletzt. Das können Freundinnen sein, die beste Freundin oder die besten Freundinnen, ein Netzwerk an Freundinnen, es können Mütter oder Schwestern sein, die zu diesen nahen Personen geworden sind oder andere Verwandte.

B: „Aber Freundinnen, so die Mädls, dass die wichtig sind, eine ganz wichtige Rolle haben und diese teilweise auch sehr ernst nehmen und da ganz super sind. Freundinnen im Begleiten ihrer sterbenden Freundin. Es gibt auch oft Frauen, die alleinstehend sind oder sich getrennt haben vom Partner, wo dann die Freundinnen die Familie geworden sind und die dann ganz stark vertreten sind als Familie, da wieder" (B7: Tonbandaufnahme).

B: „Ja, das ist sehr schön so, weil ich das Potential, das in Frauen da ist, so spüre, wie sie sich und einander gut tun können, das ist groß" (B15: Tonbandaufnahme).

B: „Frau, Mitte 50 verstorben. Da waren drei Generationen da, die Mutter, besucht hat sie die Tochter, die Enkelin, die Urenkelin. Da war ganz viel spürbar von dieser Lebenskraft, die Frauen einander geben können. Diese Krankheit der Mitte Fünfzigjährigen. Ja, das sind für mich etwas von den sehr beeindruckenden Erlebnissen, mit welcher Vielfalt, in welcher Vielfalt Frauen einander stützen und einander zum Leben weiterhelfen können, zum Lebendigsein" (B15: Tonbandaufnahme).

Frauenfreundschaften sind uns auch aus den vorangegangenen Jahrhunderten bekannt. Eine Kultur der Frauenfreundschaft findet sich in etwa ab dem 17. Jahrhundert (Hahn 2000), einerseits eine schwärmerische Zuneigung, die im 18. Jahrhundert einen ersten Höhepunkt erlebte, andererseits war der Unterstützungsaspekt über das Emotionale hinausgehend immer schon sehr wesentlich.

„Die gegenseitige Unterstützung von (verwitweten) Frauen war aber nicht nur oder ausschließlich auf die emotionale Ebene beschränkt, sondern vielfach auch finanzieller und materieller Natur, die sich von armen Bettler- und Arbeiterwitwen, über weibliche Angehörige des (Bildungs-)Bürgertums bis hin zu Witwen aus dem vielfach finanzschwachen Adel nachvollziehen läßt" (Hahn 2000:182/183).

Huber/Rehling (1998) machten eine empirische Studie zum Thema Frauenfreundschaften, sie führten 60 Tiefeninterviews mit Frauen zwischen 20–40 Jahren, wovon sich die Hälfte als heterosexuell und die andere Hälfte als lesbisch oder bisexuell bezeichneten. Ihren Ergebnissen folgend wird die Freundin im Erwachsenenalter sehr sorgfältig ausgewählt, das Gefühl von Gemeinsamkeit, Verständnis und Vertrauen sind wichtige Kriterien. Die Freundschaften sind geprägt von vielen Gesprächen, von Austausch und Unterstützung, viele Themen dürfen präsent sein, tabuisiert ist eine erotische Anziehung als Teil der Freundschaft. Es geht sehr viel um Unterstützung in der jeweiligen Lebenssituation, ganz speziell in Krisenzeiten.

„In großer Offenheit sprechen beide über ihre Ängste und Freuden, über Probleme mit dem Körper, die Sexualität mit dem Partner, Schwierigkeiten mit wichtigen Personen (Eltern, Partner, Kolleginnen ...), Phantasien, Träume, Moral und Unmoral..." (Huber/Rehling 1998:148).

Oft ist die Freundin, neben oder außerhalb der Liebesbeziehung, wenn eine besteht, die nahestehendste Person. Freundinnen werden manchmal zur neuen Familie, es können auch die eigenen Schwestern sein, die zu diesen Freundinnen erkoren werden. Freundinnen tragen viel zum Erhalt der Partnerschaft bei, da sie bei Schwierigkeiten lösungsorientiert mit der Freundin arbeiten. Keine so positive Seite in den Ergebnissen von Huber und Rehling ist eine anmutende verminderte gegenseitige Wertschätzung. Freundschaften werden manchmal zugunsten der Partnerschaft vernachlässigt und erst wieder aktiviert, wenn es Probleme gibt. Brauckmann (1986) macht in ihrer Untersuchung die kulturelle Konstruktion von Frauenfreundschaften deutlich, was die Minderbewertung von Frauen und Frauenfreundschaften einschließt, den geringen sozialen Wert, den Frauen und Frauenfreundschaften in der Gesellschaft haben und den sie in ihren Frauenfreundschaften auch zum Ausdruck bringen.

„Die Frauen treten aus ihren Männerbeziehungen hinein in den Kontakt mit einer Frau, werden ihre Sorgen los, leben hier eine bedeutsame Form von Selbsterfahrung, reden und unternehmen einiges zusammen, bis sie emotional soweit befriedigt sind, dass sie zurück in die Beziehung mit dem Mann gehen und die Mängel dort eine gewisse Zeit besser ertragen können" (Brauckmann 1986:131/132).

Die Konfliktfähigkeit der Frauenfreundschaften scheint nicht so ausgeprägt, Konflikte werden lieber vermieden, Freundschaften verlaufen sich eher, denn gekämpft wird, es kann auch den großen Knall geben, aber tendenziell prägt sie eine Konfliktscheu.

Bezogen auf den Sterbeprozess war für mich die Zentralität der Frauenfreundschaften überraschend, und es bestätigt die Forschung von Rehling und Huber, dass Frauenfreundschaften in Krisensituationen überaus präsent sind, selbst dann, wenn es davor Phasen von weniger Kontakt gegeben hat. Die Freundinnen und Freundinnennetzwerke finden sich vor allem bei jüngeren Frauen, die Wertschätzung der Frauenfreundschaft im Sterbeprozess ist von beiden Seiten, der betroffenen Frau wie der betreuenden Freundin groß.

B: „Sehr oft bei Frauen, bei jüngeren Frauen erlebe ich immer wieder, dass es Freundinnen sind, also, die jetzt nicht so sehr den Fokus auf die

Familie haben, eigentlich sehr eigenständig leben, sondern Freundinnen haben, die sie unterstützen, begleiten, eher so" (B11: Tonbandaufnahme).

In den Interviews taucht immer wieder auf, dass es zu Rivalitäten zwischen Familie und Freundinnen kommen kann, wenn die Familie die Wichtigkeit die die Freundinnen für ihre Angehörige haben, nicht akzeptiert, diese ungewohnt ist oder im Leben nicht so wahrgenommen wurde. Die Sterbephase nehme ich bei den Frauen immer wieder als eine wahr, wo sich das Leben radikalisiert, manchmal kommt das zum Ausdruck in der Lebensbilanz, die in aller Härte und manchmal mit viel Schmerz formuliert wird, es hat den Anschein als würde nie Gesagtes auf einmal gesprochen und beklagt werden. Bei den Beziehungen und Freundschaften werden jenseits von Konventionen und gesellschaftlicher Wertigkeit die Näheverhältnisse mit Präzision klar gestellt und durchgesetzt.

B: „Und dann erinnere ich mich an eine junge Frau, die die ganz bewusst und ganz klar auf ihren Tod hingegangen ist. 40 Jahre alt, ganz vorbereitet, auch versöhnt mit diesem ihrem kurzen und auch nicht immer glücklichen Leben, die sich darauf eingestellt hat, dass sich in ihr etwas wandelt. Der habe ich auch, die hat ganz gern das Monochord gehört, das haben sie doch draußen gesehen. Da haben wir nicht sehr viel geredet, und einmal sagt sie zu mir, sie hat sehr darüber nachgedacht, warum ihr das Monochord so gut tut und sie ist zu dem Schluss gekommen – das Monochord hat seine Klänge auf das Wesentlichste reduziert, – es ist ein Ton von vielen Saiten erzeugt, – das Monochord ist auf das Wesentlichste reduziert, und ich habe mich auch auf das Wesentlichste reduziert –. In so einem bewussten Akt ist diese Frau gegangen, die letzten Tage ganz alleine, wollte keinen Besuch mehr haben, hat sich von ihren Leuten vorher verabschiedet. Ja, es war noch eine Freundin, die durfte bei ihr sein, ihre Freundin war da, ihre Familie hat sich verabschiedet" (B15: Tonbandaufnahme).

Die Zuwendung ist oft eine sehr nahe, auch eine die Ausdruck über das Körperliche wie Emotionale findet.

B: „Auch an Zuwendung, bei einer Frau, die ich in Erinnerung habe jetzt gerade, da war das auch so, da ist immer eine Freundin gekommen, das war ganz intim eigentlich zwischen denen. Die hat ihr immer wieder etwas gemacht und massiert, die war dann" (B11: Tonbandaufnahme).

Auch zwischen Mutter und Tochter kann sich diese Freundinnenschaft manifestieren.

B: „Jetzt bin ich gerade aus einem Zimmer gekommen von einer Frau, die vielleicht 65 ist, sie ist nicht mehr in der Lage zu sprechen, ich bin ihr heute das erstemal begegnet, war bei ihr und ihrer Tochter eine Zeit lang. Wie soll ich sagen, ich nehme ganz berührt wahr, was sich zwischen diesen beiden Frauen fast ohne Worte abspielt, zwischen Mutter und Tochter, in einem ganz klaren Sterbeprozess. Das mag noch eine Zeit lang gehen, das weiß man nicht, aber ich denke mir, so etwas erlebe ich manchmal zwischen Frauen, zwischen Mutter und Tochter, in dieser Zugewandtheit und in dem Annehmen können. In der Zugewandtheit dieser jungen Frau und in dem für mich immer wieder deutlich wahrnehmbaren Wohltuenden. Die Mutter hat das, die Mutter nimmt das an, und es tut ihr wohl, wenn die Tochter dann ab und zu mit dem Arm hingreift, denn zu lange ist es ihr unangenehm bei der Hitze. Das Gesicht der Mutter entspannt sich wieder ein bisschen, dann fließt da etwas zwischen den beiden" (B15: Tonbandaufnahme).

Im Sterben wird das Leben, die eigenen Wünsche bestechend klar, Selbsttäuschungen gelingen weniger, auch in Bezug auf die Freundinnen wird Schmerz geäußert, wenn das Eigene nicht den gewünschten Weg im Leben gefunden hat.

B: „Gerade jetzt betreue ich eine Frau, wo ganz klar ist, dass der Mann das unterbunden hat, und das macht sie auch sehr traurig, und das formuliert sie auch so. Also, der Mann hat die Freundschaften unterbunden, er hat gesagt – das brauchst du nicht, hast ja uns als Familie, was brauchst du deine Freundinnen, du brauchst am Abend nirgends hingehen – und jetzt sagt sie, dass sie das traurig macht, dass das irgendwie nie zustande gekommen ist" (B7: Tonbandaufnahme).

Bei den Frauenfreundschaften im Sterbeprozess macht sich ein Generationenunterschied deutlich, es sind tendenziell die jüngeren Frauen bis 55 und 60 Jahre, die von ihrer oder ihren Freundinnen begleitet werden, diese auch als Freundinnen benennen. Bei älteren und alten Frauen sind generell oft weniger Bezugspersonen vorhanden, viele sind schon vor ihnen gestorben oder sind selber nicht mehr mobil, können keine Versorgerinnenrolle einnehmen. Das andere ist, dass ältere und alte Frauen mit dem Wort Freundin weniger vertraut erscheinen, sie nehmen es seltener in den Mund, haben sich ihre Freundschaften manchmal stärker im Verwandtenkreis gefunden, sprechen dann von der geliebten Schwester, der geliebten Tochter, der geschätzten Enkelin. Ein dritter Aspekt ist das Fordern, in dem sie weniger geübt sind, mehr im Entsagen und Ertragen, auch wenn, wie im Zitat oben, das Bewusstsein des Eigenen hartnäckig präsent geblieben ist und seinen Ausdruck im Schmerz findet.

Woratz und Georg (1996) betonen die Netzwerke, die unter Frauen entstehen können.

> „Wer eine Frau kennt, lernt durch sie andere kennen. Und wiederum andere lernen und kennen. Wenn wir Glück aber auch einen Blick dafür haben, entspinnt sich so ein äußerst tragfähiges Netz auch für Wochenenden" (Woratz/Georg 1996:189).

Die Netzwerke werden auch in der Sterbephase aktiviert, intensiviert, es sind dann zum Beispiel die fünf Freundinnen, die sich im Radldienst um die sterbende Freundin kümmern, zum Reden, zum Baden, zum Massieren, zum täglichen Sekttrinken, zum Spazieren gehen zum Trösten und Trauern, aber auch um Dinge zu regeln, die der Freundin ein Anliegen sind oder zu versorgen, wen es zu versorgen gilt, Kinder, Haustiere.

B: „Eben auch bei Frauen, die Freundinnen gehabt haben zum zum Begleiten, da da ist ganz viel, eben auch ganz viel klar geredet worden immer wieder, was noch wichtig ist, was sie noch gerne haben will und wie das, ja so" (B11: Tonbandaufnahme).

Die oben schon erwähnte Untersuchung von Young, Bury und Elston (1999:274) fasst ihre Ergebnisse in den Begriffen „Integration", „Segregation" und „Transformation". Mit „Integration" beschreiben sie eine Haltung, wo das Sterben ein Teil des Lebens ist, es wird wahrgenommen und gesehen, und es gibt ein sich Fügen ins Unvermeidliche. Mit „Segregation" beschreiben sie Versuche, Emotionen und Auswirkungen des nahenden Todes vom sonstigen Leben zu trennen, die Situation herunterzuspielen. Dadurch entstehen widersprüchliche Situationen und Missinterpretationen. Mit „Transformation" beschreiben sie Situationen von Frauen, die aufgrund ihres bevorstehenden Todes ihre Lebenssituation drastisch ändern. Ihre Ergebnisse zeigen, dass sich alle drei Formen in den Beziehungen wiederfinden, in 18 Fällen blieb die Freundschaft bestehen, davon hat sie sich in fünf weiterentwickelt und in anderen fünf ist sie in bestehender Art und Weise fortgeführt worden. In vier Fällen war sie gekennzeichnet von Widersprüchlichkeit und Missverständnissen, in vier Fällen war sie charakterisiert durch das Gefühl der Sackgasse und nur zwei Freundschaften haben in dieser Zeit geendet. Für die Freundschaft am günstigsten war, wenn entweder beide die „Integration" als Weg gewählt hatten beziehungsweise die sich im Sterbeprozess befindende Frau die „Transformation" und die Freundin die „Integration". Schwieriger war es, wenn die „Segregation" die Form war, da dies Widersprüchlichkeiten und Missverständnisse gefördert hat beziehungsweise wenn die Freundin die Transformation gewählt hat, was zum Ende der Freundschaft führte in den zwei genannten Fällen. In jedem Fall gilt es für die Frauen sich verändernde Beziehungen zu managen.

Code (1991), Friedmann (1997) beschreiben Freundinnenschaft als gesellschaftliche Praxis, als mögliches Modell für eine feministische Ethik, zentral ist in ihrer Konzeption die Option des Voneinander Lernens, soziale, kognitive und emotionale Fähigkeiten können im Miteinander entwickelt werden, was eine spezielle Basis bietet für den Umgang mit moralischen Konflikten, mit der ihnen inhärenten Komplexität und Widersprüchlichkeit. Bei Code ist Freundinnenschaft gekennzeichnet von Vertrauen, Verständnis, Reziprozität, Symmetrie und Nicht-Austauschbarkeit. In Freundschaften zentral ist für sie das gegenseitige Lernen, es gibt ganz viel zu profitieren aneinander, miteinander. Friedmann streicht vor allem die Möglichkeit des moralischen Wachstums heraus. Freundinnen ermöglichen einander dieses Wachstum durch ihren Austausch an Meinungen, Bedürfnissen, Interessen, Träumen, durch das Anvertrauen ihrer differenten Standpunkte.

„Durch diese Gelegenheiten zum Wachstum unseres moralischen Wissens erlaubt uns Freundschaft, uns in Zeiten zu orientieren, in denen wir unsere eigenen moralischen Regeln, Werte oder Prinzipien anzweifeln" (Friedmann 1997:244).

Die Freundinnen finden einen Raum, wo sie sich auseinandersetzen, ihr Leben, ihre Konflikte darstellen können, sich gegenseitig beraten und unterstützen, sie lernen vom Verhalten der anderen. Conradi (2001) ergänzt Codes Ansatz indem sie die Reziprozität der Freundinnenschaft in Frage stellt beziehungsweise gibt sie zu bedenken, dass es in einer Freundschaft durchaus von Vorteil sein könnte, wenn sich symmetrische mit asymmetrischen und reziproke mit nicht-reziproken Aspekten abwechseln.

Im Sterben ist die Reziprozität und Symmetrie nicht in dem Ausmaß gegeben wie davor im Leben und doch werden die Freundschaften intensiv gelebt mit großem Engagement, Nähe, Zärtlichkeit, Freude und Liebe, der Wechsel von Symmetrie und Asymmetrie scheint eher bereichernd zu sein. Die Fähigkeit im Umgang mit moralischen Konflikten, erworben u.a. durch das Leben der Freundinnenschaft wie Friedmann sie beschreibt, führt u.a.

vielleicht zu dem präsenten Umgang und der engagierten, liebevollen, freundschaftlichen Begleitung im Sterbeprozess. Das Begleiten dürfen ist ein großes Geschenk der Betroffenen, ein sehr großes Angebot im moralischen Wachstum. Raymond (1990) folgend ist für die Möglichkeit einer Frauenfreundschaft der Bezug zu sich als Frau ein zentrales Moment.

„Das Selbst einer Frau ist ihre originäre und dauerhafte Freundin" (Raymond 1990:12).

Die Idee dieses Selbstbezuges schließt als Basis um mit anderen in Beziehung zu gehen an Conradis (2001) Begriff der „Care" Ethik an, wo die Ausgewogenheit von Eigensorge und Fremdsorge betont wird. Frauen, die sich auch um sich selbst sorgen, schaffen sich den Freiraum ihre Wünsche und Bedürfnisse wahr- und umzusetzen, einer davon scheint das Leben von Frauenfreundschaften zu sein. Im Sterbeprozess erweist sich diese Beziehungsform bei vielen tendenziell jüngeren betroffenen Frauen als große Unterstützung, als großes Geschenk im Sinne von Teilhaben und Lernen und Wachsen dürfen auf der anderen Seite.

5 „Palliative Care" und „Gender" – Forschungsstand

5.1 Begriffsklärung

Mit „Gender" meine ich einen sich herstellenden Begriff von Geschlecht, je nach gesellschaftlichen Zusammenhängen, sozialen Situationen und Symbolisierungen wird „Gender" produziert. Interessant ist zu verfolgen, welche Bedeutung dem Begriff jeweils beigemessen wird und welche Auswirkungen er auf die sozialen Strukturen hat, auf die Produktion von Wissen, von Kultur und auf die Verteilung von politischer Macht (Braun/Stephan 2000:9). Es gilt aufzuzeigen und zu problematisieren, wie in unserer westlichen Kultur Unterscheidungen getroffen werden, wie Dichotomisierungen eingeführt und immer wieder neu hergestellt werden, was ausgeblendet wird (Becker-Schmidt 1998). Die Konstruiertheit von „Gender" schließt auch jene von „Sex" nicht aus. Wie manche Körperteile wahrgenomnen, interpretiert, dargestellt werden, bei Frauen im speziellen Po, Beine, Brüste hat sehr viel mit gesellschaftlichen Konstrukten zu tun (Nussbaum 2002). Die Übersetzung von „Gender" wäre Geschlecht, jedoch ist die Verwendung von „Gender" vorteilhafter (Braun/Stephan 2000:58), da durch die Differenzierung in „Gender" und „Sex", in soziales und biologisches Geschlecht die Konstruiertheit von Geschlecht markant wird, die Eindimensionalität des Begriffs Geschlecht wird auf diese Weise gesprengt, wobei zu beachten ist, „Sex" nicht als gegeben vorauszusetzen und unbeobachtet zu lassen.

5.2 Geschichte der Hospizbewegung

Die Hospizbewegung ist untrennbar mit der beeindruckenden Frau, Ärztin, Krankenschwester, Sozialarbeiterin und Gründerin der modernen Hospizbewegung (Pleschberger 2007) Cicely Saunders verbunden. 1967 wurde auf ihre Initiative das St. Christopher's Hospice eröffnet, das sich wesentlich von anderen Gesundheitseinrichtungen der damaligen Zeit unterschied. Kennzeichen waren Multiprofessionalität, ein Wahrnehmen von Schmerz in seiner Multidimensionalität als emotionaler, spiritueller, sozialer und körperlicher Ausdruck (Saunders 1995). Pionierarbeit in Bezug auf Schmerz- und Symptombewältigung wurde geleistet, forschungsorientiert wurde gearbeitet. Mit ihrem Konzept sprach Cicely Saunders nicht nur die beteiligten Professionen an, sondern es gelang die Einbindung der gesamten Bevölkerung. Das spiegelt sich in den Konzepten von Ehrenamtlichkeit, ohne die Hospize undenkbar sind, und in der Notwendigkeit der Akquirierung von Spenden für die Errichtung und den Betrieb von Hospizen. Cicely Saunders ging auf Reisen und trug die Hospizidee in andere Länder, machte sie zu einem globalen Konzept. Zahlreichen Reisen in die USA folgten in den 70er Jahren Reisen nach Skandinavien, Niederlande, Afrika und Australien (Pleschberger 2007:27). In den verschiedenen Ländern entwickelten sich ambulante Versorgungssysteme, stationäre Hospize, Palliativstationen, Tageshospize, ambulante Hospizdienste je nach den kulturellen, sozialen und gesundheitspolitischen Ausrichtungen. Die Hospizidee heute ist gekennzeichnet von Tendenzen zur Standardisierung, Vereinheitlichung und dem Übergang in die Regelfinanzierung (Gronemeyer 2004, Pleschberger 2007). Diese Vereinheitlichung zeigt sich auch in der Begrifflichkeit, die WHO hat 1990 den Begriff „Palliative Care" in ihrer Definition aufgenommen und mit den Elementen der Hospizidee verknüpft.

> „Palliative Care is the active total care of patients whose disease is not responsive to curative treatment. Control of pain, of other symptoms, and of psychological, social and spiritual problems is paramount. The goal of palliative care is achievement of the best possible quality for patients and their families" (WHO 1990).

5.3 Forschungsstand im englischsprachigen Raum

Dass Forschungen zur Charakteristika im Sterbeprozess von Frauen in den 80er und beginnenden 90er Jahren auch im englischsprachigen Raum nicht zum Gängigen zählten, darauf hat schon Sally Cline (1996) hingewiesen. Field, Hockey and Small (1997:3) zeigen für diesen Zeitraum eine fehlende Diskussion und Analyse „Gender" und Ethnie betreffend in der soziologischen Literatur in Great Britain. Sie weisen darauf hin, dass Frauen länger leben als Männer, öfter krank sind, mehr ÄrztInnen konsultieren, mehr Medizin konsumieren, dass sie öfter ins Krankenhaus eingeliefert werden, was alles vorerst keinerlei Berücksichtigung gefunden hatte. Die männliche Rolle lässt Männer ein höheres Risiko eingehen und ihre körperlichen

Symptome ignorieren, in der Folge nehmen sie ärztliche Leistungen weniger in Anspruch, während die Rolle der Frauen diese zur Risikovermeidung drängt und zu einem verantwortungsvollen Umgang mit ihrer Gesundheit, was sie eher zur Inanspruchnahme von ärztlicher Hilfe führt.

„Help-seeking and emotionality are part of conventional ideas about female roles, whereas males are expected to restrain their expression of emotion, to deny illness, and to be more reluctant to seek help from others. Thus help-seeking (and help-giving) are congruent with idealised female gender roles in our society" (Field/Hockey/Small 1997:4).

Es wurde in den 80er und 90er Jahren zu wenig wahrgenommen, dass „Gender" die Diagnosen beeinflusst und sich auf die Behandlungen auswirkt. Field, Hockey and Small (1997:4) führen diesbezüglich zwei Beispiele an, jenes, dass Frauen eher als psychisch labil diagnostiziert werden, während Männer eher Kandidaten für Herzinfarkte sind. Sie weisen darauf hin, dass Forschungen sich vorrangig an männlichen Sichtweisen, Krankheiten und Objekten orientieren, dass es noch mehr Forschungen zu Herzfehlern und Herzinfarkte bei Frauen braucht. Hier gibt es mittlerweile auch im deutschsprachigen Raum erste Beiträge, Diskussionen und Standpunkte zu „gendersensibler" Medizin (Schücking 1995, Rieder/Lohff 2004). Gronski (2001:89) weist in ihrem Artikel „Leben mit einer HIV-Infektion und das Sterben an Aids" darauf hin, dass weder ein Großteil der Medikamente noch der Verlauf und die Auswirkungen der HIV-Infektion unter frauenspezifischen Aspekten untersucht wurden. Die USA scheinen hier schon mehr an Weg beschritten zu haben, was sich zum Beispiel in der Vorlage des National Institute of Health zeigt, wo festgelegt wurde, dass Medikamentenprüfungen, die für Frauen relevant sind, nur finanziert werden, wenn Frauen im gesamten Forschungsprozess einbezogen und berücksichtigt werden (Voss/Lohff 2004:437). Voss und Lohff weisen u.a. auch darauf hin, dass in der „Gender"- Medizin immer die Frage nach dem Nutzen gestellt werden muss. Das zeigt sich zum Beispiel an der Fokussierung auf die weibliche Brust als scheinbar größtem Risikobereich, während Herz- und Kreislauferkrankungen vernachlässigt werden, obwohl die Sterberate diesbezüglich bei Frauen in Deutschland höher ist als bei Männern (Voss/Lohff 2004:439). Wem nützt es, wenn viele Frauen aufgrund von Angstmache an Brustkrebsfrüherkennungsuntersuchungen teilnehmen? Aber auch andere Bereiche im Leben der Frauen wie die Schwangerschaft und die Geburt, das Älterwerden werden mittlerweile als Risiko gehandelt (Duden 2004:508). Im

Namen von Selbstbestimmung und Verantwortung wurden die Frauen von Patientinnen zu Kundinnen, die aus dem medizinischen Angebot wählen können. Ein Angebot, das mittlerweile schon zur selbstverständlich wahrzunehmenden Kontrolle geworden ist und sich in eine Fahndung nach Auffälligkeiten verwandelt hat, *„im Dienst einer ökonomisch-effizienteren Gesundheitsverwaltung von Bevölkerungsgruppen"* (Duden 2004:508). Field, Hockey, Small (1997:11) kritisieren des Weiteren, dass es zu Todesangst in Verbindung mit Krebs und Aids ausgedehnte Literatur gibt, aber kaum eine zum Zusammenhang Todesangst und Miss- und Todgeburten. Die Forschungen haben sich nicht damit beschäftigt, dass Männer eher zuhause und Frauen in Institutionen, im Krankenhaus oder Pflegeheim sterben, es wurde kein Blick darauf gelegt, was die Ursachen sein könnten. Auch Forschungen in Pflegeheimen und Hospizen haben weitgehend „Gender" außer Acht gelassen, trotz der Tatsache, dass Pflegeheime „Frauenwelten" sind (Reitinger/Heimerl/Pleschberger 2005:22). Die Generalisierung des Männlichen, die Tendenz, den Mann als alleinigen und selbstverständlichen Maßstab zu setzen, spiegelt sich nicht nur in allen Bereichen des Lebens, sondern auch in jenen des Sterbens wider und rekrutiert in Ungerechtigkeit und Imbalance.

„However, in modern society the ways in which the experiences of women with deaths at both the start and end of life are ignored and disregarded reflect the lower esteem placed upon women throughout the life course and in most areas of social life"(Field/Hockey/Small 1997:7).

Dass „Gender" sich im englischsprachigen Raum in den letzten zehn bis fünfzehn Jahren zu einer zunehmend wichtigeren Kategorie entwickelt hat, möchte ich exemplarisch anhand von einigen Forschungen in diesem Zeitraum zeigen. Die Zeitschrift „Mortality" (Howarth/Kellehear 1996 – 2007) ein internationales und interdisziplinäres Journal, herausgegeben seit 1996 vierteljährlich vom Departement of Social and Policy Sciences der University of Bath, UK hat im Zeitraum 1996 bis 2002 zehn Forschungen mit „Gender"-Schwerpunkt veröffentlicht beziehungsweise wurden Schlüsselthemen online gestellt, hierzu wurde auch „gender and death" gereiht (Howarth/Kellehear:2007). Einige dieser Forschungen haben den Fokus auf Spezifika von Frauen gelegt, andere auf die Beziehung zwischen den Geschlechtern, für andere ist „Gender" einfach eine Variable. Es sind quantitative und qualitative Studien dabei, Medienanalysen und ethnographische Arbeiten. Einige Arbeiten, die in Bezug stehen zur vorliegenden Forschung möchte ich kurz umreißen.

Die Untersuchung von Young, Bury and Elston (1999) wurde schon im Kapitel Frauenfreundschaften erwähnt. Sie verwendeten vorhandenes Datenmaterial aus vier Hospizen in Südengland, wo vierzig qualitative Interviews mit Frauen durchgeführt worden waren mit Blick zur Rolle von Freundschaften, zwanzig der interviewten Frauen hatten auch eine Freundin als weitere Interviewpartnerin genannt und mit diesen Freundinnen waren ebenfalls Interviews geführt worden. In neun Fällen waren zusätzlich Interviews mit beiden Frauen möglich gewesen. Das Datenmaterial dieser zwanzig Frauen, die ihre letzte Lebensphase zuhause verbracht hatten, bildete die Grundlage für die Forschung von Young, Bury and Elston (1999:271). Ihre Forschung zeigt die Entwicklung dieser Frauenfreundschaften und die Bewusstheitskontexte, in denen diese stattfinden. Die Freundschaftsbeziehungen sind sehr vielfältig, sie bleiben gleich, verändern und entwickeln sich, werden abgebrochen, neue werden geknüpft. Einige Freundschaften haben das Bewusstsein um den bevorstehenden Tod integriert, andere verleugnen ihn oder spielen ihn herunter, wiederum andere haben einen transformierenden Umgang mit diesem Bewusstsein, sie verändern die Freundschaften drastisch. Für welchen Bewusstheitskontext sich die Frauen auch entschieden hatten, in 18 Fällen blieb die Freundschaft bestehen, am zufriedensten schienen jene zu sein, die sich für die „Integration" (Young, Bury, Elston 1999: 274) entschieden hatten. Sie kritisieren die Theorie von Bewusstheitskontexten von Glaser und Strauss (1974), die sich in ihrer Forschung „Interaktion mit Sterbenden" ausschließlich auf die Institution beziehen. Durch ihre Arbeit in der häuslichen Sphäre erweitern sie auch die Auseinandersetzung und Blickrichtung von Bewusstheitskontexten.

Eine zweite Untersuchung, die ich erwähnen möchte, ist jene von Malson und Ussher (1997), die sich mit dem Phänomen der Anorexie beschäftigten. Da im Zusammenhang mit der vorliegenden Forschung der Verlust von Schönheit, Attraktivität und körperlicher Integrität eine zentrale Kategorie geworden ist, ein Bereich, der unendlich viel Schmerz für viele Frauen mit sich bringt, ihre Identität gefährdet, sie manchmal Beziehungen lieber abbrechen lässt als unansehnlich wahrgenommen zu werden, habe ich mich im Kapitel „Die Bindung an unvergängliche Schönheit" mit dem Schönheitsdiktat intensiver auseinandergesetzt. In diesem Kontext zeigen sich in der Anorexie als einer der drei großen Frauenkrankheiten (Braun 1995) einerseits Formen des Widerstands gegen gesellschaftlich manifestierte Weiblichkeitsvorstellungen und andererseits präsentiert sich die sozio-kulturelle Verknüpfung von Weiblichkeit und Tod

(Heller B. 2006b, Braun 2000). Malson und Ussher (1997) interviewten 23 Frauen zwischen ca. 17 und 50 Jahren, von denen 21 die Diagnose Anorexie hatten, bei zwei Frauen war es eine Eigendiagnose. In den Interviews sprechen die Frauen über ihre Erfahrungen bezüglich Anorexie und ihre Vorstellungen zu Weiblichkeit, Identität und Körper. Malson und Ussher (1997) geht es um die diskursive und körperliche Darstellung von Anorexie als sterbender, weiblicher Körper. Die Wünsche der Frauen nach Unsichtbarkeit, nach Dahinschwinden, nach Selbstzerstörung, die Sehnsucht zu sterben sehen sie in einer langen, kulturellen Verbindung von Weiblichkeit und Tod (Malson/Ussher 1997:46). Sie versuchen zu zeigen, dass Anorexie nicht nur eine Krankheit ist, sondern auch eine Widerstandsform, die sich dem disziplinierenden Blick entzieht, einer „economy of visibility" (Malson/Ussher 1997:57), eine Sichtbarkeit, die vor dem Körperinneren nicht Halt gemacht hat, die die Menschen über ihr Innerstes aufklärt, bevor sie des eigenen Spürens fähig sind (Duden 2002, Duden 2004, Illich 2006). Die Anorektikerin macht sich unsichtbar in einer Welt des Sichtbaren, Durchsichtigen, Durchleuchteten. In nachvollziehbarer, einfühlsamer Weise zeigen Malson und Ussher (1997), dass zu Tode hungernde Frauen besser verstanden werden im Erkennen der sozio-kulturellen Spezifika und Praktika, die das Leben der Frauen bestimmen.

> „As these final two extracts illustrate, the dying anorexic body signifies both a perversely ‚perfect' solution to the problematic of feminine subjectivity and an extremely troubling expression of self-destruction:
>
> Penny: I always wanted to be perfect anorexic, but I know the perfect anorexic's a dead one basically.
>
> Jackie: I mean, good, if I was going to write a book (about anorexia) I think I d have to write a lot about the misery of what it's actually like/ HM: right mm/ because you even forget yourself ... because you forget all of the (.) /HM: mm/ you know, it's not a solution (.) /HM: right/ unless you actually kill yourself" (Malson/Ussher 1997:57).

Vier weitere Arbeiten in der „Mortality – online Ausgabe" (Howard/ Kellehear 2007) beschäftigen sich mit dem Bereich Trauer und „Gender", auf drei davon möchte ich näher eingehen. In Handsley's Forschung (2001) geht es um den Umgang mit Verlust und Trauer nach einem unerwarteten Todesfall. Er interviewte seine Frau und deren Familie nach dem plötzlichen Tod seines Schwagers, eine Familie, die mit Trauer und Schmerz konfrontiert war, mit einer Erschütterung des Familiensystems, mit Konflikten, Missverständnissen, aber auch mit Verstehen, größerer Nähe und Entwicklung. „Gender"-Aspekte, die in seiner Arbeit deutlich werden, sind der differente Zugang und Umgang mit Verlust und Trauer. Männer versuchen stark, sprich unemotional und damit männlich zu sein, ihre Trauer rutscht ins Unsichtbare und Nichtkommunizierbare ab, manchmal findet sie Ausdruck über schwarzen Humor. Die Kontrolle der Emotionen, eine gefühlslose Maske hat aber auch Auswirkungen auf die Formen und das Ausmaß an Unterstützung, das einem von außen zu Teil wird.

„For example, men protect their vulnerability by staying ‚manly' internalising their grief, effectively erecting a barrier to their wives attempts to talk about loss" (Handsley 2001:12).

Frauen geben ihrer Trauer Ausdruck in ihren Emotionen, ihrer Sprache, ihrem Handeln. Sie betrachten mit Unverständnis, manchmal mit Sorge die männliche Maske. Diese Arbeit schließt insofern an meine Forschung an, als Emotionen und Frauen in der letzten Lebensphase sehr stark miteinander verbunden sind, das Leben von Emotionen eine Stärke der Frauen ist. Ihre emotionale Zuständigkeit und Kompetenz zeigt sich auch in Trauerprozessen.

Bennett (1977, 1998) hat zwei Forschungen durchgeführt, die sich mit dem Umgang von Verlusten auseinandersetzen. Sie zeigt, wie ältere Frauen und ältere Männer auf den Tod ihres Partners/ihrer Partnerin reagieren. Im Besonderen interessant, und hier schließt sich wieder der Kreis zu meiner Forschung, ist die Tatsache, dass Frauen ihre guten Beziehungen aufrechterhalten und pflegen, während Männer diese oft nicht fortführen. Das Alleinsein stellt die Männer vor existenziellere Probleme als die Trauer über den Verlust. Frauen haben längere Trauerzeiten und weisen mehr gesundheitliche Probleme auf, die vor allem kurz nach dem Verlust markant werden. Eine Verbindung zwischen Bennetts Arbeiten und meiner sehe ich in der Bedeutsamkeit und der Vielfalt an Beziehungen, die Frauen nicht nur im Leben führen, sondern auch im Sterbeprozess.

Um einen Eindruck zu vermitteln, in welchen Themen sich „Gender" in Bezug auf Sterben und Tod häufiger findet, seien auch die anderen Arbeiten kurz erwähnt. Zwei beschäftigen sich mit Selbstmord, drei weitere mit dem toten Körper und seiner Repräsentanz, eine letzte Arbeit in dieser Reihe setzt sich mit der Deutung von übersinnlichen Wahrnehmungen, bei denen bis zu fünfzehn Jahre lang Verstorbene gefühlt, gerochen, wahrgenommen werden von älteren Frauen, auseinander (Hockey:2007).

Die angeführten Forschungen geben einen Überblick, in welchen Bereichen „Gender" sich eher findet und wo kaum. Eine Literaturrecherche in Women's Studies International (1972 – Oktober 2006), einer der größten und renommiertesten Bibliographien auf dem Gebiet der Frauen- und Genderforschung, ergab ein ähnliches Bild. Es findet sich im Zusammenhang mit „Gender" viel zu Trauer, Verlust, auch einiges zum toten Körper und seiner Repräsentanz, zu Suizid, zur Euthanasie, zur Todesangst, zur Freundschaft, wenig findet sich zum konkreten Sterben aus einer Betroffenenperspektive. Auf zwei Arbeiten aus dem amerikanisch-englischen Sprachraum möchte ich noch näher eingehen. Von Mackey und Sparling (2000) fand ich eine Forschung über die Erfahrungen von älteren, krebskranken Frauen, die ambulant palliativ betreut wurden. Das Ziel dieser Studie ist die effizientere und ganzheitlichere physiotherapeutische Betreuung von älteren an Krebs erkrankten Personen. Drei Frauen wurden interviewt, sie wussten Bescheid über ihre unheilbare Krankheit, sie waren zwischen drei Monaten und einem Jahr in palliativer ambulanter Betreuung. Ausgewertet wurde mit der „Grounded Theory". Vier zentrale Themen bestimmten die Forschung, das war die Bedeutung, die Beziehungen für die Frauen spielten, die Wichtigkeit von Religion beziehungsweise Spiritualität, die eigenen Antworten hinsichtlich des bevorstehenden Sterbens und die Aufrechterhaltung von geliebten Aktivitäten. Mackey und Sparling versuchen darzustellen, dass es wichtig ist, die Frauen in diesen vier Aspekten zu unterstützen. Sie weisen auf die Wichtigkeit hin, nahe Personen zu motivieren, Berührung zu geben und zuzulassen. Als Professionelle in wertschätzender Haltung religiöse oder spirituelle Gespräche anzubieten, sehen sie als weitere Unterstützungsvariante für die Betroffenen. Als Antworten auf den bevorstehenden Tod beschreiben sie Trauerreaktionen bei den betroffenen Frauen, Trauer über die vielen Verluste, die nahen Menschen, die körperliche Unabhängigkeit, Trauer über Unerfülltes, über Hobbies (Kimberly/Sparling 2000:466). Sie empfehlen die Trauer zuzulassen und Ängste wahrzunehmen. Als weiteren Unterstützungsfaktor sehen sie die Ermöglichung von geliebten Aktivitäten wie Tanzen, Gärtnern, Kochen u.a. In allen ihren Punkten kann ich vom Stand meiner Forschung nur zustimmen, sehr Ähnliches, nur differenzierter und spezifizierter findet sich in meiner Arbeit. Der Aspekt der Weiterführung von geliebten Aktivitäten und Tätigkeiten ist weniger deutlich im Kontext des stationären Aufenthalts, er erscheint mir im ambulanten Bereich stärker vertreten und möglich.

Als letzte Arbeit möchte ich eine Untersuchung von Cleeland et al. (1994:592) zur Problematik der Schmerzerfassung bei ambulant betreuten an Krebs erkrankten PatientInnen anführen, die im New England Journal of Medicine erschienen ist. In dieser Studie wurden 1308 ambulant betreute PatientInnen aus 54 Behandlungszentren, die mit der Eastern Cooperative Oncology in Verbindung standen, hinsichtlich ihrer Schmerzen befragt. Es stellte sich heraus, dass 42 % (250) von jenen PatientInnen, die Schmerzen hatten (597), zu wenig Schmerzmittel erhalten hatten (Cleeland et al. 1994:595). Als Personengruppen, die zu niedrig dosiert worden waren, zählten Menschen, die einer Minderheit angehörten, Frauen, Menschen über 70 Jahre und Personen, die nicht so krank wirkten. Ein auffallendes Kriterium war die unterschiedliche Schmerzeinschätzung zwischen Professionellen und Betroffenen. Sie schließen daraus, dass Kommunikation in der Einschätzung von Schmerz wesentlich ist.

> „... accurate appraisal of the servity of pain may be more difficult for patients who are not of the same age, sex, or racial or ethnic background as the treating physician" (Cleeland et al. 1994: 595).

Diese Untersuchung zeigt sehr deutlich, dass die Einschätzung von Schmerzen einhergeht mit verstehender Kommunikation und dass es diesbezüglich eine Sensibilität und Bewusstheit braucht für „Gender", Alter, Ethnie, Rasse, Religion und Klasse.

Abschließen möchte ich diesen Ausschnitt zu „Gender" und „Palliative Care" des englischsprachigen Raums mit einem Blick in zwei Handbücher und der Aufnahme von „Gender".

Im Oxford Textbook of Palliative Medicine (Doyle/Hanks/Cherny/Calmann 2004) findet sich im Index „Gender" siebenmal, u.a. im Zusammenhang mit Stress und Burnout bei Betreuungspersonen, wo Vachon (2004:992) in ihrem Artikel „The stress of professional caregivers" darauf hinweist, dass an weibliche Betreuungspersonen andere Erwartungen auf allen Ebenen des Arbeitslebens geknüpft sind, dass sie oft die Zuständigen sind für Kommunikation und psychosoziale Themen. Meier und Monias (2004:935) weisen in ihrem Text „Palliative medicine and care of the elderly" u.a. auf den Zusammenhang von Schmerzbekämpfung und „Gender", Alter, auf die Tatsache, dass es oftmals Frauen sind (Mütter, Töchter, Schwiegertöchter ...) die Familienmitglieder pflegen, und auf die wirtschaftlichen Aspekte hin.

„Woman (spouses, daughters, and daugthers-in-law) provide most family (non-reimbursed) care giving. These volunteer caregivers provide labour that is worth $ 196 billion annually. Paid care provides the sole source of caregivers support in only 15–20 per cent of patients, particularly for elderly women, who are more likely to live alone following the death of a spouse" (Meier/Monias 2004:935).

Breitbart, Payne und Passik (2004:424) zeigen in ihrem Artikel „Psychological and psychiatric interventions in pain control", dass eine zu geringe Schmerzbekämpfung bei aidskranken Frauen festzustellen ist.

„As with cancer, we have found that factors that influence undertreatment of pain in AIDS include gender (women are more undertreated), education, substance abuse history, and a variety of patient-related barriers" (Breitbart/Payne/Passik 2004:427).

Aber auch dort, wo in den Handbüchern nicht „Gender" steht, wird immer wieder auf Differenzen zwischen den Geschlechtern hingewiesen, so zum Beispiel im Text von Fallowfield (2004:101) „Communication with the patient and family in palliative medicine", wo sich in einer Studie von 2809 Personen, von denen 1032 palliative Betreuung erhielten, zeigte, dass es bezüglich des Wunsches nach Informationen Unterschiede zwischen Frauen und Männern gibt. Generell wollten Frauen mehr Informationen als Männer, bei palliativ betreuten Personen war der Anteil und Wunsch nach Informationen gleich vertreten zwischen den Geschlechtern, ein Unterschied zeigte sich bezüglich der Informationen über Heilungschancen, Frauen wollten mehr an Informationen (Fallowfield 2004:102).

Im Handbuch „Palliative Care Nursing" von Payne, Seymour und Ingleton (2004) findet sich „Gender" drei Mal in Index. Relf (2004) „Risk assessment and bereavement services", führt zum Beispiel Studien an, die Witwer und Witwen mit verheirateten Männern und Frauen verglichen haben und zeigen, dass Witwer einem größeren Risiko ausgesetzt sind. Zwischen den verheirateten Männern und den Witwern gab es signifikante gesundheitliche Differenzen, während es zwischen den Witwen und verheirateten Frauen keine Unterschiede gab. Verweisend auf weitere Studien machen sie deutlich, dass Witwer einen kleineren Freundeskreis haben, die Sozialkontakte eher über die Partnerin vorhanden waren und dass Beziehungen zu erwachsenen Kindern nicht in der Intensität gegeben sind. Hinzu kommt, dass Männer Trauer eher verbergen und daher auch weniger Unterstützung erhalten können (Relf 2004:524).

5.4 „Gender" – (k)eine Kategorie in „Palliative Care" des deutschsprachigen Raums

> „Die Geschlechterdifferenz wurde bisher zu wenig beachtet. Es gibt Unterschiede in der Lebens- und Todeserfahrung der Geschlechter" (Heller B. 2007:436).

Im deutschsprachigen Raum gibt es bis dato kaum Forschungen, die sich der speziellen Charakteristika der Geschlechter im Sterbeprozess widmen. 1997 wurde das Buch von Sally Cline „Lifting the taboo" ins Deutsche übersetzt. Sie hat 150 Interviews mit Frauen geführt, mit Töchter, Mütter, Aidskranken, Witwen, lesbischen Frauen, schwarzen Frauen und Bestattungsunternehmerinnen. Ihre Intention war es zum einen, das „Todestabu" (Cline 1997:9), von dem sie ausgeht, aufzubrechen, eine Sprache zu finden für Tod und Trauer, die weder juristisch noch medizinisch gefüllt ist, eine Sprache, in der es um sterbende Menschen und nicht um tote Körper geht. Sie weist auf die zahlreichen Todesbilder in den Medien hin, die Sterben und Tod zunehmend abstrakter werden lassen (Cline 1997:39), jenseits einer spürbaren Wirklichkeit. Frauen, und vor allem Frauen, die nicht der Norm von weiß, heterosexuell, verheiratet entsprechen, sind in besonderer Weise von einer Sprachlosigkeit betroffen. Cline zeigt, dass die Frauen sich anders auf das Sterben beziehen, einen differenten Umgang mit Trauer und Verlust haben und dass sich dieses Anderssein mit folgenreichen Auswirkungen präsentiert, im Speziellen bei jenen Frauen, die nicht der gesellschaftlichen Norm entsprechen, wie zum Beispiel Witwen, lesbische Hinterbliebene, schwarze Frauen ...

> „Das von mir gesammelte Material lässt den Schluss zu, dass Männer den Tod weitestgehend als etwas von ‚außen' erfahren, während bei Frauen das Leben wie auch der Tod eng mit ihrer Psyche, ihren Erwartungen und ihrem Körper verbunden sind. Daraus folgt, dass für Frauen das Leben und der Tod als etwas verstanden und dargestellt werden kann, das „innen" liegt" (Cline 1997:29).

Sie sieht ihre Studie als „erste Erkundungsreise" (Cline 1997:23), da es Mitte der 90er Jahre noch kaum Forschungen zu geschlechterspezifischen Unterschieden gegeben hat. In ihrer Studie geht es weniger um das konkrete Sterben der Frauen, sondern mehr um den Umgang der Frauen mit Sterben, Verlust und Trauer.

Kalitzkus (2005) näherte sich dem Sterben der älteren Generation mittels einer elektronischen Umfrage, die sie über den Verteiler der Arbeitsgemeinschaft Palliativmedizin in Niedersachsen durchführen konnte, wo sie nach geschlechterspezifischen Unterschieden im Sterben zwischen Frauen und Männern der älteren Generation fragte. Sie bekam sechs Rückmeldungen und die Möglichkeit zu zwei ausführlichen Telefonaten. Einige Aspekte, die Frauen betreffend, wurden in diesem ersten „Stimmungs- und Erfahrungsbild" (Kalitzkus 2005:49) deutlich, die sich mit meinen Forschungsergebnissen decken. Deutlich wurde die Bedeutung der Emotionen für die Frauen, die Rolle der Frauen als Fürsorgende und hierbei im Speziellen das Gefühl, eine Last zu sein, gepaart mit der Schwierigkeit für sich einzufordern, der Aspekt der Schönheit und die Bedeutung des Gesprächs. Ich würde das Gespräch in Bezug zur Bedeutsamkeit, die Beziehungen für Frauen haben, setzen. Viele Frauen leben vielfältigste Beziehungen in ihrer letzten Lebensphase, jüngere Frauen mehr noch als ältere, für die sie manchmal nicht mehr in dem Ausmaß zur Verfügung stehen, da viele vor ihnen verstorben sind. Frauen leben, genießen, verändern ihre Beziehungen, brechen sie in manchen Fällen ab, knüpfen neue, oft treffen Strategien und Konsequenzen, die aus der Lebenssituation folgen, den Bereich der Beziehungen. Kalitzkus kommt zu folgendem Schluss:

> „Die Betreuung von Männern und Frauen stellt begleitende Menschen demnach vor jeweils unterschiedliche Herausforderungen, an die sie sich anpassen müssen" (Kalitzkus 2005:51).

Annette Back (2002) hat ihre Diplomarbeit dem Thema „Hospizarbeit und Gender-Debatte" gewidmet, mit dem Ziel das Blickfeld der Hospizbewegung zu erweitern. Sie fragte nach spezifischen Bedürfnissen von Frauen im letzten Lebensabschnitt. Sie hat drei Interviews mit ambulanten Hospizhelferinnen und eines mit einer Bestattungsunternehmerin geführt. Zentrale Kategorien, mit denen sie in die Forschung ging, waren Körperlichkeit, Moral/Fürsorge und Biographie. Ihre These, dass Körperlichkeit in der letzten Lebensphase von Bedeutung ist, wurde durch die Interviews bestätigt (Back 2002:74). Sie ist weiters davon ausgegangen, dass die Frauen bestimmte Verhaltensmuster, spezifische Rollen einnehmen, einüben im Leben und sich daraus spezielle Bedürfnisse, Erwartungen und Wünsche, Konstrukte des Lebens ergeben. Diese zweite These wurde durch die Interviews auch belegt, alle Gesprächspartnerinnen sprachen von einer gewissen Kontinuität der persönlichen Verhaltensmuster. Die dritte Kategorie Moral/Fürsorge bestätigte sich nicht in dem erwarteten Ausmaß, Aspekte von wahrgenommener Fürsorge tauchten jedoch immer wieder auf. Back (2002) kommt zu einem ähnlichen Schluss wie Kalitzkus (2005).

„Um Menschen ihren Bedürfnissen gerecht begleiten zu können, muss die Kategorie Geschlecht in der Hospizarbeit Berücksichtigung finden. Konkret hieße dies, das Geschlecht der sterbenden Menschen auch in den theoretischen Grundlagen zu thematisieren und in die unterschiedlichen Ausbildungskurse für HospizhelferInnen aufzunehmen" (Back 2002:84).

Judith Heizer (2004) hat eine qualitativ empirische Studie zur Lebenssituation krebskranker Frauen durchgeführt. Ihr ging es um die Erforschung der psychischen Situation von krebskranken Frauen, sie interessierte, wie Menschen auf die Konfrontation mit einer tödlichen Krankheit reagieren, welche Bewältigungsstrategien sie entwickeln und wie effizient sie von außen dabei unterstützt werden. Es ging ihr darum Forschungsdesiderate aufzuzeigen beziehungsweise zu ergänzen. Judith Heizer hat vier Interviews mit Frauen gemacht, ansatzweise wird Geschlechtertypisches sichtbar, es ist nicht ihr Fokus. Ihre Ergebnisse zeigen, dass der derzeitige Einsatz von PsychoonkologInnen nicht zufriedenstellend ist, dass es hier Veränderungen braucht.

„In meinen Gesprächen war der körperliche Verfall und die Einbuße von Körperfunktionen oder eines Körperteiles durch eine Amputation vorrangig vor dem Schmerz. Eine mögliche Begründung dafür mag in der Tatsache liegen, dass meine Interviewpartnerinnen mit Ausnahme von Jasmin keine terminalen PatientInnen waren" (Heizer 2002:250).

Dass das Bedürfnis nach körperlicher Integrität größer ist als jenes nach Schmerzfreiheit mag daran liegen, dass die Frauen in keinem terminalen Stadium waren, jedoch auch daran, dass sie Frauen waren, für die Schönheit, Attraktivität und körperliche Integrität von zentraler Bedeutung ist für ihre Stellung in der Welt, sie werden daran gemessen und messen sich selber daran. Schönheit ist für Frauen seit dem späten 18. und 19. Jahrhundert zur Verpflichtung geworden, zuerst in der privaten und dann sich ausdehnend auch in der öffentlichen Sphäre (Quinn 2002:70). Der perfekte Körper, um den sich Frau und Mann in differenter Weise zu bemühen haben, bedeutet für die Frauen sich um die Ästhetik zu kümmern während es für Männer bedeutet, sich um die Funktion zu sorgen. Judith Heizer stellt in ihrer Untersuchung fest:

> „Wenn grundlegende körperliche Bedürfnisse wie Funktionsfähigkeit, Mobilität und „Ganzheit" nicht mehr erfüllt werden können, führt dies in den meisten Fällen zu schweren seelischen Krisen, die mit der Beschaffung von Spezial-BHs und Perücken nicht ausreichend behandelt sind" (Heizer 2002:253).

Dass Frauen sich aufgrund ihres Aussehens manchmal eher zurückziehen, bestätigt sich ebenfalls in ihrer Forschung, auch die Bedeutsamkeit von Beziehungen, von Autonomie und Selbstbestimmung ist markant (Heizer 2002:260).

Mehr Forschungen zu „Gender" und Sterben konnte ich im deutschsprachigen Raum nicht finden. Ich habe auch einen Blick in deutschsprachige Lehrbücher geworfen bezüglich der Aufnahme von „Gender". Weder im „Lehrbuch der Palliativmedizin" von Aulbert, Nauck und Radbruch (2007), noch im „Lehrbuch Palliative Care" von Knipping (2007), noch in „Palliativmedizin: praktische Einführung in Schmerztherapie und Symptomkontrolle, Ethik und Kommunikation" von Husebø, Klaschik (1998) findet sich im Index „Gender". Alle geben in beeindruckender Weise einen Überblick über „Palliative Care", über Palliativmedizin, über Schmerztherapie und Symptombehandlung, über spezielle medizinische Bereiche und Palliativpflege, Ethik und Kommunikation, Spiritualität, Trauer, psychosoziale Aspekte, Sozialarbeit, Aus- und Weiterbildung, Forschung und vieles mehr. Knippings Lehrbuch richtet sich primär an Pflegefachpersonen, jedoch auch an alle interessierten Fachpersonen und an Organisationen im Gesundheitswesen.

> „Das Anliegen dieses Lehrbuches liegt primär in dem Werben um ein Grundverständnis von Haltung und Kultur, für eine interagierende, integrierte und umfassende Gesundheits-, Krankheits- und Versorgungsgestaltung mit den Menschen, die sich mitten in ihrem Leben in einer palliativen Krankheits- und Versorgungsgestaltung befinden" (Knipping 2007:15).

Das „Lehrbuch der Palliativmedizin" ist schon, wie der Name deutlich macht, stärker an MedizinerInnen gerichtet, zentral ist die Symptomkontrolle, Krankheitsverarbeitung und -bewältigung (Aulbert/Nauck/Radbruch 2007). Das Lehrbuch „Palliativmedizin: praktische Einführung in Schmerztherapie und Symptomkontrolle, Ethik und Kommunikation" von Klaschik und Husebø (1998) beschäftigt sich ausführlich mit Schmerztherapie und Symptomkontrolle, mit Ethik und Kommunikation, der Rolle des Arztes, psychosozialen Fragen u.a.

Es hat sich in den letzten zwanzig Jahren im deutschsprachigen Raum immens viel getan, um die Lebensqualität von sterbenden Menschen zu erhöhen, es macht sich deutlich an der gestiegenen Zahl von Hospizen, Palliativstationen und ambulanten Betreuungsdiensten, an der Anzahl der Publikationen, an Weiterbildungsangeboten, an schon umgesetzten und geplanten Forschungsprojekten. Viel ist passiert, Phantastisches umgesetzt und doch gibt es Bereiche, die noch kaum oder zu wenig beachtet wurden, die darauf warten, integriert zu werden. Im deutschsprachigen Raum betrifft das den Einbezug der Kategorie „Gender". Im Folgenden möchte ich alle Interessierten einladen, mit mir erste Schritte der Integration zu gehen; sich einzulassen auf „Gender" im Kontext von Sterben und Tod, um weiter und vielfältig auch diesen Teil innerhalb der Hospizbewegung zum Leben zu erwecken im Sinne einer größeren Sensibilität und Wahrnehmung der Individualität der Sterbenden und ihrer nahen Personen und Angehörigen. Meine Forschung stellt Gemeinsamkeiten und Differenzen von Frauen im Sterbeprozess in den Mittelpunkt, ich habe lange nach einer vergleichbaren Studie mit Männern gesucht, ohne Erfolg. Es ist eine Forschung, die ansteht, um auch bei Männern den Blick bezüglich der Geschlechterrolle, den kulturellen Zuschreibungen und den sich daraus ergebenden Bedürfnissen und Wünschen schärfen zu können. Aufgrund der vorliegenden Forschung kann ich bezüglich Frauen einiges an Spezifizierung zum Bestehenden ergänzen, ich werde fast keine Vergleiche beziehungsweise Hypothesen anstellen, wie es bei Männern sein könnte. Manches ist aufgrund von bestehender Literatur und Forschungen aus ähnlich gelagerten Bereichen, einige sind in diesem Kapitel erwähnt, naheliegend ist es, dass es bei den Frauen stärker um den Verlust von Schönheit, Attraktivität und körperlicher Integrität geht, während bei Männern wahrscheinlich der Verlust der körperlichen Funktionalität im Vordergrund steht. Eine Ressource vieler Frauen ist das Ausdrücken und Leben von Emotionen im Sterbeprozess, wenn man sich die „gender" spezifischen Forschungen zu Trauer ansieht (Handsley 2001, Bennett 1977, 1998), kann man mit relativ großer Gewissheit sagen, dass dies nicht die Ressource der Männer ist, hier ist sie vielleicht eher in der Aktivität zu finden, die genauer zu beschreiben wäre. Weiters ist anzunehmen, dass es Differenzen gibt, was Sorge und Fürsorge betrifft, da es diesbezüglich eine private wie arbeitsmarktpolitische, geschlechterspezifische Aufteilung im Leben gibt, die sich im Sterben fortsetzt. Eine zentrale ethische Haltung und Ausrichtung vieler Frauen ist das Sorge tragen für andere, bei Männern ist diese vielleicht eher im Leisten wollen und müssen zu finden, im Haltung bewahren und Beschützen müssen. Was Beziehungen betrifft, kann aufgrund bestehender Forschungen angenommen werden, dass sie für viele Frauen in tendenziell größerem Ausmaß zur Verfügung stehen, dass bei Männern eine stärkere emotionale Bindung zu ihren Partnerinnen besteht, sie weniger von FreundInnen getragen wird. Ob sich in spirituellen Fragen Differenzen ergeben, wäre eine weitere Frage. Ich hoffe, viele spezifische Forschungen werden folgen, die Themen weiter entwickeln, zur Sensibiltät und Lebensqualität in der letzten Lebensphase beitragen.

5.4.1 Ergänzungen aus der Sicht der vorliegenden Forschung

5.4.1.1 Kommunikation und Schmerz

„Eine wirksame Symptomkontrolle ist undenkbar ohne eine intensive kontinuierliche Kommunikation. Diese dient dem Patienten als Schlüssel zum Verständnis seiner Krankheit und seiner Beschwerden und stellt umgekehrt für den Arzt einen Schlüssel für das Einleben in das Erleben der Patienten dar" (Aulbert 2000:1068).

Aulbert (Aulbert 2000:1068) führt einige Gründe an, die die Kommunikation in der Palliativmedizin erschweren, u.a. den gesellschaftlichen Background, die fehlenden Anleitungen, die notwendige Auseinandersetzung mit dem eigenen Tod im Umgang mit Sterbenden, die Komplexität und Schwere der Problematik für die/den Betroffenen. Ihm ist in allen Aspekten zuzustimmen, ergänzen möchte ich die Bedeutsamkeit von „Gender" bezüglich Kommunikation und Schmerz. Die Studie von Cleeland et al. (1994:595) weist darauf hin, wie wesentlich Kommunikation in der Schmerzeinschätzung ist, und dass differgierende Einschätzungen zwischen Professionellen und PatientInnen mit der Folge von Unterdosierung u.a. dann zustande kommen, wenn die Betreuungsseite männlich und die Patientin weiblich ist, es scheint, die Kommunikation zu beeinflussen, zu erschweren. Es geht dabei nicht nur um Kommunikationsfähigkeiten und -fertigkeiten, sondern auch um das Wahrnehmen, das sich Bewusstmachen von gesellschaftlichen Konstrukten von Weiblichkeit und Männlichkeit und ihren Auswirkungen. In der Beziehung zwischen PatientIn und Ärztin/Arzt spielt das jeweilige Selbstbild eine Rolle, tragen Klischees und Vorteile in Bezug auf die Geschlechterrolle und die Erwartungen, die jemand in der Folge an Personen des anderen oder eigenen Geschlechts hat, zur gelingenden und misslingenden Kommunikation und Interaktion ihres bei (Rabady 2003:101). Das Wissen und Sich-bewusstmachen von „Gender"-Aspekten kann eine gelingende Kommunikation fördern. Es macht einen Unterschied, wenn Betreuende wissen, dass das Zeigen und Leben können von Emotionen für viele Frauen eine essenzielle Unterstützung ist, um ihren Weg zu bewältigen, dass man eine Ressource fördert, wenn diese Ausdrucksform ermöglicht wird, ohne dass sie Erschrecken auslöst, dass Wut und Zorn jedoch seltener ihren Weg nach außen finden, eher im Mäntelchen eines Symptoms wie Schmerz, Verspannung oder Antriebslosigkeit sichtbar werden. Es ist in der Kommunikation und der Schmerz- und Symptombewältigung jedoch auch essenziell zu wissen, was viele Frauen zutiefst bewegt, was emotionalen, sozialen und spirituellen Schmerz auslösen kann beziehungsweise was sie unterstützt. Wahrzunehmen, dass Frauen, vor allem jüngere Frauen, immer wieder Freundinnennetzwerke haben, die sie stärken und tragen neben ihren Angehörigen, dass die Freundin, die am Nachmittag kommt und eine Massage macht, möglicherweise das beste Schmerzmittel ist. Es ist für die Betreuungsseite aber auch essenziell, sich bewusst zu machen, dass ein verändertes Körperbild, eine in ihrer Wahrnehmung verminderte Attraktivität ganz viel an emotionalem und auch sozialem, spirituellem Schmerz bedeuten kann, wie auch der Verlust der Eigenversorgung und der Fürsorgefähigkeit, dass ältere und alte Frauen manchmal viel trauern über ein fremdbestimmtes Leben, dass erlebte Traumata, Gewalterfahrungen in dieser letzten Lebensphase immer wieder ihren Weg ins Bewusstsein finden und viel Schmerz und Emotionen hervorrufen. Die Kommunikation verändert sich, wenn ÄrztInnen und Pflegende sich bewusst machen, dass sich Frauen mit noch zu versorgenden Kindern kaum oder nur schwer beziehungsweise nur mit viel Unterstützung gegen lebensverlängernde Maßnahmen entscheiden können, manchmal daher die gangbare Lösung die Abgabe der Verantwortung an die Ärztin/den Arzt ist. Dass manche in der Sorge um Kinder oder Partner gefangen sind und sich nur schwer auf den Sterbeprozess konzentrieren können. Dass sich die Kommunikation dann eventuell mehr um die Angehörigen und nahen Personen dreht als um die betroffene Frau, dass das Wahrnehmen der Angehörigen und nahen Personen aber genau der Weg sein kann, damit die betroffene Frau entlastet wird oder dass es gut ist, sie in ihrer Selbstsorge zu stärken. Die Haltung und die Kommunikation werden auch beeinflusst vom Wissen, dass Selbstbestimmung und Autonomie sehr zentral sind für viele Frauen, dass aber vor allem ältere Frauen weniger geübt sind in selbstbestimmtem Handeln und dass es für sie oft schwieriger ist, ihre Abgrenzung zu finden, sie sind mehr damit beschäftigt, nicht zur Last zu fallen (Pleschberger 2005, Kalitzkus 2005), was Auswirkungen hinsichtlich einer adäquaten Schmerzbehandlung haben kann, da sie sich weniger äußern, ihren Schmerz nicht zum Ausdruck bringen. Manche ältere Frauen sind bezüglich Schmerz auch geprägt von ihren religiösen Vorstellungen der Schuld und Sühne und meinen, die Schmerzen als Buße ertragen zu müssen.

5.4.1.2 Schönheit, Attraktivität und körperliche Integrität

Gerda Ratsak (2007:1090) spricht in ihrem Artikel „Angst und Angstbewältigung" sehr treffend u.a. von „Verletzungsangst", womit sie die Empfindlichkeit gegenüber medizinischen Interventionen aber auch Verletzungen der Intimsphäre, körperlichen Integrität und Attraktivität anspricht. In diesen Aspekten „Gender" hinzuzunehmen, kann die Sensibilität der Betreuungspersonen erhöhen und zu mehr an Individualität und Lebensqualität für die Betroffenen führen. Gerade was die Intimsphäre betrifft, ist bei Frauen besondere Vorsicht geboten, die Verletzlichkeit ist groß. Die Situation verändert sich, wenn Pflegenden bewusst ist, dass viele Frauen Gewalterfahrungen erlitten haben, dass Berührungen im Intimbereich ein großes Zulassen und Vertrauen brauchen. Aber auch jenseits von Gewalterfahrungen ist der Intimbereich der Frauen ausgedehnter und aufgrund gesellschaftlicher Zuschreibungen und Erfahrungen sensibler, einerseits stark verbunden mit Begehrt werden, Erobert werden, weniger mit einem eigenen, aktiven Begehren (Benjamin 1990) und andererseits mit Mangel, Kastration, Spaltung und Tod (Bronfen 1996:23), was sich zum Beispiel im abwertenden gesellschaftlichen Umgang mit Menstruation (Waldeck 1995) und Menopause (Kosack 2002) zeigt.

> „Ein Menstruationsfleck wäre kein Problem, wenn unsere Gesellschaft diesem Körpervorgang gegenüber nur halb so tolerant wäre wie gegenüber ausgelaufenen Chemikalien, die einen ganzen Fluß rot färben und tatsächlich vergiften (...) das Blut der Frau ist für die Öffentlichkeit immer noch eine Zumutung" (Waldeck 1995:153).

Wenn wir von körperlicher Integrität und Attraktivität im Sterbeprozess sprechen, so ist „Gender" unweigerlich im Spiel. Für Frauen kommt der Verlust von körperlicher Integrität, von Attraktivität einem Identitätsverlust gleich, er hat Auswirkungen bis nach dem Tod, was sich zum Beispiel ausdrückt in der Vorsorge, dass diesen hässlichen, entstellten Körper auch nach dem Tod niemand von den ehemals Vertrauten sehen darf, es hat Auswirkungen in der letzten Lebensphase vor allem auf den Bereich der Beziehungen, die manchmal lieber abgebrochen werden, als dass Frau so gesehen werden möchte beziehungsweise ist verknüpft mit der Fürsorge, die anderen werden vor dem eigenen Äußeren geschützt.

5.4.1.3 Sexualität

Der heikle, oft unterrepräsentierte Bereich der Sexualität und Intimität bei Schwerkranken wird im Lehrbuch für Palliativmedizin (2007) in einfühlsamer, aufklärender und kompetenter Weise von Martina Kern (2007:1128) wahrgenommen. Meine Forschung bestätigt ihre Wahrnehmung, dass die betroffenen Frauen und auch ihre nahen Personen Unterstützung brauchen, um die Sprachlosigkeit zu durchbrechen, zu informieren, dass Zärtlichkeit, Kuscheln, Intimität gut tun und unterstützen können, dass sie auch in der Institution erlaubt ist und ermöglicht werden kann, dass Paare es auch genießen, darin unterstützt zu werden, neue Formen von Sexualität und Intimität zu entdecken. Bezüglich Sexualität und Intimität im Sterbeprozess in Bezug auf „Gender" wären weitere Forschungen notwendig, meine behandelt das Thema nur im Ansatz. Kern (2007:1132) erzählt von einem 28-jährigen Patienten mit einem Hodenkarzinom, der infolge der Operation Erektionsstörungen hatte und seine Liebesbeziehung beenden wollte. Wenn ich das mit meiner Forschung vergleiche, so ist auffallend bei vielen Frauen, dass sie sich nicht mehr zumutbar finden, zu wenig attraktiv und deshalb Sexualität ausschließen beziehungsweise wenn sie nicht in der vertrauten Weise wie in gesunden Tagen Sexualität leben können, dann wird sie in manchen Fällen mit der Fürsorge verbunden. Frauen sorgen sich um die Sexualität ihrer Partner, ermuntern sie und erlauben ihnen offiziell, diese woanders zu suchen und zu leben. Ein – „Ich funktioniere nicht, also gehe ich oder habe zu gehen"– steht manchmal möglicherweise einem – „Ich bin zu wenig schön also ziehe ich mich zurück, bin nicht zumutbar und kümmere mich um deine sexuelle Versorgung, indem ich versuche, sie zu organisieren" gegenüber.

5.4.1.4 Spiritualität

„Spirituelle Begleitung muss also das ganze System des Patienten, seine Beziehungen und letztlich auch die Helfer im Blick haben" (Weiher 2007:1183).

Ich kann das von meiner Forschung her nur zutiefst bejahen. Es zeigt sich, wie sehr alle Beteiligten in diesem Prozess der spirituellen Begleitung bedürfen, ganz im Speziellen auch die Angehörigen und nahen Personen. Da Frauen in Fürsorge auf ihr Umfeld schauen, das oft vor ihnen kommt, ist spirituelle Begleitung der Angehörigen und nahen Personen eine große Unterstützung und Entlastung. Besonders schön finde ich auch die Akzentuierung Weihers von täglichen liebevollen Handlungen der Betreuungspersonen als spirituelle Akte. Die Wirksamkeit dieser bestätigt sich in meiner Forschung, da Betreuungspersonen immer wieder erzählen, wie bei alltäglichen Pflegehandlungen spirituelle Gespräche entstehen. Weiher (2007:1183) verwendet treffend den Begriff der „Religionskomponisten", für jene Menschen im westlichen Kulturkreis, die aus verschiedenen Richtungen Vieles einfließen lassen in ihre Spiritualität. Von meiner Forschung her gesehen, kann ich dem nur zustimmen und würde noch ergänzen, dass die jüngeren und jungen Frauen sich darunter eher reihen lassen, die älteren und alten Frauen fühlen sich vor allem in einer Religionsgemeinschaft mit den entsprechenden Deutungssystemen und Ritualen zuhause. Für jüngere Frauen kann es auch immer wieder eine weibliche Ansprechperson sein, die sie sich für ein Gespräch über spirituelle Fragen wünschen, während ältere und alte Frauen oftmals lieber mit einem Priester sprechen. Bei älteren und alten Frauen findet sich immer wieder eine angst- und auch schuldbesetzte religiöse Vorstellung, wo Unterstützung und Entlastung gut tun kann.

5.4.1.5 Fürsorge und Vorversorgung

Die Frauen versuchen ihre Kinder und ihre Partner emotional und körperlich in ihrer letzten Lebensphase weiter zu versorgen, ihre Entscheidungen treffen sie oft auf diesem Hintergrund. Frauen mit noch zu versorgenden Kindern ist es nahezu unmöglich, sich gegen lebensverlängernde Maßnahmen zu entscheiden. Es braucht sehr viel an unterstützender Umgebung oder die Option, diese Entscheidung an die Ärztin/den Arzt abgeben zu können. Auch bezüglich Sexualität gehen Frauen manchmal den Weg der Fürsorge, indem sie die Sexualität frei geben, ihre Partner zur Kontaktaufnahme ermuntern. Viele Frauen versuchen die nahen Personen auf die Zeit nach ihrem Tod vorzubereiten, und in manchen Fällen wird die Versorgung auch über den Tod hinaus garantiert. Nicht immer ist die Rolle der Fürsorgenden eine für die Frauen förderliche. Wenn die Balance zwischen Eigensorge und Fürsorge nicht gegeben war im Leben, so kann diese Erkenntnis im Lebensrückblick viel an Schmerz und Trauer bedeuten. Die Fürsorgeausrichtung vieler Frauen (Breidenbach 2000) kann als gesellschaftlich zugesprochene Last mit wenig Anerkennung gedeutet und gesehen werden (Meier/Monias 2004).

„Frauen sind ‚Caregivers'. In patriarchal geprägten Gesellschaften als Geschlechtsrolle fest geschrieben und abgewertet" (Heller B. 2006b: Powerpointfolie 17).

Eine gesellschaftliche Konstruktion von Mütterlichkeit (Chodorow 1986) und Familie (Nussbaum 2002), ein geteilter Arbeitsmarkt (Becker-Schmidt/Axeli-Knapp 2000) vertauen das geschlechterspezifische Sorge tragen zuverlässig immer wieder aufs Neue auf der Seite der Frauen, führen zu Überlastung und Burnout (Merdinger 1996). Die Situation ist geprägt von Ungerechtigkeit, da Fürsorgearbeit oftmals unbezahlte und wenig geschätzte Arbeit bedeutet (Tronto 1996, Brückner 2001). Andererseits bezeichnet und befördert die Fähigkeit zur Fürsorge eine Qualität, die ein ethisches Leben ausmacht (Conradi 2003, Gilligan 1988, Tronto 1996, Sevenhuijsen 1997). In diesem Sinne müsste jedoch Fürsorge als Beitrag zu einem ethischen Leben wahrgenommen werden, es müsste zum Lebenskonzept aller StaatsbürgerInnen werden und das politische Handeln prägen. Doch eine fürsorgliche gerechte Gesellschaft ist noch Zukunftsmusik, wir befinden uns in der Situation, dass Fürsorge fast zum überwiegenden Teil von Frauen geleistet und getragen wird und daraus ergeben sich nicht nur für das Leben, sondern auch für das Sterben charakteristische Rollen, Muster, Prägungen, gelebte Konstrukte, aus denen sich wiederum ein Spezifikum an Wünschen, Notwendigkeiten und Bedürfnissen ergibt. Für die Betreuungsseite bedeutet die starke Fürsorgeausrichtung vieler Frauen, dass es essenziell ist, die nahen Personen, die Angehörigen wahrzunehmen, da die Frauen oftmals nicht ohne ihr Umfeld zu erkennen sind. Wird die Umgebung unterstützt, emotional, spirituell, sozial, dann kann das für die betroffene Frau enorme Druckentlastung bedeuten, es kann zur Folge haben, dass sie sich auf sich und auf ihren Sterbeprozess konzentrieren und ihren Weg eher gehen kann. Es kann aber auch gut tun und förderlich sein, die Frauen in ihrer Selbstsorge zu stärken, im Erinnern und Befürworten der Wichtigkeit sich um sich selbst zu kümmern und herauszufinden, was ein Auf-sich-selber-schauen in der jeweiligen Situation bedeuten kann. Es gibt immer wieder Frauen, die auf eine Woche ins stationäre Hospiz kommen, um sich zu erholen, die Massagen und die ganzheitliche Betreuung und das Versorgt-werden genießen. Manche Frauen ersuchen von sich aus um die Unterstützung der Betreuenden, um erforderliche Abgrenzung gegenüber den ihnen nahe stehenden Personen zu schaffen, die ihnen nicht gelingt. Einige Frauen geben die Fürsorge ganz nah dem Sterben auch auf, wollen keinen Kontakt mehr mit den nahen Personen oder nur mehr mit einer ausgewählten Person. In diesem Fall braucht es viel Vermittlung von Seiten der Betreuenden, damit die nahen Personen mit dieser Entscheidung mitgehen und sie respektieren können, da sie eine radikale Wendung des Gewohnten bedeutet.

5.4.1.6 Sterbeprozesse sind individuell und komplex

„Wir dürfen nicht glauben, einem Menschen in schwerer Lebenskrise helfen zu können, ohne zu wissen, wer er ist" (Husebø 1998:125).

Dieses genaue Schauen, wer sie/er ist, wie es im Zitat von Husebo so treffend bezeichnet wird, bedeutet u.a., sich vor Komplexität nicht zu scheuen, es schließt eine Reihe von zu beachtenden Differenzen mit ein, wie Religion, Kultur, „Gender", Klasse, Ethnie, sexuelle Orientierung und Alter. Die Argumentation, diese Dimensionen draußen lassen zu können oder sich nur der einen oder anderen annehmen zu müssen, da jedes Sterben so individuell ist, könnte die Türen für Intoleranz, Ignoranz und Blindheit öffnen. Der Weg ist nicht der der Simplizität, sondern der Wahrnehmung und dem Sich-Stellen der Komplexität, nur so kann es letztlich gelingen, die Einzigartigkeit, Einmaligkeit und Individualität (Heller A. 1999) der Sterbenden zu verstehen und entsprechend umzusetzen. Diese Ebenen verweisen ganz zentral auf die essenzielle Bedeutung von multiprofessioneller und interdisziplinärer Zusammenarbeit, da die erforderliche Komplexität nur im Zusammenspiel der Professionen und Disziplinen und Organisationen gewährleistet ist. Lassen wir auch nur eine Dimension unbeachtet, so müssen wir uns gleichzeitig die Frage stellen, warum wir das tun, wem es nützt und wem es schadet. Aus bisherigen Erfahrungen der „Gender"-Medizin (Rieder/Lohff 2004) wissen wir, dass unstimmige, teils willkürliche Konstrukte entstehen, wenn „Gender" unberücksichtigt bleibt, immer wieder wurden Untersuchungen an einer Gruppe männlicher Probanten durchgeführt und verallgemeinert, das kann und soll es nicht sein, was Lebensqualität im Sterbeprozess bedeutet.

Das Ziel dieser Forschung ist, bezüglich „Gender" zu sensibilisieren und erste Spuren der Integration ins Bestehende zu setzen, zu inspirieren und anzuregen, weiter zu forschen, zu denken, zu schreiben, zu handeln. Es gilt, sich der Komplexität, die Leben und Sterben impliziert, anzunehmen in den Dimensionen von Alter, „Gender", Klasse, Ethnie, Religion, sexueller Orientierung und Kultur, sich über die Vielfalt zu freuen, die es nicht einfacher macht, aber oft schöner, weil dann spürbar wird, dass individuelle Betreuung und Lebensqualität bis zuletzt auf diesem Weg mehr und mehr verwirklichbar sind.

6 Die Methodologie

6.1 Geschichte

Die „Grounded Theory" wurde in den frühen 60er Jahren von Barney Glaser und Anselm Strauss (Glaser/Strauss 1974) während einer Feldstudie im Krankenhaus, die den Umgang des Klinikpersonals mit Sterbenden analysierte, gegründet. Die Wurzeln (Strauss 1991:30) finden sich in der allgemeinen Richtung des US-amerikanischen Pragmatismus, für den Handlung und problematische Situationen zentral waren, die Methode sollte im Rahmen von Problemlösungsprozessen erarbeitet werden. Die zweite Wurzel ist die von den 20er bis in die 50er Jahre hinein bestehende Tradition der Chicagoer Schule der Soziologie an der Universität Chicago, die die Wichtigkeit betonte, die Standpunkte der Handelnden zu verstehen, um Interaktion, Prozess und sozialen Wandel erklären zu können. Sie rückten die soziale Interaktion und die sozialen Prozesse in den Mittelpunkt ihrer Betrachtung *(vielleicht klarer darlegen, dass P. Theorie, die Chicagoer Schule begründete, o.Ä.).*

6.2 Methodenwahl

„Arbeiten zu spezifischen Charakteristika im Sterben von Frauen stellen ein Forschungsdesiderat dar" (Kalitzkus 2005:44).

Da es in diesem Forschungsfeld speziell im deutschsprachigen Raum noch kaum Untersuchungen gibt, ist die „Grounded Theory" (Strauss/Corbin 1996) mit dem Ziel der Generierung einer gegenstandsverankerten Theorie eine ideale Methode. Sie gibt die Möglichkeit über die soziale Wirklichkeit nachzudenken, sie zu erforschen, ist eine im jeweiligen Gegenstand verankerte Theorie, die durch systematisches Erheben und Analysieren von Daten des untersuchten Phänomens Neues entdeckt, ausarbeitet und vorläufig bestätigt. Datensammlung, Analyse und Theorie sind daher immer in einem wechselseitigen Zueinander. Wer mit der „Grounded Theory" arbeitet, hat am Anfang keine Theorie, die es zu beweisen gilt, es gibt einen Forschungsbereich, wo im Laufe des Forschungsprozesses Markantes, Relevantes sichtbar wird. Der Einsatz von

Die Methodologie

Literatur ist erst dann erforderlich, wenn sich eine Kategorie als zentral herauskristallisiert hat. Nach der „Grounded Theory" zu arbeiten bedeutet, kein „Kochrezept" zur Verfügung zu haben (Strauss/Corbin 1996:Vorwort), das von Anfang bis Ende im Detail vorgegeben und zu befolgen ist, es geht um mehr als um Einzeltechniken. Die/der ForscherIn muss ihren/seinen eigenen Weg finden. Das Ziel ist die Entwicklung einer bereichsbezogenen, einer aus den Daten generierten Theorie, die Signifikanz, Vereinbarkeit von Theorie und Beobachtung, Verallgemeinerbarkeit, Reproduzierbarkeit, Präzision, Abgeleitetheit und Verifizierbarkeit erfüllt.

6.3 Die Fragestellung

Es ist sehr wichtig, eine Fragestellung zu entwickeln und zu formulieren. Zu Beginn des Forschungsprozesses ist es eine weite und offene (Strauss/Corbin 1996), die vermittelt, was untersucht werden soll, sie klärt darüber auf, was man über den Gegenstand wissen möchte. Ihr inhärent sind eine Handlungs- und eine Prozessorientierung.

6.3.1 Die Forschung

Im gegebenen Fall ist die Fragestellung die nach Differenzen und Gemeinsamkeiten im Sterbeprozess von Frauen in zwei österreichischen Hospizen anhand von Interviews mit betroffenen Frauen und Betreuungspersonen.

6.4 Prozess in der „Grounded Theory"

Prozessaspekte sind in den Daten vertreten und müssen identifiziert werden. Das bedeutet, dass Handlungen und Interaktionen, die miteinander verknüpft sind, aufgezeigt werden, dass Konsequenzen, die daraus folgen, und Veränderungen, die sich daraus ergeben, deutlich werden (Strauss/Corbin 1996:119). Unerwartete Ereignisse können zu Veränderungen in den Bedingungen führen. Mit dem Einbauen von Prozess in die Theorie wird sie dynamisch und beweglich, die Daten beginnen zu leben. Durch das paradigmatische Modell beim axialen Kodieren und auch beim selektiven Kodieren sind Prozessaspekte gut zu erkennen, sie tauchen wie von selbst auf. Der Prozess in der „Grounded Theory" kann beschrieben werden in Stadien und Phasen oder als Veränderung von Handlung und Interaktion, eine Antwort von Bedingungsveränderungen.

6.4.1 Die Forschung

Der Prozess ist in der vorliegenden Studie als Veränderung und Interaktion beschrieben. Der Verlauf des Sterbens kann zwar in Phasen eingeteilt werden (Kübler-Ross 1992:120), aber nicht jede Person durchläuft diese in vorgegebener und gedachter Ordnung. Im Sterbeprozess müssen betroffene Personen sich permanent an sich verändernde Lebensbedingungen anpassen, Strategien der Bewältigung finden. Prozessaspekte finden sich in den Ergebnissen sehr zahlreich und vielfältig.

6.5 Theoretical Sampling

Am Beginn einer Untersuchung wird eine Gruppe, ein Ort ausgewählt, geleitet von der Fragestellung. Weiters muss eine Entscheidung getroffen werden, welche Daten man verwenden möchte, Interviews, Beobachtungen, Dokumente, Videoaufnahmen ... Bei Veränderungsprozessen kann es eine Überlegung sein, die Personen oder Interaktionen über einen gewissen Zeitraum zu begleiten. Sind diese anfänglichen Entscheidungen getroffen, so können Interviewfragen entwickelt werden, diese sind entweder aus der Literatur oder/und aus der Erfahrung abgeleitet. Sie sind als provisorisch anzusehen, da sie für die sich entwickelnde Theorie keine bestätigte theoretische Relevanz besitzen. Es soll nicht starr an einem Interviewleitfaden festgehalten werden, Entdeckungen (Strauss/Corbin 1998:152) müssen möglich sein. Das „Theoretical Sampling" (Strauss 1991:70) folgt der Logik des Kodierens. Beim offenen Sampling besteht das Ziel darin, so viele Kategorien wie möglich zu finden, die Auswahl der Orte, der Personen oder Handlungen sind zu diesem Zeitpunkt relativ wahllos. Nach der Datenerhebung sollte sehr rasch mit der Analyse begonnen werden, Fragen sollten an die Daten gestellt, Vergleiche gezogen werden. Manche Konzepte, mit denen man ins Feld gegangen ist, werden sich als irrelevant herausstellen und modifiziert oder gestrichen werden. Das Sampling beim axialen Kodieren verändert sich dahingehend, dass nun die Beziehungen zwischen den Kategorien von Relevanz sind, das Sampling unterstützt das Aufdecken und Validieren der Beziehungen zwischen den Kategorien und versucht, möglichst viele unterschiedliche Dimensionen herauszuarbeiten. Beim selektiven Kodieren wird das Sampling sehr gezielt gelenkt und überdacht, Orte, Personen und Handlungen werden ausgewählt, die die Beziehungen zwischen den Kategorien erweitern, zu wenig entwickelte Kategorien sollen aufgefüllt werden und die Chance zum Verifizieren des roten Fadens, der geschriebenen Geschichte, soll erhöht werden (Strauss/Corbin 1996:165).

6.5.1 Die Forschung

Auswahl der Orte und Personen

Als Orte wurden das Hospiz Innsbruck und das Hospiz Rennweg in Wien gewählt. Kontext, Struktur und Organisation der Hospize wurde im Kapitel „Ergebnisse" dargestellt.

Der Verlauf des Theoretical Sampling

Bei den ersten zwei Besuchen im Hospiz Innsbruck konnte ich zwei Interviews mit Betreuungspersonen und eines mit einer betroffenen Frau durchführen, alle wurden in den Wochen darauf analysiert. Die Interviews mit den betroffenen Frauen und den Betreuungspersonen wurden anfangs getrennt ausgewertet, jedoch waren die Konzepte und Kategorien überraschend ähnlich und überschneidend, so wurde diese Trennung während des axialen Kodierens aufgegeben. Zwei Monate nach den ersten Interviews existierten bereits eine ganze Reihe an Konzepten und Kategorien. Parallel dazu hatte meine Tätigkeit als Ehrenamtliche im Hospiz Rennweg in Wien begonnen. Vier Monate nach dem ersten Interviewtermin war der nächste in Innsbruck, dazwischen konnte ich zwei weitere Interviews in Wien führen. Da sich die Kategorien Schönheit, Attraktivität und körperliche Integrität und Beziehungen bald als sehr relevant herauskristallisierten, war ich auf der Suche nach Gegenbeispielen, die sich bei der Kategorie Schönheit, Attraktivität und körperliche Integrität in einem Fall fanden und auf die Biographie verwiesen, im Fall der Kategorie Beziehungen waren nur dezente, angedeutete Sequenzen in Interviews von Betreuungspersonen zu finden, die auf Differenzen verwiesen. Auch hinsichtlich der anderen sich zentral erweisenden Kategorien war ich auf der Suche nach Ausprägungen, nach Eigenschaften und Dimensionen. Das Vorgehen beim Theoretical Sampling war ein systemisches (Strauss/Corbin 1998:155), eines von Person zu Person, mit jenen wurde gesprochen, die zur Teilnahme bereit waren. Es ging um ein Suchen von Hinweisen und Vorfällen, Ereignissen, die auf beliebige Kategorien verwiesen und Vergleiche zwischen diesen erlaubten.

6.6 Auswahl der Daten

6.6.1 Das qualitative Interview

Wichtige Kriterien des qualitativen Interviews sind Offenheit, Kommunikativität, Prozesshaftigkeit, Flexibilität, Reflexivität und Explikation (Lamnek 1995), (Froschauer/Lueger 1992). Mit Offenheit ist der Grad der Standardisierung gemeint, in wie weit eine Struktur vorgegeben wird zum Beispiel durch einen Interviewleitfaden, der die wichtigsten Themenschwerpunkte beinhaltet, der Gesprächsverlauf sollte offen bleiben, keine Prädetermination durch die ForscherIn, den GesprächspartnerInnen sollte eine offene und unreglementierte, möglichst unbeeinflusste Beantwortung möglich sein, sie sollen ihre Wirklichkeitsdefinition einbringen können. Soziale Wirklichkeit wird zu einem wesentlichen Teil durch Kommunikation konstituiert. Es ist also immanent, einen Akt zu initiieren, der der Alltagskommunikation ähnlich ist, um Zugang zu bedeutungsstrukturierten Daten zu erhalten. Die/der ForscherIn versucht eine vertrauensvolle und angenehme Gesprächssituation herzustellen, sie/er ist vor allem aktiv Zuhörende/r, greift möglichst wenig leitend in das Interviewgeschehen ein. Der Forschungsgegenstand ist beim qualitativen Interview durch die GesprächspartnerInnen selbst strukturiert. Das Eingehen einer kommunikativen Beziehung zwischen ForscherIn und GesprächsparterIn ist ein wichtiges Kriterium, das Einfühlen in die Situation von Seiten der/des Forscherin/s ist erforderlich, wenn es sich um das Mitteilen von vertrauensvollen Erfahrungen, von autobiographisch Erlebtem handelt. Mit Prozesscharakter ist die Entwicklungs- und Veränderungsoption der dargestellten Wirklichkeit gemeint. Im Alltag passiert Definition und Konstitution von Wirklichkeit prozesshaft, so geschieht es analog im Interview. GesprächspartnerInnen erzählen Ausschnitte ihrer sozialen Wirklichkeit, die sich in ihrer Wahrnehmung und Darstellung verändern, je nach Gesprächszeitpunkt und -situation. Die Flexibilität meint vor allem die/den Forscherin/Forscher, die/der durch die Offenheit in der Gesprächsführung die Entwicklung der Themen weitgehend der/dem Gesprächspartner/in überlässt und entsprechend auf die Themen und die Gesamtsituation, den emotionalen Ausdruck der GesprächspartnerInnen reagiert. Das Prinzip der Explikation meint einerseits das Offenlegen der Vorgangsweise im Forschungsprozess, es kann aber andererseits auch auf die Datenerhebung an sich angewendet werden, indem die/der ForscherIn versucht durch Paraphrasieren, Nachfragen, vorsichtiges Interpretieren des Gesagten, die/den GesprächspartnerIn anzuregen, die Äußerungen zu explizieren, zu präzisieren, zu reflektieren. Die Reflexivität ergibt sich aus Explikation und Prozesshaftigkeit, sie ist durch die Kommunikationssituation im Interview an sich gegeben, es passiert ein permanenter gegenseitiger Anpassungsprozess an Erwartungen und Bedürfnissen und an die jeweilige Sinndeutung.

„Die Durchführung qualitativ orientierter empirischer Studien bedeutet nicht einfach die Anwendung nichtstandardisierter Untersuchungsmethoden und -verfahren, sondern erfordert eine Forschungskonzeption, die den Prinzipien qualitativer Sozialforschung gerecht wird. Eine wesentliche Charakteristik ist dabei, dass der Forschungsprozess nicht an einem Standardschema ausgerichtet werden kann, sondern flexibel zu gestalten ist" (Froschauer/Lueger 1992:11).

6.6.2 Die teilnehmende Beobachtung

Bei der teilnehmenden Beobachtung (Lamnek 1995) wird kein Beobachtungsschema entwickelt, sie läuft unstrukturiert ab. Die/der ForscherIn nimmt am realen sozialen Feld teil, die Daten werden meist in face to face Beziehungen gesammelt. Die teilnehmende Beobachtung ist ein interaktiver Prozess zwischen BeobachterIn und Beobachteten. Offenheit und Flexibilität sind zentrale Kriterien, die die/der ForscherIn erfüllen muss. Es braucht eine aufgeschlossene, tolerante Haltung, um im Feld flexibel und anpassungsfähig zu sein. Weitere qualitativ-methodologische Voraussetzungen sind Natürlichkeit und Authentizität. Das bedeutet in der Forschung mit Methoden umzugehen, die den beobachteten Personen alltäglich vertraut sind. Kommunikation ist ein konstitutiver Bestandteil teilnehmender Beobachtung, es wird versucht eine natürliche und zwanglose Kommunikationssituation herzustellen. Die Kontaktaufnahme zu den im Feld beobachteten Personen erfolgt meist über Kontakt- beziehungsweise Schlüsselpersonen. Wichtig ist auch die Fähigkeit der/des ForscherIn interpretierend zu forschen. Es bedarf eines Hineinversetzens in andere, es braucht echtes Interesse und Verständnis. Aufzeichnungen während der Beobachtung im sozialen Feld sind zu vermeiden, sie könnten stören. Die Zeitspanne zwischen Beobachtung und Aufzeichnung sollte jedoch möglichst kurz gehalten werden. Ideal wären Videofilme, Tonbandprotokolle oder Gedächtnisprotokolle.

6.6.3 Das problemzentrierte Interview

Für die Befragung von betroffenen Frauen und Betreuungspersonen zum Thema „Sterbeprozesse" wurde das problemzentrierte Interview nach Witzel (1982:66) verwendet. Problemzentrierung, Gegenstands- und Prozessorientierung sind dabei wesentliche Kriterien. Das Erzählprinzip ist bestimmend, es werden erzählgenerierende Stimuli angeboten. Auch wenn ein der thematischen Orientierung dienender Leitfaden verwendet wird, so werden den GesprächspartnerInnen weitgehende Artikulationschancen eingeräumt, sollen sie zum Erzählen angeregt werden (Hopf: 1991, Mayring: 1990). Als Instrumente werden ein Kurzfragebogen, ein Leitfaden, die Tonbandaufzeichnung und das Postskriptum verwendet (Chorherr: 1994).

Problemzentrierung

Bei der Gestaltung der Erhebungsinstrumente und bei der Datenerhebung ist ausschließlich das Forschungsthema im Zentrum. Das Untersuchungsthema muss ein gesellschaftlich relevantes sein, auf das sich die ForscherIn in allen Phasen des Forschungsprozesses konzentriert.

Gegenstandsorientierung

Die Auswahl der Methodik und ihre Gewichtung hängen vom jeweiligen Forschungsgegenstand ab. Das problemzentrierte Interview erlaubt die Integration von Elementen verschiedener Methoden wie biographischer Methode, Fragebogen, qualitatives Interview, Leitfäden und Fallanalyse, die je nach Untersuchungsgegenstand miteinander kombiniert werden können. Weiters werden beim problemzentrierten Interview Tonbandaufzeichnungen, Transkript und Postskript verwendet. Das Postskript wird von der/dem InterviewerIn unmittelbar nach dem Interview geschrieben. Dabei werden Eindrücke bezüglich der Kommunikation, Störungen, Besonderheiten in der Interviewsituation festgehalten.

Die Methodologie

Prozessorientierung

Die Gesamtgestaltung des Forschungsablaufes wird als Prozess gesehen, die Erarbeitung der Erhebungsinstrumente, die Erhebung und die Auswertung der Daten. Die Instrumente werden in einem Pretest auf ihre Praxistauglichkeit geprüft und entsprechend modifiziert. Während der Datenerhebung nehmen die InterviewerInnen Vorinterpretationen (Paraphrasierungen, Verständnisfragen ...) vor, Gehörtes wird zusammengefasst, Verständnisfragen werden gestellt.

6.6.4 Die Forschung

Die Untersuchung ist eine in der letzten Lebensphase, ursprünglich wurde der Zeitraum Diagnose bis Hospiz beziehungsweise Betreuung durch den mobilen Hospizdienst gewählt, in erster Linie waren Interviews mit betroffenen Frauen geplant, in zweiter Linie mit Betreuungspersonen. Im Innsbrucker Hospiz konnte ich drei Interviews mit betroffenen Frauen durchführen, eine Videoaufnahme eines Innsbrucker Journalisten im Hospiz Innsbruck kam hinzu, elf Interviews mit Betreuungspersonen, in Wien konnte ich vier Interviews mit Betreuungspersonen führen. Da es nicht möglich war, immer vor Ort zu sein, gestaltete sich die Interviewphase schwieriger, da die letzte Lebensphase eine sehr sensible ist und es besonderer Vorsicht bedarf. Der oberste Grundsatz war, dass es für die betroffenen Frauen wirklich stimmig ist, ein Interview zu geben, sowie für die Betreuungspersonen und für mich. So hätte es Frauen gegeben, die ein Interview gegeben hätten zu einem Zeitpunkt, wo ich nicht im Hospiz Innsbruck und auch nicht im Hospiz am Rennweg war, oder es gab die Bereitschaft, aber in den Stunden, wo ich anwesend war, hatte sich der Zustand verschlechtert oder es war Besuch da. Hinzu kommt bei einem derart sensiblen Thema, wo die Betroffenen selber erzählen, dass es zu großer emotionaler Betroffenheit kommen kann. Es braucht von der Interviewerin eine Haltung der Anteilnahme, es gilt Leid, Kummer und alles, was erzählt wird, wahrzunehmen. Das inkludiert in gewisser Weise ein Teilen, auch wenn die Interviewerin nur deklariert Zuhörende und manchmal Fragende ist. Das Wahrnehmen und Teilen ist gebunden an Sensibilität und Vorsicht, was ein Nachfragen unterbindet, wenn die erzählende, betroffene Frau emotionalen Stress signalisiert. Es gilt für die Interviewerin einerseits, den Stress auszuhalten und andererseits, sich zu vergewissern, ob eine Weiterführung des Interviews noch möglich und gewünscht ist. Da mir ein Mehr an Daten wichtig war und ich das immense Erfahrungswissen der Betreuungspersonen mit einbeziehen wollte, entschied ich mich sehr bald nach Beginn der Datenerhebung, mehr Interviews mit Betreuungspersonen zu führen. Sehr sensible emotionale Themen, die die betroffenen Frauen eingebracht hatten, konnten auf diesem Weg durch die Erzählungen der Betreuungspersonen ergänzt und erweitert werden. Betreuungspersonen des stationären und mobilen Hospiz erleben die Frauen selten zum Zeitpunkt der Diagnose, meist in einem schon weit fortgeschrittenen Stadium der Krankheit, in den letzten Wochen, manchmal auch den letzten Monaten. Immer wieder sind jedoch zusätzlich die Erfahrungen der Betreuungspersonen, die sie in der Arbeit im Krankenhaus und als Betroffene in Bezug auf Freundinnen oder Mütter gemacht haben, miteingeflossen, wo sie den Weg vom Zeitpunkt der Diagnose wahrgenommen hatten. Es geht in der Untersuchung um ein langsames Sterben und daher um ein wahrnehmbares, wie immer das jede einzelne Frau, ihre Umgebung umsetzt, wie bewusst oder weniger bewusst diese Zeit gelebt wird. Aufgrund der zur Verfügung stehenden Zeit gibt es in irgendeiner Form Auseinandersetzung mit sich, der Umgebung und der Welt im Generellen. Die nahen Personen ihrerseits und die Betreuungspersonen sind in diese Konfrontation um Verlust und Tod eingebunden in Bezug auf sich selber, auf die betroffene Person, die nahe Umgebung und die Welt in ihrer Gesamtheit. Der Großteil der Frauen, von denen die Betreuungspersonen in den Interviews erzählen, sind onkologische Patientinnen sowie alle von mir interviewten betroffenen Frauen. Die Untersuchung betrifft die weiße, österreichische Mittelschichtfrau im Alter zwischen ca. 20 und 100 Jahren, wobei die Zahl der älteren und alten Frauen überwiegt. Älter ist von den Betreuungspersonen ab cirka dem 55. Lebensjahr und alt ab ca. 70 benannt, davor bezeichnen die Betreuungspersonen die Frauen als jung und sehr jung. Diese Altersgrenzen wurden so in die Arbeit übernommen. Die Kategorien Alter beziehungsweise Generationenunterschiede wurden in die Untersuchung miteinbezogen. Ursprünglich war auch gedacht, kulturelle und religiöse Differenzen, sexuelle Orientierung zu beachten, da aber das Datenmaterial für den Einbezug dieser Kategorien nicht ausreichend war, wurden sie nicht weiter verfolgt.

Durch die Interviews mit den Betreuerinnen fand eine große Menge an Frauen, Handlungen und Interaktionen Eingang, da manche Betreuerinnen von der Erfahrung von vielen Jahren und von hundert und mehr Frauen erzählten. Jedes dieser Interviews birgt also eine unglaubliche Fülle an Datenmaterial in sich. Die Folge ist, dass die Aussagen globa-

Die Methodologie

ler und allgemeiner sind aufgrund der Gegebenheit des Untersuchungsmaterials.

Es wurden insgesamt 18 Interviews geführt, 15 Interviews mit weiblichen Betreuungspersonen, (3 Leitungspersonen, 3 Ärztinnen, 1 Psychologin, Seelsorgerin, 6 mit Pflegepersonen, 1 mit einer Ehrenamtlichen). Weiters wurden Interviews mit betroffenen Frauen geführt, eine Videoaufnahme eines Journalisten mit einer betroffenen Frau, das anlässlich des Muttertages im Tiroler Fernsehen gesendet worden war, wurde miteinbezogen. Vor der Interviewphase wurde ein Pretest mit einer im Bereich der Pflege tätigen Bekannten durchgeführt, bei dem sich herausstellte, dass die Eingangsfrage zu kompliziert formuliert war, so wurde diese vereinfacht. Ein Kurzfragebogen mit biographischen Eckdaten, Alter, Familienstand, Kinder, Beruf, Staatsbürgerschaft wurde am Anfang erhoben.

Zehn Interviews wurden transkribiert, sieben von Betreuungspersonen und drei von betroffenen Frauen, acht Interviews wurden handschriftlich inhaltlich zusammengefasst, mit der Videoaufnahme wurde ebenso verfahren. Das gesamte Datenmaterial wurde danach im Sinne der „Grounded Theory" einer sehr genauen Analyse mit offenem, axialem, selektivem Kodieren, Memos schreiben und Diagrammen anlegen unterzogen.

Die zweite Datenquelle war eine über fünf Monate gehende, einmal pro Woche drei Stunden dauernde durchgeführte teilnehmende Beobachtung. Da ich davor das erste Jahr des Palliativlehrganges der IFF – Fakultät für Interdisziplinäre Forschung und Fortbildung Abteilung Palliative Care und OrganisationsEthik absolviert hatte, war es möglich, für diese Zeit als Ehrenamtliche im Wiener Hospiz tätig zu sein. Es sind 11 Gespräche mit betroffenen Frauen und ein Gespräch mit einem Mann zustande gekommen. Alle wurden als Gedächtnisprotokolle im Nachhinein aufgezeichnet. Aus diesen wurde nur ein Zitat eines betroffenen Mannes für die Arbeit verwendet. Die teilnehmende Beobachtung diente vor allem der Erhöhung der Sensibilität für das Feld.

Der Erstkontakt zu den Hospizen war jeweils zu den Leitungspersonen. Bei diesem Erstkontakt wurde auch eine generelle Information über das Forschungsvorhaben an die Leitung gegeben, um die betroffenen Frauen und Betreuungspersonen vorzuinformieren. Im Tiroler Hospiz hielt die Leitung Rücksprache mit den Ärztinnen und den Betreuungspersonen und stellte dann einerseits die Kontakte zu den Betreuungspersonen wie auch zu den betroffenen Frauen her. In Wien wurde ebenfalls Rücksprache mit dem Team gehalten. Mit der Leitung wurde vereinbart, dass ich einmal die Woche für mindestens drei Stunden im Hospiz anwesend sein kann, gleich einer Ehrenamtlichen.

In Innsbruck wurden die betroffenen Frauen vor einem tatsächlichen Stattfinden des Interviews von den Betreuerinnen nochmals angefragt hinsichtlich Interesse und Kraft. Ich habe alle Interviews selbst durchgeführt, am Beginn jedes Interviews habe ich die Untersuchung mit den Beweggründen dargestellt, Anonymität und den vertraulichen Umgang mit den Daten über den Projektabschluss hinaus zugesichert. Weiters habe ich auf diese unübliche Form des „Gesprächs" hingewiesen, wo die Interviewerin vor allem Zuhörende und Fragende ist. Wichtig war auch vorab zu besprechen, dass das Interview jederzeit abgebrochen werden kann und dass Fragen abgelehnt werden können beziehungsweise nicht beantwortet werden müssen.

Für die Befragung der Betreuungspersonen ging es um die Darstellung von Wissen und Erfahrung in Bezug auf die betroffenen Frauen. Folgende Fragestellung war wichtig: Welche Wahrnehmungen, Erlebnisse haben Betreuungspersonen in Bezug auf die betreuten Frauen im Besonderen mit dem Blick auf Gemeinsamkeiten und Differenzen zwischen den Frauen. Für die Befragung mit den betroffenen Frauen ging es um die Darstellung ihrer Erfahrungen, Handlungen von der Diagnose bis zum jetzigen Zeitpunkt mit den für sie zentralen Aspekten. Ich bin bei der Gestaltung der Erhebungsinstrumente davon ausgegangen, dass die Interviews mit den betroffenen Frauen einen stärkeren Erzählcharakter haben werden als die Interviews der Betreuungspersonen. Dem war jedoch nicht so, der Erzählcharakter ist in allen Interviews sehr stark ausgeprägt, die Betreuungspersonen sind immer wieder in langes Erzählen gekommen, während die betroffenen Frauen nach vorgegebenen Themen verlangt haben. Die folgenden Fragen der Leitfäden sind in keinem Interview in der Detailliertheit angesprochen worden, der Leitfaden war als Hintergrundfolie präsent, angesprochen wurden die Themenkomplexe. Wenn nach Abdrehen des Tonbandes noch Spezielles erzählt worden war, wurde ein Postskript verfasst.

Die Methodologie

Leitfäden

Leitfaden für Interviews mit Betreuungspersonen

Welche Erlebnisse, welche Wege, Formen, diese Zeit zu gestalten fallen dir ein, wenn du an betroffene Frauen denkst. Welche Gemeinsamkeiten und Unterschiede nimmst du bei den betroffenen Frauen wahr?

1) Beziehungen
Wie bedeutend sind deiner Einschätzung nach zwischenmenschliche Beziehungen in dieser Zeit?
Wie wird die Zeit mit nahen Personen verbracht?
Zu wem nehmen die Frauen Kontakt auf?
Ist Abgrenzung ein Thema?
Wie geht es den Frauen damit, zunehmend weniger Kraft zu haben für Kontakte?
Gemeinsamkeiten und Unterschiede?

2) Anpassung, Kooperation, Unterwerfung
Können die Frauen aktiv etwas für sich einfordern (z.B. Schmerztherapie)?
Wie reagieren die Frauen, wenn sie Schmerzen haben?
Fallen dir schwierige Situationen mit Frauen ein?
Wie angepasst/nicht angepasst erlebst du die Frauen?
Werden auch unübliche Dinge verlangt?
Sind die Frauen manchmal aggressiv?
Sind die Frauen leicht/schwer zufrieden zu stellen?
Gemeinsamkeiten und Unterschiede?

3) Emotionen
Werden Gefühle offen gezeigt? Wenn ja, welche Gefühle vor allem?
Wird über Gefühle gesprochen?
Was bereitet den Frauen den größten Gefühlsschmerz?
Wird offen getrauert? Worüber?
Gemeinsamkeiten und Unterschiede?

4) Fürsorge
Wie schwer/leicht können die Frauen Versorgung annehmen (körperlich, emotional, spirituell, sozial)?
Wie schwer/leicht können die Frauen emotionale Zuwendung annehmen?
Welche Angebote werden gerne angenommen (psychologisch, seelsorgerisch ...)?

Taucht das Gefühl auf, eine Last zu sein?
Welche Atmosphäre unterstützt die Patientinnen in ihrer Lebensqualität
(wohnliche Atmosphäre, Blumen, private Gegenstände, eigener Raum)?
Inwiefern sind Eigenversorgung und Selbstbestimmung Thema?
Gemeinsamkeiten und Unterschiede?

5) Körper
Wie wichtig/unwichtig ist für die Frauen ihr Äußeres?
Kleidung, Frisur, Schmuck, Lippenstift …?
Was bewirken gute Düfte, Cremes oder Parfum?
Wie gehen Frauen mit dem Verlust von körperlicher Schönheit,
Attraktivität um?
Wie wichtig/unwichtig erscheint dir körperliche Zuwendung für
die Frauen?
Wie wichtig/unwichtig erscheint dir sexuelle Zuwendung für die Frauen?
Hast du den Eindruck, dass die Frauen von ihrer nahen Umgebung
ausreichend körperliche/sexuelle Zuwendung erhalten?
Gemeinsamkeiten und Unterschiede?

6) Lebensziele
Erscheinen dir die Frauen tendenziell zufrieden oder unzufrieden
mit ihrem Leben?
Gibt es Schmerz über ungelebtes Leben?
Gibt es Lebensziele, die oft genannt werden?
Sprechen die Frauen mehr über die Vergangenheit, die Gegenwart oder
die Zukunft?
Gemeinsamkeiten und Unterschiede?

7) Verantwortung
Wie würdest du den Umgang mit Verantwortung beschreiben?
Spielen bezüglich Verantwortungsgefühl auch finanzielle Belange
eine Rolle?
Wie schwer/leicht fällt den Frauen das Loslassen?
Was erleichtert den Frauen das Loslassen?
Gemeinsamkeiten und Unterschiede?

8) Spiritualität/Religion
Wie wichtig erscheint dir für die Frauen Spiritualität/Religion?
Verändert sich die Spiritualität?
Wird spirituelle Unterstützung gefordert, angenommen?
Welche Formen werden gelebt?
Gemeinsamkeiten und Unterschiede?

9) Abschließende Fragen
Was bedeutet deiner Einschätzung nach Lebensqualität bis zuletzt
   für die Frauen auf der Station?
Was erlebst du bei den Frauen als den schmerzhaftesten Prozess?
Was macht den Sterbeprozess annehmbarer/erträglicher für die Frauen?
Was ist die größte Unterstützung für die Frauen?
Was würdest du als die hervorstechendste Gemeinsamkeit zwischen
   den Frauen sehen?
Was würdest du als den markantesten Unterschied zwischen den Frauen
   beschreiben?
Das Hospiz ist ein sehr starker Frauenraum – wie siehst du das?
Welche Erfahrungen gibt es zu den Stunden danach, wenn jemand
   verstorben ist. Fallen dir hier Besonderheiten ein?
Möchtest du noch etwas erzählen, das dir wichtig erscheint?
Herzlichen Dank für das Interview!

Leitfaden für Interviews mit Gästen/Patientinnen im Hospiz Innsbruck und im Hospiz Wien

Ich möchte Sie ersuchen zu erzählen, wie es Ihnen gegangen ist, vom Zeitpunkt der Diagnose bis heute.

1) Beziehungen
Welche Personen sind für Sie wichtig?
Wie verbringen Sie am liebsten die Zeit mit nahen Personen?
Haben Sie auch Kontakt zu anderen Gästen?
Mit wem sind Sie nah?

2) Anpassung, Kooperation, Unterwerfung
Was unterstützt Sie am meisten?
Was fehlt Ihnen an Unterstützung?
Wie ist es ihnen im Verlauf der Krankheit mit den ÄrztInnen und
   Pflegepersonen gegangen?
Gibt es Unterschiede zwischen dem Spital und dem Hospiz?
Haben Sie das Gefühl, dass sie für sich fordern können, was sie
   brauchen?
Fallen ihnen Konflikte ein mit Personen (nahe Personen, ÄrztInnen,
   Pflegepersonen ..), die etwas anderes wollen als sie?
Haben sie das Gefühl, als Patientin wahr- und ernstgenommen
   zu werden?
Wie reagieren sie, wenn die Schmerztherapie nicht effektiv wirkt?

3) Emotionen
Welche Gefühle haben sie? (Wut, Trauer ...)
Können sie ihre Gefühle ausdrücken?
Was hilft ihnen ihre Gefühle auszudrücken?

4) Fürsorge
Fühlen sie sich gut versorgt?
Was an Versorgung würden sie noch brauchen?
Wollen sie die Unterstützung der Psychologin?
Wollen sie die Unterstützung der/des Seelsorgerin/s?
Ist es für sie ungewohnt, Fürsorge anzunehmen?
Gibt es Dinge, die sie lieber selber tun?
Welche Atmosphäre erleichtert ihnen das Leben? Blumen, wohnliche Atmosphäre, eigener Raum, private Gegenstände ...?

5) Körper
Wie geht es ihnen mit ihrem Körper?
Was macht es leichter für ihren Körper?
Ist Berührung gut für sie?
Genießen sie die körperliche Nähe mit wichtigen Personen?
Ist Zärtlichkeit wichtig für sie?
Tut es ihnen gut, wenn sie sich manchmal schön anziehen?
Genießen sie Düfte, Cremes oder einen Lippenstift?
Was braucht ihr Körper am meisten?
Was hilft ihrer Seele, ihrem Gefühl am meisten?

6) Lebensziele
Wie geht es ihnen, wenn sie auf ihr Leben zurückblicken?
Gibt es etwas, das sie noch gerne machen würden?

7) Verantwortung
Macht ihnen irgendetwas Sorgen?
Wofür fühlen sie sich verantwortlich?
Haben sie das Gefühl, dass die ihnen nahe stehenden Personen mit der Situation zurechtkommen?
Gibt es etwas, das sie noch gerne regeln würden?

8) Spiritualität
Sind sie ein religiöser/spiritueller Mensch?
Unterstützt sie ihre Religion/Spiritualität?
Wie leben sie sie?
Würden sie sich spirituelle Unterstützung wünschen?

9) Abschließende Fragen
Was trägt dazu bei, dass sie sich besser fühlen?
Was ist für sie am allerwichtigsten?
Möchten sie noch etwas erzählen, das ihnen wichtig ist?
Vielen Dank für das Interview!

6.6.5 Transkription

Alle Interviews wurden auf Tonband aufgenommen, um ausgewertet werden zu können. Da für die Betreuungspersonen und für die betroffenen Frauen das Erzählen in der Mundart von Bedeutung war, wurde die Transkription in der Mundart durchgeführt, zum besseren Verständnis wurden Textpassagen, die für nicht mundartsprachliche Personen schwer verständlich wären, in Hochsprache übersetzt. In der vorliegenden Fassung wurde zwecks Verständlichkeit und besserer Lesbarkeit auf die Mundartzitate verzichtet. Kurze und lange Pausen wurden vermerkt mit zwei und drei Punkten. Die Betreuungspersonen sind mit B1 bis B15 gekennzeichnet, die betroffenen Frauen mit F1 bis F4. Namen und Orte wurden verändert, um die Anonymität zu gewährleisten. Inhaltliche Auslassungen wurden in Rundklammer mit drei Punkten gesetzt. Alle „mhm", die von der Interviewerin sind, wie auch die Fragen der Interviewerin sind kursiv geschrieben.

6.7 Memos und Diagramme

Memos und Diagramme (Strauss 1991) sind wie ein kontinuierliches Protokoll über den analytischen Prozess. Memos sind schriftliche Aufzeichnungen über Ergebnisse der Analyse. Diagramme stellen die Beziehungen zwischen den Konzepten graphisch dar oder sind visuelle Bilder von Beziehungen. Bei den Memos wird unterschieden zwischen Code-Notizen, theoretischen Notizen und Planungsnotizen. Memos beziehen sich auf Konzepte, nicht auf die Personen oder Handlungen an sich, sondern auf die Abstraktion dieser Geschehnisse. In jeder Phase des Kodierens entstehen differente Memos, da die Zielsetzung eine je andere ist (Strauss/Corbin 1996:175). Beim offenen Kodieren geht es mehr um das Schreiben von Eindrücken, Gedanken, es entstehen Kode-Notizen und theoretische Notizen und Planungsnotizen. Diagramme bedeutet hier eher Listen schreiben, ein Zusammenfassen. Beim axialen Kodieren drehen sich die Memos im Sinne des Paradigmas um Bedingungen für das Auftreten des Phänomens, um Strategien, Konsequenzen, um veränderte Bedingungen usw., hier beginnen logische Diagramme über die Beziehungen zwischen Kategorie und Subkategorie, beim selektiven Kodieren geht es zentral um das Erstellen von theoretischen Notizen, da die Subkategorien rund um die Kernkategorie integriert werden sollen und die Kernkategorie gesättigt werden soll. Der „rote Faden" (Strauss/Corbin 1996:98) ist zum Beispiel eine solche Form von Memo, die in der Phase des selektiven Kodierens entsteht. Die Diagramme können Tiefe und Komplexität des Themas veranschaulichen.

6.7.1 Die Forschung

Beispiele für Memos und Diagramme zum zweiten durchgeführten Interview mit einer betroffenen Frau.

z.B. Code-Notiz „Vegetieren"
Was führt zum Gefühl des „Vegetierens"?
Schmerzen, Unfreiheit, zunehmender Kontrollverlust, Unselbstständigkeit, Versorgungseinschränkung, Angewiesensein, der körperliche Zustand.

z.B. Theoretische Notiz – „normaler Eingriff"
was ist ein normaler Eingriff?
Blinddarm? Mandeloperation? Muttermal? Was wäre abnormal? Amputation? Normal signalisiert, üblich, viele Personen betreffend, kein Grund zur Beunruhigung, Operation eines Tumors – Normalität als Beruhigung?

z.B. Theoretische Notiz zu „Strategien"
Wie wird auf das Phänomen „Krankheit" reagiert, welche Strategien lassen sich feststellen? Gefühlswechselbäder, Aktivität, Negation, Leben von intensiven Beziehungen, Aufrechterhaltung von Selbstbestimmung, Zukunftsperspektive entwickeln, Kampf um die Eigenversorgung.

Theoretische Notiz zu „Bedingungen"
Biographie, intaktes Familienleben, intaktes Beziehungsgefüge, Schmerztherapie, zunehmende Krankheitsverschlechterung, Schlafstörungen, ernst genommen werden, wahr genommen werden, viel Zeit der Betreuungspersonen.

Die Methodologie

Beispieldiagramm zu „Unterstützungskriterien"

Unterstützungskriterien

- Schmerztherapie – Hospizatmosphäre
- Selbstbestimmung – guter Informationsfluss, Gestaltung des Tagesablaufes, Zimmers; der Behandlung, Auswahl der GesprächspartnerInnen, Forderungen stellen
- Aktivität – Ortsveränderungen, Beschäftigungen, Abwechslung, Ablenkung, vertraute Gewohnheiten nachgehen
- Zeit – Präsens von vielen Personen
- Eigenständigkeit – Eigenversorgung, Waschen, Anziehen, Geschirr wegräumen, Aktivitäten
- Emotionen ausdrücken können
- Zukunftsperspektive – Familienintegration, Feste, Zusammenleben mit den Enkelkindern
- Beziehungen – Familie, FreundInnen, Bekannte, ferne Personen, PsychologInnen, Betreuungspersonen
- Negation des Krankheitszustandes
- Ernst- und wahrgenommen werden Schmerzen, Bedürfnisse, Ängste, Sorgen, Wünsche

6.8 Theoretische Sensibilität

Damit ist ein Bewusstsein gemeint, das die Feinheiten in den Daten erfassen kann. Um die theoretische Sensibilität (Strauss/Corbin 1996:56) zu erhöhen, werden Fragen gestellt, wer, wann, warum, wo, was, wie viel; es werden Extreme hergestellt, um zu vergleichen. Die Fragen regen an zum Weiterdenken und lösen sehr oft Memos aus.

6.9 Das Kodierverfahren

Eine wichtige und zentrale Hilfestellung im Entwickeln der Theorie ist die Anwendung des Kodierverfahrens. Es wird unterschieden zwischen offenem, axialem und selektivem Kodieren (Strauss 1991, Strauss/Corbin 1996). Die einzelnen Verfahren lassen sich nicht eindeutig voneinander abgrenzen, es ist oftmals ein Pendeln zwischen den Verfahren.

6.9.1 Offenes Kodieren

Es bietet eine gute Möglichkeit die eigenen und die fremden Vorannahmen in Frage zu stellen. Die Daten werden auf diese Weise aufgebrochen, es wird Wort für Wort, Satz für Satz oder Absatz für Absatz eine Beobachtung herausgegriffen und für den darin enthaltenen Vorfall, für die Idee oder das Ereignis wird ein abstrakter Begriff vergeben. Auf diese Weise erhält man viele Kodes, viele Konzepte, die wiederum kategorisiert werden müssen, also Gleiches kommt zu Gleichem, wird zusammengefasst. Der Name der Kategorie sollte noch einmal abstrakter gehalten sein als die Namen der Konzepte, die sich um das Ereignis gruppieren. Der Name der Kategorie muss für die/den ForscherIn einprägsam sein, sie/er muss sich an diesen erinnern können, um vielfältig über die Kategorie nachdenken zu können und sie analytisch zu entwickeln. Diese Analyse beinhaltet einerseits die Charakteristika einer Kategorie, also ihre Eigenschaften und andererseits ihre Dimensionen, diese beschreibt die dimensionale Ausprägung der Eigenschaften. Fragen stellen ist dabei zentral. Über jedes Ereignis wird gefragt, was ist es? Was repräsentiert es?

6.9.2 Eigenschaften und Dimensionen

In einem weiteren Schritt wurde jede Kategorie mit ihren Konzepten nach Eigenschaften und Dimensionen aufgelistet. Eigenschaften charakterisieren eine Kategorie, jede Eigenschaft hat eine bestimmte dimensionale Ausprägung. Zum Beispiel die Kategorie „Emotionen" – Häufigkeit, Ausmaß, Intensität, Dauer, positive, negative Emotionen, nach innen/außen gerichtet, geteilt/nicht geteilt, in Dimensionen von manchmal auftretend bis oft, ständig, heftig, unerträglich oft, bewältigbar, eskalierend ...

6.9.3 Axiales Kodieren

Beim axialen Kodieren (Strauss 1991) werden die Daten, die mittels des offenen Kodierens aufgebrochen wurden, neu zusammengefügt, es wird versucht, Verbindungen zwischen den Kategorien und ihren Subkategorien herzustellen. Man befindet sich auf dem Weg, die Hauptkategorie ausfindig zu machen. Es geht darum, die einzelnen Kategorien weiter zu entwickeln, jenseits von Dimensionen und Eigenschaften.

> „Beim axialen Kodieren liegt unser Fokus darauf, eine Kategorie (*Phänomen*) in Bezug auf die *Bedingungen* zu spezifizieren, die das Phänomen verursachen; den *Kontext* (ihren spezifischen Satz von Eigenschaften), in den das Phänomen eingebettet ist; die *Handlungs- und interaktionalen Strategien*, durch die es bewältigt, mit ihm umgegangen oder durch die es ausgeführt wird; und die *Konsequenzen dieser Strategien*. Weil diese spezifizierenden Kennzeichen einer Kategorie ihre Präzision verleihen, nennen wir sie *Subkategorien*" (Strauss/Corbin 1996:76).

Man fragt sich, worauf die Daten verweisen, worum sich die Handlung eigentlich dreht und kommt auf diese Weise zur zentralen Idee. Im Hinblick auf diese beobachtet man Ereignisse, die zum Auftreten des Phänomens, der zentralen Idee geführt haben und kommt so zu den ursächlichen Bedingungen. Fragen von wenn, während, weil, infolge, wegen begleiten den Untersuchungsprozess. Als nächster Schritt wird versucht, den spezifischen Satz von zum Phänomen gehörigen Eigenschaften und Bedingungen, innerhalb dessen die Handlungsstrategien stattfinden, zu identifizieren. Fragen nach dem wann, wie, der Anzahl, der Art, dem Verlauf, der Dauer, der Intensität werden hier gefordert. Man begnügt sich nicht mit dem besonderen Satz von Bedingungen, sondern beschäftigt sich auch mit den intervenierenden Bedingungen, womit der breite strukturelle Kontext, der auf die Handlungsstrategien einwirkt, gemeint ist. Zeit, Raum, Kultur, Status, Karriere, Biographie sind hier markant. Man will wissen, was fördernd oder einengend wirkt auf die Handlungs- und interaktionalen Strategien.

6.9.4 Weiterer Verlauf bis zum Beginn des selektiven Kodierens

Zehn Interviews wurden transkribiert und offen kodiert und alle entstandenen Kategorien mit ihren Konzepten wurden axial kodiert, weitere neun Interviews wurden durch mehrmaliges Anhören der elektronischen Aufnahme und mittels einer handschriftlichen Zusammenfassung miteinbezogen zu den vorhandenen Kategorien und Konzepten. Alle Fragen, die an die Daten gestellt und von diesen bestätigt wurden, wurden zu einer Aussage über eine Beziehung, einer Art Hypothese abgeändert, eine weitgefasste allgemeine Aussage. In den Daten wurde nach Gegenbeispielen gesucht. Manche Aussagen wurden bestätigt durch die Daten, andere waren nicht haltbar, manches hat die Aussage nicht verneint, sondern nur mehr an Tiefe geschaffen. Man befindet sich in diesem Tun in einem konstanten Wechselspiel zwischen Aufstellen von Beziehungen und deren Überprüfen.

Aufgestellte, bestätigte Beziehungen nach achtzehn ausgewerteten Interviews:

Sterbeprozess – Körper
Sterbeprozess – Versorgungsausrichtung der Frauen
Sterbeprozess – Verlust von Schönheit, Attraktivität und
      körperlicher Integrität
Sterbeprozess – Emotionen
Sterbeprozess – Selbstbestimmung
Sterbeprozess – Spiritualität
Sterbeprozess – Beziehungen
Sterbeprozess – allerletzte Lebensphase als Bruch mit dem Verhaltenskodex des Lebens
Individualität als gesellschaftliche Konstante prägt nicht nur das Leben davor sondern auch die Zeit des Sterbens.
Sterbeprozess – Biographie

Beziehungen, die aufgestellt worden waren und sich nicht als relevant in den Daten bestätigten:

Die Wichtigkeit der Eigenversorgung hat sich nicht in der Dominanz wie sie am Beginn der Forschung angemutet hat, erwiesen, sondern sie wurde zu einem Teilaspekt der Versorgungsausrichtung der Frauen. Es ist für die Frauen schmerzhaft sich selbst körperlich nicht versorgen zu können. Emotionale und spirituelle Versorgung können durchgängig sehr gut angenommen werden, generell ist die Konzentration stärker auf die Versorgung der anderen gerichtet. Die Verbindung von Frauen und Verantwortung hat sich nicht als eine zentrale Beziehung erwiesen, es lässt sich besser fassen über den Wunsch nach Selbstbestimmung, über die Versorgungsausrichtung, über das Leben von Beziehungen, nicht über Verantwortung.

6.9.5 Selektives Kodieren

Beim selektiven Kodieren (Strauss 1991) geht es darum, die Kernkategorie zu definieren, sie festzulegen, um sie herum sind alle anderen Kategorien gereiht und integriert. Die Kernkategorie muss ausgewählt werden, und dann müssen die anderen Kategorien mit ihr systematisch in Beziehung gesetzt werden. Ich kann hier nicht das ausgewählte Beispielinterview nehmen, da es beim selektiven Kodieren um die Kernkategorie geht, sie ist erst im fortgeschrittenen Forschungsprozess identifizierbar.

„Der erste Schritt besteht im Offenlegen des roten Fadens der Geschichte. Der zweite besteht aus dem Verbinden der Kategorien mit Hilfe des Paradigmas. Der dritte umfasst das Verbinden der Kategorien auf der dimensionalen Ebene. Der vierte beinhaltet das Validieren dieser Beziehungen durch die Daten. Der fünfte und letzte Schritt besteht im Auffüllen der Kategorien, die einer weiteren Verfeinerung und/oder Entwicklung bedürfen" (Strauss/Corbin 1996:95).

Diese Schritte möchte ich im Folgenden darstellen. Als erstes wurde der „rote Faden", das Wesentliche der Geschichte geschrieben, in den Mittelpunkt gestellt. Als dieses Phänomen wurde, wie die Geschichte zeigt, der Körper, der fragile sich im Sterben befindende Körper, der in jedem Interview von zentraler Bedeutung ist, auf gleiche und differente Weise, aber immer zentral, identifiziert, alle anderen Kategorien lassen sich auf ihn beziehen und integrieren.

6.9.5.1 Die Forschung

Der rote Faden

Der fragile unheilbar kranke Körper steht im Zentrum. Beziehungen sind in dieser Lebensphase wichtig. Wenn sich das Körperbild verändert, so kann das Auswirkungen auf Beziehungen haben, auch wenn es sich nicht sichtbar im Außen verändert hat, das Wissen reicht, es kommt zu einem Weniger an Berührungen, verminderter Sexualität. Hier spielt auch der Ort eine gewichtige Rolle, zuhause oder im Hospiz. Die Institution verstärkt manchmal die distanzierte Haltung aufgrund distanzschaffender Apparaturen oder der Annahme eines geforderten Benehmens im Rahmen der Institution oder von fehlender Intimsphäre in der Institution, ein Zweibettzimmer ist eben nur ein Zweibettzimmer. Ein verändertes Körperbild kann für Frauen der Grund sein, Beziehungen abzubrechen, weil sie sich so nicht zeigen möchten, gesehen werden möchten, in ganz seltenen Fällen kann es der Grund für eine Kontaktaufnahme sein mit davor unbekannten Personen, mit Betreuungspersonen, die in der Zeit der Krankheit nah geworden sind. Professionelle Berührung in Form von Massagen, Pflege, Halten und Trösten wird von den Frauen angenommen und genossen, im Speziellen wenn sie die derzeitige Lebenssituation annehmen können. Weniger Berührungen, verminderte oder keine Sexualität kann aber auch eine Folge der Krankheit sein, Krankheit kann Distanz schaffen, lange Krankenhausaufenthalte, Unsicherheit im Umgang mit einer kranken Person. Ein verändertes Körperbild bedeutet meist auch viel an emotionalem Schmerz für die Frauen. Eine Folge des unheilbar kranken Körpers ist in jedem Fall ein Mangel an Berührung, der durch Betreuungspersonen manchmal mehr oder weniger oder nicht ausgeglichen werden kann. Eine Folge des unheilbar kranken Körpers ist der teilweise oder ganze Verlust der Eigenversorgung, was für die Frauen sehr schwierig ist, einerseits viel mit Emotionen verbunden, dem Gefühl der Hilflosigkeit und der Schwierigkeit fremde (körperliche) Versorgung annehmen zu müssen, sie versuchen so lange wie möglich die Eigenversorgung aufrecht zu erhalten. Emotionale Fremdversorgung wird eher angenommen, vor allem durch Freundinnen oder freundinnenähnliche Beziehungen, wo teilweise auch körperliche Versorgung zugelassen wird. Freundinnen kommen Waschen und Pflegen. Frauen sind die Versorgerinnen ihrer Umgebung, was sie auch in dieser Lebensphase soweit wie möglich beibehalten, sie vorversorgen auch ihre nahe Umgebung für die Zeit danach emotional und körperlich. Die verminderte Möglichkeit der

Die Methodologie

Fremdversorgung verändert die Beziehungen, wenn Frauen das Gefühl haben, nicht mehr „ausreichend" geben zu können, kann das ein Grund für Rückzug sein. Die Grenzen zwischen dem Versorgen der anderen und der Fremdbestimmung verschwimmen, Frauen erfüllen andere Wünsche, weil die Wünsche der anderen manchmal vor den eigenen kommen. Fremdbestimmtes Leben kann viel an Emotionen freisetzen, vor allem bei älteren Frauen. Der fragile unheilbar kranke Körper, der Markstein ist für den drohenden Verlust des Lebens, kann sich auch beziehungsintensivierend auswirken, es werden manchmal zwar weniger Beziehungen gelebt, aber diese intensiviert. Hier herein kommen auch die Abgrenzungsprobleme, die Frauen manchmal nur mit Unterstützung der Betreuungspersonen lösen können. Der drohende Verlust von Körper und Leben intensiviert spirituelle Fragen. Emotionen sind eine zentrale Ausdrucksform, die in großer Vielfalt zu Tage treten von Trauer, Angst, Verzweiflung, Freude, Wut, Zorn, Hilflosigkeit, Scham, Zufriedenheit. Auch Traumata finden ihren Weg ins Bewusstsein, die Schutzmechanismen sind verringert, die emotionale Verletzlichkeit ist größer. Selbstbestimmung ist ein zentraler Wunsch, vor allem bei jüngeren Frauen, der die Frauen unterstützt, der auch zur Veränderung in Beziehungen beiträgt. Selbstbestimmtes Handeln kann auf Fremdversorgung ausgerichtet sein. Freundinnen sind wichtig, sie sind große Unterstützerinnen in dieser Lebensphase, zentraler für jüngere Frauen, aber auch für ältere, wobei es da eher verwandtschaftliche Beziehungen sind, die genährt werden, es gibt die eine gute Freundin oder ein Netz an Freundinnen, die manchmal auch in Konkurrenz zur Familie ob ihrer zentralen Position geraten. Ein Bruch ganz zum Schluss des Lebens, manche Frauen brechen mit den Zuschreibungen und Gewohnheiten, hören auf, andere zu versorgen, sich zu kümmern, sich um Schönheit zu bemühen, Beziehungen zu pflegen, die ganze Konzentration gilt dem Selbst und dem eigenen Weg. Manchmal darf eine Person noch begleiten, eine Freundin, die in stiller Präsens den Weg ein Stück mitgehen darf.

Das Kodierverfahren

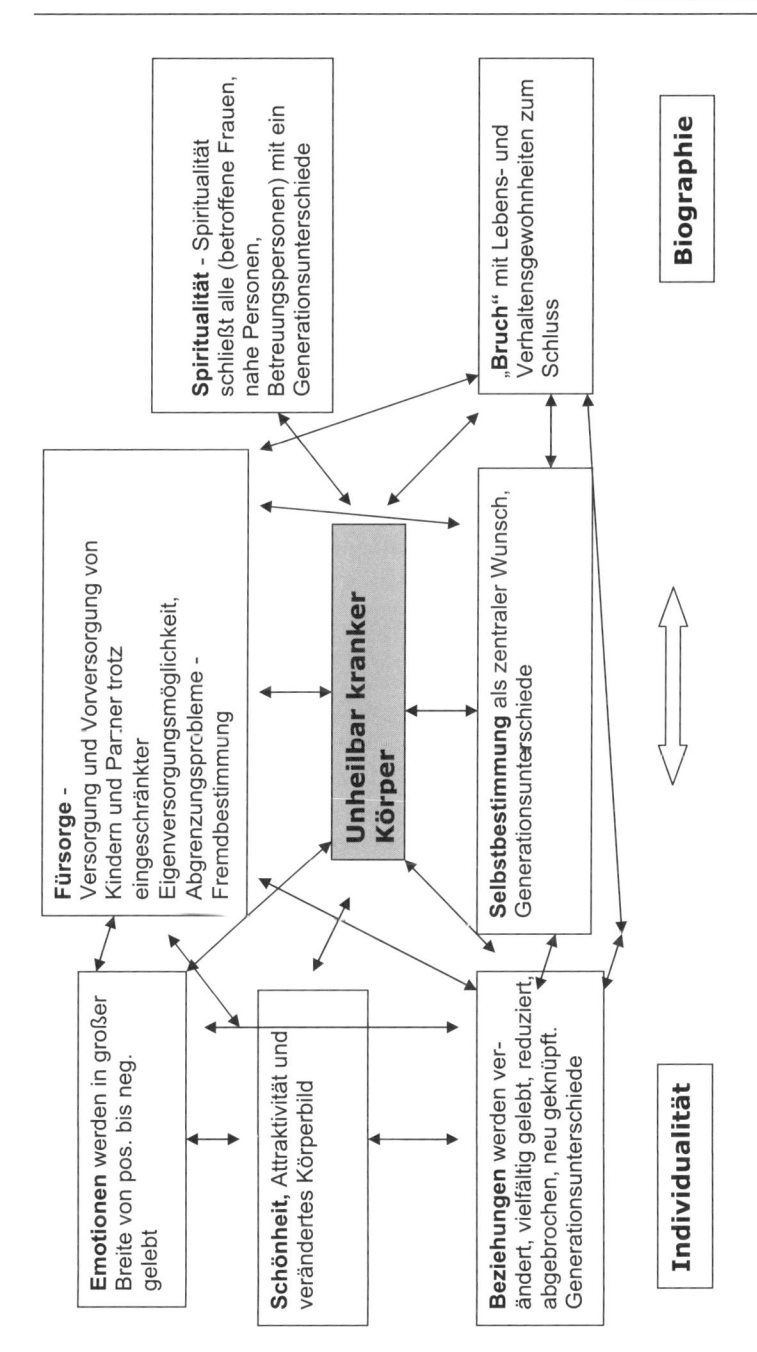

Spiritualität - Spiritualität schließt alle (betroffene Frauen, nahe Personen, Betreuungspersonen) mit ein Generationsunterschiede

„Bruch" mit Lebens- und Verhaltensgewohnheiten zum Schluss

Biographie

Fürsorge - Versorgung und Vorversorgung von Kindern und Partner trotz eingeschränkter Eigenversorgungsmöglichkeit, Abgrenzungsprobleme - Fremdbestimmung

Unheilbar kranker Körper

Selbstbestimmung als zentraler Wunsch, Generationsunterschiede

Emotionen werden in großer Breite von pos. bis neg. gelebt

Schönheit, Attraktivität und verändertes Körperbild

Beziehungen werden verändert, vielfältig gelebt, reduziert, abgebrochen, neu geknüpft. Generationsunterschiede

Individualität

207

6.9.5.2 Eigenschaften und Dimensionen der Hauptkategorie

Die Hauptkategorie „Körper" hat die Eigenschaften: in Veränderung, kurze Lebensdauer, Schmerz. Die Dimensionen variieren von lang, kurz bis sehr kurz; langsam bis schnell verlaufend, planbarer bis nicht planbar, überraschende Veränderungen; fast keine bis unerträgliche Schmerzen.

6.9.5.3 Verknüpfungen und Verbindungen hinsichtlich des Paradigmas

Im Mittelpunkt der Untersuchungsergebnisse steht der Körper, der fragile und fragiler werdende Körper, der der Markstein ist für den drohenden Verlust des Lebens, den Verlust der Welt, der dem Sterben nahe ist, er ist das Zentrum, um die sich alle anderen Kategorien reihen beziehungsweise in Bezug setzen lassen und zu Subkategorien der einen werden. Generationsunterschiede, die in der Untersuchung berücksichtigt wurden, tauchen immer wieder auf, sind manchmal wesentlich, manchmal vernachlässigbar oder nicht vorhanden. Subkategorien, die sich herauskristallisierten, sind der Verlust von Schönheit, Attraktivität und körperlicher Integrität als spezifischer Satz von Eigenschaften und Bedingungen des Phänomens und als intervenierende Bedingungen, jenseits von Generationsunterschieden. Die Versorgungsausrichtung der Frauen mit Generationsunterschieden gehört ebenfalls zum Kontext, zu den spezifischen Eigenschaften und Bedingungen ohne Generationsunterschiede, die Zentralität von Beziehungen mit Generationsunterschieden als Bewältigungsstrategie, aber auch als Kontext und intervenierende Bedingungen; die Bedeutung von Emotionen als wichtige Bewältigungsstrategie, als Ausdruck der seelischen Verfassung; die verstärkte Betonung von Spiritualität als Bewältigungsstrategie mit Generationsunterschieden und als zentraler Wunsch jener nach Selbstbestimmung als Unterstützungsfaktor als Kontext und intervenierende Bedingungen mit Generationsunterschieden. Der „Bruch" zuletzt, den es manchmal geben kann, ist eine Strategie der Bewältigung. Es geht in der vorliegenden Arbeit um Gemeinsamkeiten und Unterschiede im Sterbeprozess von Frauen. Schon das Wort Prozess deutet auf einen Verlauf hin, auf Phasen, die unterschiedlich, bei jeder Frau sehr individuell verlaufen können, abhängig von der Biographie, der sozialen und finanziellen Situation, der Umgebung und dem Krankheitsverlauf und dem Krankheitsstadium. Der prozessuale Charakter dieser Lebensphase spiegelt sich in der Arbeit und den Ergebnissen vielfältig wieder.

6.9.5.4 Hypothetische Aussagen

Die Versorgungsausrichtung der Frauen ist sehr dominant. Der fragile Körper vermindert die Eigenversorgungsmöglichkeit der Frauen, was für den Großteil der Frauen jenseits von Altersunterschieden ein Problem ist. Fremdversorgung ist schwierig anzunehmen. Gemeint ist hier vor allem die körperliche Versorgung, es gibt Unterschiede des Annehmens, wenn es um emotionale und spirituelle Versorgung geht. Frauen mit Kindern befinden sich bezüglich Versorgungsausrichtung in einer speziell schwierigen Situation. Die Fremdversorgung der nahen Umgebung wird versucht aufrechtzuerhalten beziehungsweise es wird vorversorgt für die Zeit nach dem eigenen Tod.

Schönheit, Attraktivität, körperliche Integrität sind für die meisten Frauen in ihrer letzten Lebensphase und über den Tod hinausreichend von Bedeutung, jenseits von Altersunterschieden und sonstiger Differenzen.

Beziehungen sind für viele Frauen sehr wichtig in dieser Lebensphase, die Biographie ist sehr zentral für das Ausmaß an und die Formen der Beziehungen, die sehr differenzieren. Es können positive, unterstützende, tragende aber auch belastende, negativ besetzte Beziehungen sein, bedeutend sind sie in der einen und der anderen Richtung. Ein fragiler Körper, der sich im Spannungsfeld zwischen Leben und Sterben bewegt, lässt die Frauen ihre Beziehungen verändern. Da Frauen sich sehr vielfältig in unterschiedlichen Beziehungsnetzen finden, gehen die Strategien sehr oft in diese Richtung und es ergeben sich immer wieder Konsequenzen für die Beziehungen. Beziehungen zu Kindern, LebenspartnerInnen, Familienangehörigen, FreundInnen, Bekannten werden in dieser Lebensphase zuhause wie auch im Hospiz gelebt, reduziert, verändert, intensiviert, abgebrochen, neu geknüpft. Zentral sind immer wieder die Beziehungen zu Freundinnen bei jüngeren Frauen im Speziellen.

Ein zentraler Wunsch in dieser Lebensphase, der bei jüngeren Frauen stärker ausgeprägt scheint, ist der der Selbstbestimmung. Selbstbestimmung leben zu können ist ein wesentlicher Unterstützungsfaktor für die betroffenen Frauen. Selbstbestimmung in Bezug auf Schmerz, die Gestaltung dieser Zeit, die Gestaltung der Beziehungen, Umsetzung von Wünschen und Bedürfnissen, Beibehaltung von Gewohnheiten. Selbstbestimmung schließt die Ausrichtung auf die Versorgung anderer mit ein beziehungsweise ist oftmals darauf ausgerichtet.

Die Methodologie

Der fragile Körper als Markstein für den Verlust des Lebens intensiviert spirituelle Fragen, Sinnfragen und verstärkt beziehungsweise verändert manchmal die Religiosität/Spiritualität, auch bei Personen, die sich abgewendet haben. Es sind Unterschiede zwischen den Generationen festzustellen.

Emotionen sind Strategien der Bewältigung in dieser letzten Lebensphase, gezeigt oder nur verbal vermittelt, spürbar oder nicht spürbar, Hospize sind Orte mit vielen Emotionen. Emotionen sind zentral in dieser Lebensphase, sie durchziehen alle Bereiche, von Trauer, Ekel, Wut, Scham, Ärger, Zorn, Ungeduld, Hilflosigkeit, Angst bis hin zu Freude und Zufriedenheit prägen sie diese Zeit. Neben dem Abschiednehmen im Generellen löst ein verändertes Körperbild, der Verlust der Eigenversorgung, die Wahrnehmung eines fremdbestimmten Lebens, der Abschied von Kindern und erlebte Traumata besonders viel an Emotionen aus.

Zuletzt kann es zum Bruch mit dem „Verhaltenskodex" des Lebens kommen. Ein anderes Agieren, das auch auf Seite der Nahen und der Betreuung Umstellung und Veränderung im Umgang bedeutet.

6.9.5.5 Validieren und Auffüllen der Kategorien

Mit diesen Aussagen ausgerüstet wurde zurückgegangen zu den Interviews, um die Daten zu validieren. Die Aussagen wurden alle bestätigt, die Kategorie „Spiritualität" war zu wenig dicht. Aus diesem Grund wurde ein weiteres Interview mit einer Seelsorgerin vereinbart, um die Subkategorie „Spiritualität" aufzufüllen.

Die Aussage nach dem Auffüllen der Kategorie

Der fragile Körper als Markstein für den Verlust des Lebens intensiviert spirituelle Fragen, Sinnfragen und verstärkt beziehungsweise verändert manchmal die Religiosität/Spiritualität, auch bei Personen, die sich abgewendet haben. Es sind Unterschiede zwischen den Generationen festzustellen. Für viele Frauen ist Spiritualität oder Religion eine Unterstützung in dieser Lebensphase. Spirituelle Fragen werden von jüngeren und älteren Frauen gestellt, von einer Religionsgemeinschaft zugehörigen Frauen oder jenen, die sich abgewendet haben, sie sind für alle sehr wichtig. Spirituelle Begleitung schließt die Gäste, die Betreuungspersonen und die Angehörigen mit ein. Eine Frau als Ansprechperson kann für jüngere Frauen den Zugang erleichtern, für alte Frauen ist es eher der Seelsorger.

6.10 Die Theorie – Conclusio

Es gibt zentrale Gemeinsamkeiten im Sterbeprozess von Frauen, die aufgrund von Biographie, Individualität, Rahmenbedingungen innerhalb dieser stark variieren.

Körper – Versorgungsausrichtung der Frauen

Die Versorgungsausrichtung der Frauen in der letzten Lebensphase ist sehr markant. Die Fremdversorgung der nahen Umgebung, im Speziellen der Kinder und Partner wird versucht aufrechtzuerhalten bis zuletzt beziehungsweise wird vorversorgt für die Zeit nach dem eigenen Tod in körperlicher und emotionaler Hinsicht, das Eigene ist peripherer. Der fragile Körper vermindert die Eigenversorgungsmöglichkeit der Frauen, was für den Großteil der Frauen jenseits von Altersunterschieden ein Problem ist. Körperliche Fremdversorgung ist schwieriger anzunehmen, emotionale und spirituelle leichter. Manche Frauen können körperliche Versorgung von professioneller Seite leichter annehmen als von den Angehörigen/nahen Personen, die Sorge den Angehörigen/nahen Personen eine Last zu sein taucht immer wieder auf und beeinflusst die Entscheidungen der Ortswahl, zuhause bleiben zu wollen oder das Hospiz zu wählen und hat Auswirkungen auf die Beziehungen. Für die emotionale Versorgung sind im Umfeld der Frauen oftmals Frauen (Mütter, Töchter, Freundinnen ...) die Zuständigen. Das zeigt sich stark in den Beziehungsformen dieser Zeit. Das Gefühl eine Last zu sein, begleitet die Frauen jedoch auch im Hospiz, hier ist eine Differenzierung zwischen älteren und jüngeren Frauen, bei älteren tauchen die Bilder der Last eher auf. Generell ist feststellbar, dass sich die Frauen so lange wie möglich körperlich selber zu versorgen suchen, manche übernehmen auch Aufgaben im Hospiz. Es gibt Frauen, die die Versorgung der Professionellen gerne annehmen, sich diese in manchen Fällen organisieren, zum Beispiel durch einen einwöchigen stationären Aufenthalt, wo sie sich auf allen Ebenen verwöhnen lassen, Zeit für sich haben, ihre Abgrenzung leben oder sich erholen. Manchen gelingt dieses Annehmen in ihrer gesamten letzten Lebenszeit, sie genießen die Zuwendung, die für sie auch ungewohnt und besonders ist. Betreuungspersonen bringen die Situation des Annehmens von Versorgung in Verbindung mit dem Annehmen der Situation. Frauen mit Kindern befinden sich bezüglich Versorgungsausrichtung in einer speziell schwierigen Situation, ihre Konzentration auf die Versorgung der

Kinder ist vorrangig. Frauen versuchen weit über ihre eigenen Grenzen gehend die Fremdversorgung der Kinder aufrecht zu erhalten, manche wenden sich auch radikal ab, um ihren Weg in dieser letzten Lebensphase zu finden. Die Konzentration auf die anderen und die Geübtheit darin, lässt das Eigene ungesehener oder unentdeckter. Hier zeigt sich ein Generationsunterschied, da jüngere Frauen das Eigene, außer wenn es um die Versorgung der Kinder geht, leichter erkennen, finden und umsetzen können. Die Grenzen zwischen der Fremdversorgung von anderen und einer Fremdbestimmtheit verschwimmen manchmal. Der emotionalen, sozialen und spirituellen Versorgung der Angehörigen durch die Betreuungspersonen ist unter diesen Aspekten eine besondere Beachtung zu schenken, da dies auf die betroffene Frau rückwirkt.

Körper und Schönheit, Attraktivität und verändertes Körperbild

Schönheit, Attraktivität, körperliche Integrität ist für die meisten Frauen in ihrer letzten Lebensphase und über den Tod hinausreichend von Bedeutung, jenseits von Altersunterschieden und sonstiger Differenzen. Es hat Gewicht nicht nur in der Selbstwahrnehmung, auch in Bezug auf die Außenwelt, dem Wahrgenommen werden durch die anderen. Die Wichtigkeit geht bis zuletzt, Körper und Persönlichkeit sind eng miteinander verbunden. Betreuungspersonen in den Hospizen versuchen den Wünschen und Bedürfnissen ihrer Gäste nachzukommen. Von den Frauen werden unterstützende Accessoires gerne angenommen. Wenn das Aussehen stimmig ist, kann sich für alle Beteiligten das Wohlbefinden erhöhen, kann Kontakt und Beziehung leichter entstehen oder wieder zugelassen werden. Der Verlust verursacht viele Emotionen und hat vielfältige Auswirkungen vor allem auf den Bereich der Beziehungen. Manche Frauen distanzieren sich aufgrund eines veränderten Körperbildes, sichtbar oder weniger sichtbar, brechen Beziehungen lieber ab, als verändert gesehen und wahrgenommen zu werden. Manche Frauen führen dann nur mehr die ganz nahen Beziehungen fort, andere werden lieber gelassen. Das Entsetzen oder die Scham über das veränderte Körperbild können so groß sein, dass die Vorkehrungen die Zeit nach dem Tod mit einschließen. Besonders markant ist für Frauen eine Veränderung, die sie in dem trifft, was sie mit „Frausein" verbinden.

Körper und Beziehungen

Beziehungen sind für viele Frauen sehr wichtig in dieser Lebensphase, die Biographie ist zentral für das Ausmaß an und die Formen der Beziehungen, die sehr differenzieren und vielfältig sind. Vor allem sind es positive, unterstützende, tragende Beziehungen, es können aber auch belastende, negativ besetzte Beziehungen sein, bedeutend sind sie in der einen und der anderen Richtung. In Verbindung mit Beziehungen ist Berührung essenziell und in manchen Fällen ist das Leben können von Zärtlichkeit und körperlicher Intimität eine Unterstützung. Ein fragiler Körper, der sich im Spannungsfeld zwischen Leben und Sterben bewegt, lässt die Frauen ihre Beziehungen vielfältig verändern beziehungsweise sind sie mit Veränderungen, die von außen kommen, konfrontiert. Manche Frauen erleben Veränderungen in der Beziehung zu den Kindern. Beziehungen zu Kindern, LebenspartnerInnen, Familienangehörigen, FreundInnen, Bekannten werden in dieser Lebensphase zuhause wie auch im Hospiz gelebt, reduziert, verändert, intensiviert, abgebrochen, neu geknüpft. Zentral sind immer wieder die Beziehungen zu Freundinnen, bei jüngeren Frauen im Speziellen, als große Unterstützung. Bezüglich Beziehungen gibt es zwischen jüngeren und älteren Frauen merkbare Differenzen sowohl was die Quantität an vorhandenen Beziehungen betrifft als auch Formen, diese zu gestalten und zu leben. Bei jenen Frauen, wo es wenige oder keine Beziehungen gibt, was ausschließlich ältere und alte Frauen betrifft, werden manchmal Beziehungen zu den weiblichen und männlichen Betreuungspersonen geknüpft und zu Ehrenamtlichen. Beziehungsveränderungen können aber auch von der nahen Umgebung ausgehen und wirken. Das bedeutet Verlust von nahem Kontakt und vor allem Abnahme an Berührung, die für viele Frauen in dieser Lebensphase sehr unterstützend ist, aber auch fehlende Zärtlichkeit und/oder Sexualität. Viele Frauen klagen über die Abnahme an Berührung, wenn die Distanzierung von der anderen Seite ausgeht. Es braucht immer wieder die Ermutigung, das Aufmerksammachen, das Erlauben durch die Betreuungspersonen, um näheren, gewünschten, körperlichen Kontakt zwischen der betroffenen Frau und ihren nahen Personen zu ermöglichen im institutionellen Rahmen. Der Verlust an Körperkontakt kann in der Institution größer sein. Medizinische Apparatur stellt automatisch Distanz her, Berühren ist weniger leicht möglich, die Sorge, etwas Unvorhergesehenes auszulösen verstärkt sich. Die Distanz kann sich auch potenzieren, wenn sie von beiden Seiten ausgeht, das Ergebnis ist die Reduktion von Beziehungen und Beziehungsabbrüche und eine Verminderung von Körperkontakt und

Die Methodologie

Körpernähe, von Berührung, Zärtlichkeit, Intimität. Sexualität wird kaum thematisiert und nur in Ausnahmefällen kommuniziert und gelebt. Beim Thema Beziehungen ist Abgrenzung ein Thema. Frauen haben oftmals Schwierigkeiten, ihre Grenzen zu finden beziehungsweise gegenüber den nahen Personen entsprechend zu vertreten. Manche Frauen greifen auf professionelle Unterstützung beim Thema Abgrenzung zurück. Sie ersuchen die Betreuungspersonen mit ihren Angehörigen zu sprechen bezüglich verminderter Kraft oder deponieren dort ihren Unmut wegen Überforderung. Mangelnde Abgrenzungsfähigkeit der betroffenen Frauen kann auch für die Betreuungspersonen zu schwierigen Situationen führen und ihrerseits die Abgrenzung erfordern. Etwas verändert präsentiert sich die Problematik Abgrenzung im mobilen Bereich, wo Umsetzung von Abgrenzung oftmals noch um eine Nuance schwieriger ist für die Frauen. Manche Frauen finden eine Lösung, indem sie wochenweise ins Hospiz kommen, um sich zu erholen und verwöhnen zu lassen, um Zeit für sich zu haben. Bezüglich Abgrenzung zeigen sich wiederum Unterschiede zwischen älteren und jüngeren Frauen, denen es tendenziell etwas leichter fällt, ihre Grenzen zu finden und zu setzen, außer wenn es um Frauen mit noch zu versorgenden Kindern geht.

Körper und Selbstbestimmung

Ein zentraler Wunsch in dieser Lebensphase, der bei jüngeren Frauen markanter ausgeprägt ist, ist der der Selbstbestimmung. Ältere Frauen brauchen mehr Unterstützung in Bezug auf ihre Selbstbestimmung, es läuft versteckter, weniger deutlich, weniger sichtbar, weniger geübt. Sie bemerken Selbstbestimmungspotentiale und genießen sie, wenn sie auch oftmals weniger fordern und gestalten. Selbstbestimmung leben zu können ist ein wesentlicher Unterstützungsfaktor für die betroffenen Frauen. Selbstbestimmung in Bezug auf Schmerz, die Gestaltung dieser Zeit, die Gestaltung der Beziehungen, Umsetzung von Wünschen und Bedürfnissen, Beibehaltung von Gewohnheiten. Selbstbestimmung schließt die Ausrichtung auf die Versorgung anderer mit ein beziehungsweise ist oftmals darauf ausgerichtet. Den Frauen ihre Selbstbestimmung zuzugestehen, sie darin zu bestärken ist eine Möglichkeit der Unterstützung. Da ältere Frauen mehr als jüngere Frauen bei ihrem Lebensrückblick mit einem fremdbestimmteren Leben konfrontiert sind, werden in dieser Lebensphase viel an Emotionen diesbezüglich frei, viel an Schmerz über Fremdbestimmung kommt an die Oberfläche.

Körper und Spiritualität

Der fragile Körper als Markstein für den Verlust des Lebens intensiviert spirituelle Fragen, Sinnfragen und verstärkt beziehungsweise verändert manchmal die Religiosität, Spiritualität auch bei Personen, die sich abgewendet haben. Es sind Unterschiede zwischen den Generationen festzustellen. Alte Frauen sind stärker an den Traditionen und an Personen, die ihre Religion ihnen bietet, gebunden und orientiert. Manchmal findet sich bei älteren beziehungsweise alten Frauen eine angstbesetzte religiöse Vorstellung, wo Unterstützung gut tun kann. Je jünger die Frauen sind, umso mehr fließt von verschiedenen religiösen und spirituellen Haltungen in ihre eigenen spirituellen Vorstellungen ein. Für viele Frauen ist Spiritualität oder Religion eine Unterstützung in dieser Lebensphase. Spirituelle Fragen werden von jüngeren und älteren Frauen gestellt, von einer Religionsgemeinschaft zugehörigen Frauen oder jenen, die sich abgewendet haben, sie sind für alle sehr wichtig. Spirituelle Begleitung schließt die Gäste, die Betreuungspersonen und die Angehörigen mit ein. Rituale werden sehr oft als Unterstützung empfunden. Die Angehörigen sind während der Krankheit und danach besonders in Bezug auf Spiritualität zentrale Ansprechpersonen, jene die viele Bedürfnisse haben. Während der Zeit des Begleitens erleichtert spiritueller Beistand ihnen oftmals die Begleitung ihrer Lieben und unterstützt diese, da im Speziellen Frauen aufgrund ihres stark ausgeprägten Rundumblicks, ihres Schauens auf die Nahen, ihres Bedürfnisses nach Fürsorge für die Nahen durch die Begleitung der Angehörigen/nahen Personen leichter ihren Weg finden können, entlastet werden. Eine Frau als Ansprechperson kann für jüngere Frauen den Zugang erleichtern, für alte Frauen ist eher der Seelsorger die Ansprechperson. Die spirituelle Begleitung ist geprägt von Individualität. Zentral ist, dass die spirituelle Begleitung alle mit einschließt und alle ihrer bedürfen, die betroffenen Frauen, die nahen Personen, die Betreuungspersonen. Bezüglich Frauen aus anderen Religionen braucht es Kontakte zu den entsprechenden Religionsgemeinschaften, um die gewünschte Begleitung zu ermöglichen.

Körper und Emotionen

Emotionen sind Strategien der Bewältigung in dieser letzten Lebensphase, gezeigt oder nur verbal vermittelt, spürbar oder nicht spürbar, Hospize sind emotionale Orte. Emotionen sind zentral in dieser Lebensphase, sie durchziehen alle Bereiche, von Trauer, Ekel, Scham, Ärger, Zorn, Ungeduld, Hilflosigkeit, Angst, Wut bis hin zu Freude, Erfülltheit und Zufriedenheit prägen sie diese Zeit, Zorn und Wut werden seltener gelebt als andere Emotionen. Neben dem Abschiednehmen im Generellen löst ein verändertes Körperbild, der Verlust der Eigenversorgung, die Wahrnehmung eines fremdbestimmten Lebens, vor allem bei älteren Frauen, der Abschied von Kindern und erlebte Traumata besonders viele Emotionen aus. Schutzmechanismen sind aufgrund der Situation des Verlustes von Körper und Leben verändert, eine erhöhte emotionale Verletzlichkeit ist gegeben, Traumata finden in dieser Lebensphase oftmals ihren Weg ins Bewusstsein. Hier herein kommen auch Gewalterfahrungen, die Frauen erlitten haben von Fremdbestimmung im Sinne einer strukturellen Gewalt bis zu körperlicher Gewalt. Es bedarf großer Vorsicht und Sensibilität.

Körper und Endphase des Sterbens

Gegen Ende des Lebens, sehr nah beim Sterben kann es zu einem Bruch hinsichtlich Verhaltensweisen, Gewohnheiten, Prioritäten kommen. Es kann sich um Stunden, Tage oder auch Wochen handeln. Manchmal werden Beziehungen zur Gänze abgebrochen, die bis zuletzt zentral waren, es gibt kein Interesse mehr. Die Fremdversorgung wird aufgegeben, die ganze Konzentration wird auf die Eigenversorgung, den eigenen Prozess des Sterbens gerichtet. Das Interesse am Außen verschwindet zusehends. Ein (fast) vollkommener Rückzug erfordert auf der Seite der Nahen und der Betreuung Umstellung und Veränderung im Umgang. Für manche Frauen ist stille Präsens der Angehörigen und nahen Personen eine Unterstützungsmöglichkeit, für andere ist es Abwesenheit.

Prozess, Biographie und Individualität

Schon das Wort Sterbeprozess deutet auf einen Verlauf hin, auf Phasen, einen prozessualen Charakter, der unterschiedlich, bei jeder Frau sehr individuell verlaufen kann, abhängig von der Biographie, der sozialen und finanziellen Situation, der spirituellen Verankerung, der Umgebung, der Örtlichkeit, dem Krankheitsverlauf und dem Krankheitsstadium.

7 Ethik und Anteilnahme

Die ethische Vertretbarkeit bei einem derart sensiblen Forschungsthema muss sorgsam überdacht werden und wurde von Beginn an in alle Überlegungen einbezogen. Ethische Grundstandards (Hopf 2005) wie Freiwilligkeit der Teilnahme, Zusicherung der Anonymität und der vertrauliche Umgang mit den Daten nach Abschluss des Forschungsprojektes waren und sind selbstverständliche Bausteine dieser Forschung und wurden wie schon beschrieben umgesetzt. Wichtig ist mir noch zu ergänzen, dass eine Forschung mit einem derart sensiblen Fokus große Vorsicht, Wertschätzung, Achtsamkeit, Zeit, Geduld und die Bereitschaft sich einzulassen braucht, was persönliche Betroffenheit mit einschließt.

> „If interviewees express emotional distress, interviewers can respond with acceptance and empathy. They can do this by remaining with the person in his or her distress rather than seeking minimize it or inhibit its expression, for example by moving quickly to a less sensitive question on the interview schedule" (Coyle/Wright 1996:433).

Ein Erzählen wird nur zustande kommen, wenn eine Vertauensbasis vorhanden ist und die Interviewte sich sicher fühlt, dass ihre Emotionen, ihr Leid und auch ihr Glück wahrgenommen und ausgehalten werden beziehungsweise die Fülle ihrer emotionalen Darstellung verstanden wird. Es braucht große Vorsicht und Achtsamkeit, wenn die Interviewte signalisiert, dass ihr das Thema emotional zu nah ist, darf nicht nachgefragt werden. Außerdem braucht es Klarheit und Information, alle Beteiligten wollen die Information über das Forschungsvorhaben, das Forschungsinteresse, die Ziele, die Interviewerin, um überprüfen zu können, ob sie ein Interview geben wollen, ob es für sie gut und richtig ist. In der vorliegenden Forschung prüften die Betreuungspersonen vorab, ob sie einer betroffenen Frau zumuten können, angefragt zu werden und beobachteten und erfragten meine ethische Haltung und reale Umgangsweise im Feld. Sabine Pleschberger (2005) machte in ihrer Untersuchung in Alten- und Pflegeheimen ähnliche Erfahrungen.

> „Die HeimbewohnerInnen standen gewissermaßen unter dem Schutz von Seiten der Organisation, wir erhielten nicht ungehindert Zutritt zu den Zimmern. Dies erscheint aus ethischen Gründen angesichts der bestehenden Vulnerabiliät der Zielgruppe auch nachvollziehbar. Es ist

jedoch auch Ausdruck dessen, wie ‚abgegrenzt' Menschen in Heimen von der Außenwelt leben" (Pleschberger 2005:109).

Das Prüfen in den Hospizen, direkten Kontakt zu erlauben zu den betroffenen Frauen, war ebenfalls getragen vom Aspekt des Schutzes und der Verantwortung. Anders präsentierte sich die Situation, was Abgegrenztheit oder Offenheit betrifft. Die Atmosphäre in den Hospizen ist geprägt von Offenheit, die Menschen leben in starker Verbindung mit der Außenwelt, es bestehen viele fließende Übergänge, bedingt u.a. durch den Wechsel manchmal stationär und dann auch wieder ambulant betreut zu werden. Im Hospiz werden ältere wie jüngere Menschen betreut, bei jüngeren gibt es oftmals mehr Bezugspersonen. Ein weiterer Aspekt ist, dass der Abschied sehr deutlich ist und immer wieder die Beziehungen intensiviert.

Die Interviewsituation, die zentral ist in dem Setting, muss der Situation angepasst sein, was u.a. bedeutet, dass das Interview jederzeit beendet werden kann von der Interviewten, dass danach Zeit ist, um noch ein bisschen bleiben zu können, ein „normales" Gespräch führen zu können, um einfach zuzuhören und präsent zu ein. Ein letzter wichtiger Aspekt ist die Bereitschaft zu Reflexion und Korrektur des eigenen Handelns. Die Auseinandersetzung mit Sterbeprozessen von Frauen als Frau bedeutet eine spezielle persönliche Betroffenheit, was den Forschungsprozess wie die -ergebnisse befördern kann (Coyle/Wright 1996).

„... the involement of the researcher is seen as enhancing and legitimation both the research process and the research outcome" (Coyle/Wright 1996:432).

Handsley (2001) weist in seiner Forschung zu Trauerreaktionen und -verarbeitung darauf hin, dass seine persönliche Involviertheit ein Vorteil war.

„... I am able to address painful and sensitve areas from which an outsider or stranger would be excluded" (Handsley 2001:14).

Das kann ich vom Erfahrungshintergrund dieser Forschung nur bestätigen, die Bereitschaft sich auf die Orte, Situationen und die Personen einzulassen, auch persönlich berührt zu werden, hat manche Gespräche und Situationen überhaupt erst geschaffen beziehungsweise mich verstehen lassen was jemand vermitteln wollte. Zentral ist das Bewusstsein über die eigene Betroffenheit und das Schaffen von Reflexionsebenen. Diese standen mir durch den wissenschaftlichen Austausch im transdisziplinär (Pohl/Hirsch-Hadorn 2006) organisierten Graduiertenkolleg mit ProfessorInnen und KollegInnen in Einzel- und Gruppensettings und einer speziellen sich in regelmäßigen Abständen treffenden transdisziplinen KollegInnengruppe zur Verfügung. Auf der persönlichen Ebene bedurfte es eines unterstützenden Umfeldes und eines guten Coachings.

Zu der Frage, ob es ethisch vertretbar ist, betroffene Frauen zu interviewen, kann ich aus meiner Erfahrung sagen, dass manche Frauen gerne ihre Geschichte erzählen, wenn die Erzählsituation und -atmosphäre passt, wenn die Interviewsituation wertschätzend und achtsam ist, und wenn es von der Interviewerin die Bereitschaft gibt sich einzulassen, ohne in ein Gespräch zu gehen, ohne zu kommentieren. Die letzte Lebensphase ist ein Teil des Lebens, Austausch, Beziehungen, Gespräche sind zentral für viele Frauen, manche sind bereit, ihre Krankheits- und Erfahrungsgeschichte, ihre Schätze an Erfahrungen und Ressourcen, an Leid, Kummer, an Freude und Glück mit anderen zu teilen beziehungsweise ihnen mitzuteilen. Ich habe die Erfahrung gemacht, dass manche Frauen die Anonymität genießen, dass sie auch noch etwas loswerden können, das lastet und das sie noch niemandem erzählt haben. Es war in Ordnung für die Frauen, dass ich als Interviewerin nicht kommentiert habe beziehungsweise in ein Gespräch gegangen bin, es hat offensichtlich gereicht zu fragen und zuzuhören.

Auf ein Nachfragen der Interviewerin, was die Situation im Hospiz so angenehm macht, antwortet eine betroffene Frau: „Dass ich mit ihnen ein paar Worte sprechen kann" (F1:4).

8 Schlussbemerkungen

Seit meiner frühen Kindheit war mir das Sterben etwas Vertrautes, nicht weil es so viele Verluste hinzunehmen galt, ganz im Gegenteil, ich fühlte mich ihm nah und hatte eine Vorstellung wie ich sterben wollte. Im Film „Bab'Aziz – Le prince qui contemplait son âme" des Tunesiers Nacer Khémir (2005) fand ich die filmische Umsetzung meines Wunsches, ein alter, weiser Mann, in diesem Fall ein blinder, alter Derwisch begibt sich auf eine Reise zu einem Derwischfest mit seiner kleinen Enkelin, eine Reise durch die Wüste. Als Zuschauerin ahnt und weiß man es lange Zeit nicht, dass er zu seinem Ort des Sterbens geht, klar, bewusst und in innerem Frieden. Kurz bevor die beiden Reisenden am Ziel angelangt sind, nach vielen Tagen des Wanderns verabschiedet sich der alte, blinde Derwisch von seiner Enkelin und einem jungen auf der Reise gewonnenen Freund, der sich der Enkelin annimmt und sie sich ihm. Der alte, blinde Derwisch ist angekommen an dem Ort, wo er sterben will, wohl wissend, dass die Zeit für ihn gekommen ist, so will er es. Er wird sterben ohne Zutun von Medikamenten, kein Selbstmord, er stirbt, weil er es will oder er es weiß. Der Abschied ist innig und kurz, die Enkelin ist beim Abschied betroffen, kann ihn aber gehen lassen, sie nimmt teil am Derwischfest und ist in voller Präsens im Genießen des Festes. Ein junger Wanderer, auch auf dem Weg durch die Wüste, fast unbekleidet und desorientiert, da er bestohlen worden war, der Angst hat vorm Sterben, erhält die Aufgabe, das Sterben zu begleiten. Man sieht ihn am nächsten Morgen in den Derwischkleidern seinen Weg fortsetzen, er durfte vom Sterben des alten Mannes lernen. Sterbende Menschen begleiten zu dürfen ist ein großes Geschenk, das diese ihren nahen Lieben machen können. Leichtes Sterben bedeutet für mich alle Bindungen, Schnüre, Drachenschnüre, um das Wort meiner Coach zu verwenden, gelöst, getrennt zu wissen, die mich daran hindern könnten, zu dem Zeitpunkt von der Erde zu gehen, den ich für den richtigen halte oder den ich erspüre sowie auch ich niemanden daran hindern möchte, ihren/seinen Zeitpunkt zu erspüren und dem zu folgen. Noch einmal, ich meine keinen Freitod und keine Euthanasie, ganz und gar nicht. Es bedarf der Form von Aufmerksamkeit (Sevenhuijsen 2003), wie ich sie im Kapitel „Fürsorge" beschrieben habe, wo im Sinne dieser umfassenden Aufmerksamkeit eindeutig wird, ob es um solidarischen Widerstand (eine Begrifflichkeit von Andreas Heller) gegen die

Tendenz sterben zu wollen geht oder es an der Zeit ist, sich im Loslassen zu üben. Alle leben es anders, im Hospiz gibt es immer wieder Frauen, die zum Ende ihrer Lebenszeit niemanden mehr sehen wollen oder nur noch eine einzige Person zulassen, sich schon vorher von den meisten verabschiedet haben, diesen allerletzten Schritt alleine gehen wollen. Auch dort, wo nahe Personen noch kommen dürfen, verändert sich der Umgang miteinander, ist Berührung, die davor so essenziell war, nicht mehr gefragt. Berühren wäre halten, festhalten, es wurde mit „stiller Präsens" umschrieben, was gut tun kann, ein Dasein und in dieser Präsens die/den andere/n gehen lassen, sie sein lassen ohne mitzugehen. Vor mir habe ich bei diesen Worten das Bild eines Zehnmeterturms im Schwimmbad, die/der Sterbende, steht schon zum Absprung bereit, nach oben, nicht wie im realen Schwimmbad, die Begleitende in der stillen Präsens sitzt unten nah der Leiter oder geht einige Stufen mit, wohl wissend, dass sie wieder umkehren wird. Ich habe durch diese Arbeit, die mich doch einige Jahre begleitet hat, sehr viel lernen dürfen, sie hat mich immer wieder an meine Grenzen gebracht wie nie zuvor eine mir selbst gestellte Aufgabe. Ich wurde oft gefragt, ob das Führen und Auswerten der Interviews nicht psychisch und seelisch sehr anstrengend gewesen sei. Das kann ich nur bejahen, das Führen der Interviews und das Kennen lernen dürfen der Hospize waren für mich zutiefst berührende und schöne Momente, auch Verzweiflung und Trauer, vor allem wenn ich im Interview den inneren Kampf der betroffenen Frau wahrnehmen konnte. In Innsbruck habe ich am anderen Ende des Standortes des Hospizes gewohnt und manchmal bin ich diesen Weg in Tränen gegangen, immer allerdings sehr bereichert. Was für mich mindestens so schwierig wenn nicht schlimmer war beim Verfassen dieser Arbeit, war die erneute und tiefe Auseinandersetzung mit Ungerechtigkeiten zwischen den Geschlechtern. Ungleichheit, Benachteiligung, Imbalance über einen so langen Zeitraum so intensiv zu spüren war der schwierigste und unangenehmste Teil dieser Arbeit, das hat wirklich Kraft gebraucht, Methoden und Techniken, um immer wieder aufs Neue der Verzweiflung zu entkommen als Frau nicht Mensch sein zu dürfen, es immer wieder abgesprochen zu bekommen.

„Eine Frau zu sein bedeutet tatsächlich noch nicht, ein Mensch zu sein. In vielen Teilen der Welt bekommen Frauen keinerlei Unterstützung, um die wichtigsten menschlichen Tätigkeiten auszuüben, und diese Verweigerung von Unterstützung ist häufig dadurch bedingt, dass sie Frauen sind. (...) Aus diesem Grund ist ihr durch Ungleichbe-

Schlussbemerkungen

handlung verursachter Mangel ein Gerechtigkeitsproblem. Es ist an uns, dieses Problem zu lösen. Ich meine, dass eine Konzeption des guten menschlichen Lebens uns bei der Bewältigung dieser Aufgabe wertvolle Hilfe leistet" (Nussbaum 1999:216).

Meine Arbeit sehe ich in diesem Sinne als Beitrag, um dieses Gerechtigkeitsproblem der Lösung einen Schritt näher zu bringen, ein Schritt zur Balance zum Menschsein aller. Ich konnte auch immer wieder feststellen, dass eine geschlechterbezogene Forschung wie diese beunruhigend wirkt für viele. Bei cirka der Hälfte der Interviews mit den Betreuungspersonen war eine mehr oder weniger starke Abwehrhaltung dem Thema gegenüber zu spüren, eine gewisse Sorge. Alle haben, und dafür bin ich ihnen zutiefst dankbar, diese Haltung aufgegeben nach spätestens zehn Minuten des Erzählens. Es sind Sätze gefallen wie „das Sterben ist bei Frauen und Männern gleich" und dann wurde mir anderes erzählt oder „ich wäre ja lieber immer ein Mann gewesen", „Stationen mit nur Frauen sind entsetzlich, also diese nicht, aber ..", „ich bin sehr froh, dass wir auch Männer haben auf der Station" beziehungsweise wurde meine Frage, warum in Hospizen oft viele Frauen arbeiten immer wieder missverstanden als Kritik. Es wurde angenommen, dass ich mich wundere, dass Frauen so gut kooperieren können, dass es wertschätzend gemeint war, bedurfte öfter einer Erklärung. Immer wieder wurde bei den Erzählungen als Bezugsrahmen der der Geschlechter gewählt, obwohl ich nicht nach Differenzen zwischen den Geschlechtern gefragt hatte, sondern nach Gemeinsamkeiten und Differenzen zwischen den Frauen. Wenn klar war, dass es ausschließlich um die Frauen geht und deren Gemeinsamkeiten und Differenzen, dann trat Erleichterung ein, und das Gespräch wurde leicht und fließend. Was führt zu dieser Beunruhigung? Solche Fragen und Gespräche erinnern an die eigene Geschlechterzugehörigkeit und die differenten Chancen und Entfaltungsmöglichkeiten, die nicht ausschließlich aber auch sehr dominant geschlechterspezifisch strukturiert sind. Eine Erinnerung, die Emotionen hervorruft, Schamgefühle auslöst, tabuisierte, unbewusste Bereiche der Persönlichkeit fühlbarer, wahrnehmbarer macht. Ein Versuch, dem zu entkommen, ist oftmals eine geschlechtsneutrale Positionierung.

„Je gewinnbringender es scheint (und ist), sich über die eigene Geschlechtlichkeit zu erheben oder sie zu ignorieren, desto größer die Wut auf diejenigen, die auf die Geschlechtsgebundenheit gesellschaftlicher Zusammenhänge und Deutungsmuster sowie auf die männlich determinierte Konstruktion des autonomen Individuums verweisen. Das erklärt die heftige Ablehnung der Bedeutung von Geschlecht als sozialen Platzanweiser auch durch Frauen, die entweder um ihren traditionellen Ort in der Gesellschaft fürchten oder „aus eigener Kraft" in die von Männern beherrschten Bereiche der Machtausübung vorgedrungen sind. Vor allem Letztere sehen die Gefahr, auf ihr Frausein zurückgeworfen zu werden, das sie als Fessel abstreifen wollten" (Brückner 2001:16/17).

In dieser Arbeit galt es, sich diesen Benachteiligungen und Ungerechtigkeiten immer wieder aufs Neue zu stellen. Für mich war das, als Frau in dieser Welt lebend und mich als Mensch wahrnehmend aber immer wieder als solche ignoriert werdend, der emotional anstrengendste und schmerzhafteste Teil. Bei den Interviews bin ich immer wieder reich beschenkt worden, durfte wie der junge Wanderer im Film „Bab Aziz" lernen, dass das Sterben ein Teil des Lebens ist und Hospize, vermittelt über KrankenpflegerInnen, ÄrztInnen, Hausfrauen, Ehrenamtliche, TherapeutInnen, SeelsorgerInnen machen ihn gemeinsam mit den Gästen zu einem lebenswerten, manchmal reichen, erfüllten Lebensabschnitt.

Literatur

Aulbert, Eberhard (2007): Kommunikation mit Patienten und Angehörigen. In: Aulbert, Eberhard; Nauck, Friedemann; Radbruch, Lukas (Hrsg.) (2007): Lehrbuch der Palliativmedizin. Stuttgart New York, Schattauer 1068–1089

Aulbert, Eberhard; Nauck, Friedemann; Radbruch, Lukas (Hrsg.) (2007): Lehrbuch der Palliativmedizin. Stuttgart New York, Schattauer

Back, Annette (2002): Hospizarbeit und Gender-Debatte. Neue Kritik aus Schule und Hochschule. Schriftenreihe des Kurt Eisnder-Vereins für politische Bildung in Bayern e.V. 3

Backes, Gertrud (1993): Weibliche Lebens- und Arbeitsverhältnisse und Altern – Beispiel: Ältere und alte Frauen in Berlin. In: Zeitschrift für Frauenforschung, 11. Jahrgang 1993, Heft 3, Forschungsinstitut Frau und Gesellschaft, Bielefeld, Kleine Verlag GmbH

Baier, Karl (2006): Unterwegs zu einem anthropologischen Begriff der Spiritualität. In: Baier, Karl;Sinkovits, Josef (Hrsg.) (2006): Spiritualität und moderene Lebenswelt. Wien Berlin, LIT Verlag 21–44

Baumann, Zygmunt (1994): Tod, Unsterblichkeit und andere Lebensstrategien. Frankfurt/M., Fischer-Taschenbuch-Verlag

Beck, Ulrich (1997): Eigenes Leben. Ausflüge in die unbekannte Gesellschaft, in der wir leben. München, Beck'sche Reihe

Beck-Gernsheim, Elisabeth (1998): Körperindustrie und Gentechnologie. In: Dülmen von, Richard (Hrsg.) (1998): Erfindung des Menschen. Schöpfungsträume und Körperbilder 1500–2000. Wien Köln Weimar, Böhlau 579–596

Becker-Schmidt, Regina (1998): Trennung, Verknüpfung, Vermittlung: zum feministischen Umgang mit Dichotomien. In: Knapp, Gudrun (Hrsg.) (1998): Kurskorrekturen. Feminismus zwischen Kritischer Theorie und Postmoderne. Frankfurt/M., Campus

Becker-Schmidt, Regina; Knapp, Gudrun-Axeli (2000): Feministische Theorien zur Einführung. Dresden, Junius

Benjamin, Jessica (1990): Die Fesseln der Liebe. Psychoanalyse Feminismus und das Problem der Macht. Frankfurt/M., Stroemfeld/Roter Stern

Bennett, Kate Mary (2001): Widowhood in elderly women: the medium- and long-term effects on mental and physical health. In: Howard, Glennys; Kellehear, Allan (Hrsg.) (2001): Mortality Vol. 6, No.1, Department of Social and Policy Sciences, University of Bath Uk, Routlege

Bennett, Kate Mary (2001): Longitudinal changes in mental and physical health among elderly, recently widowed men. In: Howard, Glennys; Kellehear, Allan (Hrsg.) (2001) Mortality Vol. 6, No 1, Department of Social and Policy Sciences, University of Bath Uk, Routlege

Literatur

Binnenkade, Alexandra (2002): Diskurs und Erfahrung oder: Wie machen Sinne Sinn? In: Bowald, Béatrice; Binnenkade, Alexandra; Büchel-Thalmaier, Sandra; Jakobs, Monika (Hrsg.) (2002): KörperSinnE. Körper im Spannungsfeld von Diskurs und Erfahrung. Wettingen, eFeF-Verlag 23–31

Bramberger, Andrea (2005): Zukunft Altern Wohnen. Wissenschaftliche Schriftenreihe des Zentrums für Zukunftsstudien – Salzburg, Band 5, Wien, Lit

Brauckmann, Jutta (1986): Die vergessene Wirklichkeit. Männer und Frauen im weiblichen Leben. Münster, Lit

Braun von, Christina (1995): „Frauenkrankheiten" als Spiegelbild der Geschichte. In: Akashe-Böhme, Farideh (Hrsg.) (1995): Von der Auffälligkeit des Leibes. Frankfurt/M., Suhrkamp

Braun von, Christina; Dietze, Gabriele (1999): Multiple Persönlichkeit. Krankheit, Medium oder Metapher? Frankfurt/M., Verl. Neue Kritik

Braun von, Christina; Stephan, Inge (2000): Gender Studien. Eine Einführung. Stuttgart Weimar, Metzler

Braun von, Christina; Stephan, Inge (2005): gender@wissen. Köln, Böhlau

Breidenbach, Sonja (2000): Frauen gestalten Soziale Arbeit. Soziale Arbeit zwischen Geistiger Mütterlichkeit und Professionalität. Münster, Lit

Breitbart, William; Payne, David; Passik, Steven D. (2004): Psychological and psychiatric interventions in pain control. In: Doyle, Derek; Hanks, Geoffry; Cherny, I Nathan; Calmann, Kenneth Sir (Hrsg.) (2004): Oxford Textbook of Palliaitve Medicine Third. Edition Oxford, Oxford University Press 42–438

Bronfen, Elisabeth (1996): Nur über ihre Leiche. Tod, Weiblichkeit und Ästhetik. München, Deutscher Taschenbuch Verlag

Brückner, Margit (2001): Fürsorge und Pflege (Care) im Geschlechterverhältnis. In: Gruber, Christine; Fröschl, Elfriede (Hrsg.) (2001): Gender-Aspekte in der Sozialen Arbeit. Wien, Czernin, 15–25 und 269–280

Brumberg, Joan Jacobs (1988): Fasting girls. the emergence of anorexia nervosa as a modern disease. Cambridge, Mass. [u.a.], Harvard Univ. Press

Butler, Judith (1991): Das Unbehagen der Geschlechter. Frankfurt/M., Suhrkamp

Büchel-Thalmaier, Sandra (2002): Sex, Gender und die Frage nach der Geschlechtsidentität. In: Bowald, Béatrice; Binnenkade, Alexandra; Büchel-Thalmaier, Sandra; Jakobs, Monika (Hrsg.) (2002): KörperSinnE. Körper im Spannungsfeld von Diskurs und Erfahrung. Wettingen, eFeF-Verlag 17–23

Caritas Socialis Hospiz Rennweg http://www.caritas-socialis.or.at/hospiz.asp 5.4.05

Chodorow, Nancy (1985): Das Erbe der Mütter. Psychoanalyse und Soziologie der Geschlechter. München, Frauenoffensive

Chorherr, Otmar (1994): Verführung zum qualitativen Forschen. Eine Methodenauswahl. Wien, Österreichische Hochschülerschaft

Cleeland, S.; Gonin, René; Hatfield, Alan K.; Edmonson, John H.; Blum, Ronald H.; Stewart, James A.; Pandya, Kishan J. (1994): Pain and its treatment in outpatients with metastatic cancer. In: Massachusetts Medical Society (1994), The New England Journal of Medicine, 330:592–596

Cline, Sally (1997): Frauen sterben anders. Wie wir im Leben den Tod bewältigen. Bergisch Gladbach, Lübbe

Code, Lorraine (1991): What can she know? Feminist Theory and the Construction of Knowledge. New York Ithaca, Cornell University Press

Conradi, Elisabeth (2001): Take Care. Grundlagen einer Ethik der Achtsamkeit. Frankfurt/New York, Campus

Conradi, Elisabeth (2003): Vom Besonderen zum Allgemeinen – Zuwendung in der Pflege als Ausgangspunkt einer Ethik. In: Wiesemann, Claudia; Erichsen, Norbert; Behrendt, Heidrun; Biller-Adorno, Nikola; Frewer, Andreas (Hrsg.) (2003): Pflege und Ethik. Leitfaden für Wissenschaft und Praxis. Stuttgart, Kohlhammer 30–46

Coyle, Adrian; Wright, Clare (1996): Using the Counselling Interview To Collect Research Data on Sensitive Topics. In: Journal of Health Psychology (1996) Vol 1(4), London New Delhi, SAGE 431-440

Dalai Lama (2002): Mit weitem Herzen. Mitgefühl leben. Berlin, Theseus

Douglas, Mary (1974): Ritual Tabu und Körpersymbolik. Sozialanthropologische Studien in Industriegesellschaft und Stammeskultur. Frankfurt/M., Fischer

Doyle, Derek; Hanks, Geoffry; Cherny, I Nathan; Calmann, Kenneth Sir: (2004): Oxford Textbook of Palliaitve Medicine Third. Edition Oxford, Oxford University Press

Duden, Barbara (1993): Die Frau ohne Unterleib: Zu Judith Butlers Entkörperung. Ein Zeitdokument. In: Feministische Studien. (1993) Zeitschrift für interdisziplinäre Frauen- und Geschlechterforschung Kritik der Kategorie „Geschlecht". 11(2), 24–33

Duden, Barbara (2002): Die Gene im Kopf-der Fötus im Bauch. Historisches zum Frauenkörper. Hannover, Offfizin-Verlag

Duden, Barbara (2004): Frauen-„Körper" Erfahrung und Diskurs (1970-2004). In: Becker, Ruth; Kortendiek, Beate (Hrsg.) (2004): Handbuch Frauen- und Geschlechterforschung Theorie, Methoden, Empirie. Wiesbaden, Verlag für Sozialwissenschaften, 504–518

Elias, Norbert (1982): Über die Einsamkeit der Sterbenden. Frankfurt/M., Suhrkamp

Ensel, Angelica (1996): Schönheitschirurgie und Schöpfungsphantasien in der westlichen Medizin. Bern, eFeF-Verlag

Esders, Karin (2003): „You make me feel like a real woman.." Von der (Un-)Wirklichkeit digitaler Körperbilder. In: Weber, Jutta; Bath, Corinna (Hrsg.) (2003): Turbulente Körper, soziale Maschinen. Feministische Studien zur Technowissenschaft. Opladen, Leske + Budrich

Esping-Andersen, Gosta (2007): Gute Sozialpolitik fängt bei Babys an. In: Standard, Album A3, 10.3.2007

Fallowfield, Lesley (2004): Communication with the patient and family in palliative medicine. In: Doyle, Derek; Hanks, Geoffry; Cherny, I Nathan; Calmann, Kenneth Sir: (Hrsg.) (2004): Oxford Textbook of Palliaitve Medicine Third. Edition Oxford, Oxford University Press 101–107

Feichtner, Angelika (2007): Schwerstkranke Patienten begleiten. In: ProCare. Das Fortbildungsmagazin für Pflegeberufe 1–2. Wien New York, Springer 8–13

Field, David; Hockey, Jenny; Small, Neil (1997): Death, Gender and Ethnicity. London, Routledge

Friedmann, Marilyn (1997): Freundschaft und moralisches Wachstum. in: Deutsche Zeitschrift für Philosophie, Jg. 45, H.2., 235–248

Friedmann, Marilyn (1993): Jenseits von Fürsorglichkeit. Die Ent-Moralisierung der Geschlechter. In: Nagl-Dolecal, Herta; Pauder-Studer Herlinde (Hrsg.) (1993): Jenseits der Geschlechtermoral. Beiträge zur feministischen Ethik. Frankfurt/M, Fischer, 241–267

Froschauer, Ulrike; Lueger, Manfred (1992): Das qualitative Interview zur Analyse sozialer Systeme. Wien, WUV

Garcia, Diego 2002: From conviction to responsibility in palliative care ethics. In: Have, Henk Ten; Clark, David (Hrsg.) (2002): The Ethics of Palliative Care. European perspectives. Buckingham Philadelphia, Open University Press S. 87–105

GÄCD, Gesellschaft für Ästhetische Chirurgie Deutschland e.V: http://www.gacd.de/presse/pressemitteilungen/2005/2005-09-08-neue-statistik-der-schoenheitsoperationen.html, 19. Juli 2007

Georg, Martina; Woratz, Christine (1996): Freundinnen unter sich. Streifzug durch eine weibliche Welt. Bern München Wien, Scherz

Glaser, Barney G.; Strauss, Anselm (1974): Interaktion mit Sterbenden. Beobachtungen für Ärzte, Schwestern, Seelsorger und Angehörige. Göttingen, Vandenhoeck & Ruprecht

Globisch, Marcel (2004): Österreich. In: Gronemeyer, Reimer; Fink, Michaela; Globisch, Marcel; Schumann, Felix (Hrsg.) (2004): Helfen am Ende des Lebens. Hospizarbeit und Palliative Care in Europa. Wuppertal, der hospiz verlag, 230–253

Gilligan, Carol (1984): Die andere Stimme. Lebenskonflikte und Moral der Frau. München, Piper

Greifeld, Katharina (2002): Wechseljahre aus biomedizinischer Sicht. In: Kosack, Godula (Hrsg.) (2002): Regel-lose Frauen. Wechseljahre im Kulturvergleich. Königstein/Taunus, Ulrike Helmer Verlag 13–23

Gronemeyer, Reimer; Fink, Michaela; Globisch, Marcel; Schumann, Felix (2004): Helfen am Ende des Lebens. Hospizarbeit und Palliative Care in Europa. Wuppertal, der hospiz verlag

Gronemeyer, Reimer (2005): Hospiz, Hospizbewegung und Palliative Care in Europa. 207-217 In: Knoblauch, Hubert; Zingerle, Arnold (Hrsg.) (2005): Thanatosoziologie. Tod Hospiz und Institutionalisierung des Sterbens. Berlin, Duncker & Humblot

Gronski, Heike (2001): Leben mit einer HIV-Infektion und das Sterben an Aids. Frauen und das positive Testergebnis. In: beiträge zur feministischen theorie und praxis (2001) 24. Jahrgang Heft 59, 87–89

Hahn, Sylvia (2000): Frauen im Alter – alte Frauen? In: Ehmer, Josef; Gutschner, Peter (Hrsg.) (2000): Das Alter im Spiel der Generationen. Historische und sozialwissenschaftliche Beiträge. Wien Köln Weimar, Böhlau, 156–185

Handsley, Stephen (2001): „But what about us?" The residual effects of sudden death on self-identity and family relationships In: Howard, Glennys; Kellehear, Allan (Hrsg.) (2001): Mortality Vol. 6, No. 1 Department of Social and Policy Sciences, University of Bath Uk, Routlege, 9–29

Hanson, Elizabeth (2004): Supporting families of terminally ill persons. In: Payne, Sheila; Seymour, Jane; Ingleton, Christine (Hrsg.) (2004): Palliative Care Nursing Principles and Evidence for Practice.New York, Open University Press 329–350

Hartung, Heike (2005): Alter und Geschlecht. Repräsentationen, Geschichten und Theorien des Alter(n)s. Bielefeld, transcript

Hearn, Jeff (1993): Emotive subjects. Organizational masculinities and the (de)construction of Emotions. in: Fineman, Stephan: Emotions in Organisations. London, Sage Publ 142–166

Heller, Andreas (1999): Die Einmaligkeit von Menschen verstehen und bis zuletzt bedienen. Palliative Versorgung und ihre Prinzipien. In: Heller, Andreas et al. (Hrsg.) (1999): Wenn nichts mehr zu machen ist, ist noch viel zu tun. Wie alte Menschen würdig sterben können. Freiburg, Lambertus, 25–38

Heller, Andreas; Heimerl, Katharina; Metz, Christian (2000): Kultur des Sterbens. Bedingungen für das Lebensende gestalten. Freiburg, Lambertus

Heller, Birgit (2006b): Frauen, Tod und Trauer – eine interkulturelle Perspektive. In: Sterbefall Mensch: Wie werden wir morgen leben und sterben? 4. Internationale IFF-ÖRK-Symposium 2006b, Abstract S. 8

Heller, Birgit (2006b): Frauen, Tod und Trauer – eine interkulturelle Perspektive. in: Sterbefall Mensch: Wie werden wir morgen leben und sterben? 4. Internationale IFF-ÖRK-Symposium 2006b, Powerpointpräsentation

Heller, Birgit (2007): Bedeutung religiös-kultureller Unterschiede in der Palliative Care. In: Knipping, Cornelia (Hrsg.) (2007) : Lehrbuch Palliative Care. Bern, Huber 432–438

Heizer, Judith (2004): Manchmal am liebsten davonfliegen. Eine qualitativ-empirische Studie zur Lebenssituation krebskranker Frauen in ihrer individuellen, soziokulturellen und gesellschaftspolitischen Relevanz. Frankfurt/M., Peter Lang

Hochschild, Arlie Russel (1990): Das gekaufte Herz. Zur Kommerzialisierung der Gefühle. Frankfurt/M., Campus

Hockey, Jenny (2007): Gender and death. Introduction. In: Howard, Glennys; Kellehear, Allan (2007): Mortality Online. Department of Social and Policy Sciences, University of Bath seit 1996 Uk, Routlege, http://www.tandf.co.uk/journala/archieve/genderanddeath.pdf, 2.7.2007

Hopf, Christel (1991): Qualitative Interviews in der Sozialforschung ein Überblick. In: Flick, Uwe; Kardoff, Ernst v; Keupp, Heiner; Wolff, Stephan (Hrsg.) (1991): Handbuch Qualitative Sozialforschung. München; Psychologie-Verl.- Union

Hopf, Christel (2005): Forschungsethik und qualitative Forschung. In: Flick, Uwe; Kardoff, Ernst v.; Steinke, Ines (Hrsg.) (2005): Qualitative Forschung. Ein Handbuch, Rowohlt 589–600

Höpflinger, Francois (1994): Frauen im Alter-Alter der Frauen Ein Forschungsdossier. Zürich, Seismo Verlag

Höpflinger, Francois (2004): Traditionelles und neues Wohnen im Alter. Age Report, Zürich, Seismo Verlag

Hospiz Tirol http://www.tirol.hospiz.at/15.5.07

Howard, Glennys; Kellehear, Allan (2007): Mortality. Department of Social and Policy Sciences, University of Bath seit 1996 Uk, Routlege

Howard, Glennys; Kellehear, Allan (2007): Mortality Online. Department of Social and Policy Sciences, University of Bath seit 1996 Uk, Routlege, http://www.tandf.co.uk/journala/archieve/genderanddeath.pdf, 2.7.2007

Huber, Michaela; Rehling, Inge (1989): Dein ist mein halbes Herz. Was Freundinnen einander bedeuten. Frankfurt/M., Fischer

Husebo, Stein; Klaschik, Eberhard (1998): Palliativmedizin. Praktische Einführung in Schmerztherapie, Ethik und Kommunikation. Berlin Heidelberg, Springer

Illich, Ivan (1981): Die Nemesis der Medizin. Von den Grenzen des Gesundheitswesens. Reinbeck bei Hamburg, rororo

Illich, Ivan (1983): Genus. Zur historischen Kritik der Gleichheit. Reinbek bei Hamburg, Rowohlt

Illich, Ivan (2006): In den Flüssen nördlich der Zukunft. Letzte Gespräche über Religion und Gesellschaft mit David Cayley. München, C.H.Beck

Jakobs, Monika (2002): Körper/Leib. In: Bowald, Béatrice; Binnenkade, Alexandra; Büchel-Thalmaier, Sandra; Jakobs, Monika (Hrsg.) (2002): KörperSinnE. Körper im Spannungsfeld von Diskurs und Erfahrung. Wettingen eFeF-Verlag 11–17

Kalitzkus, Vera (2005): Geschlechtsspezifische Unterschiede im Sterben von Männern und Frauen. Exploration eines kaum erforschten Themenfeldes. In: Die Philosophin. Formum für feministische Theorie und Philosophie Tod und Geschlecht. Heft 31, Dezember 2005, 42–54

Kayser, Hans (1976): Akroasis. Die Lehre von der Harmonik der Welt. Dritte Auflage, Basel/Stuttgart, Schwabe & Co

Kern, Matina (2007): Sexualität und Intimität bei Schwerkranken. In: Aulbert, Eberhard; Nauck, Friedemann; Radbruch, Lukas (Hrsg.) (2007): Lehrbuch der Palliativmedizin. Stuttgart New York, Schattauer 1128–1137

Khémir, Nacer (2005): Bab'Aziz – Le prince qui contemplait son âme. Ennetbaden, Trigon Film

Knipping, Cornelia (2007): Lehrbuch Palliative Care. Bern, Huber

König, Burghard (Hrsg.) (1994): Aristoteles. Politik. Übers. von Franz Susemihl mit Einl., Reinbek bei Hamburg, rowohlt enzyklopädie

Konsument.at:http://www.konsument.at/konsument/books_detail.asp?id=16342, 19. Juli 2007

Konsument extra (2003): Schönheitsoperationen Erfolgsaussichten Risiken und Kosten. Wien, VKI- Verein für Konsumenteninformation

Kosack, Godula (2002): Regel-lose Frauen. Wechseljahre im Kulturvergleich. Königstein/Taunus, Ulrike Helmer Verlag

Krichmayr, Karin (2006): Unzulänglich und weit abgeschlagen. Eine OECD-Studie aus 2006 attestiert Österreich noch immer Maternalismus. In: Standard, Album A2, 10.3.2007

Kübler-Ross, Elisabeth (1992): Interviews mit Sterbenden. Stuttgart, Kreuz Verlag

Labisch, Alfons (1998): Gesundheit: die Überwindung der Krankheit. Alter und Tod in der Neuzeit. In: Dülmen von, Richard (Hrsg.) (1998): Erfindung des Menschen Schöpfungsträume und Körperbilder 1500–2000. Wien Köln Weimar, Böhlau

Lamnek, Siegfried (1995): Qualitative Sozialforschung Band 1 Methodologie. Weinheim; Psychologie-Verl.-Union

Lindemann, Gesa (1996): Zeichentheoretische Überlegungen zum Verhältnis von Körper und Leib. In: Barkhaus, Annette; Mayer, Matthias; Roughley, Neil (Hrsg.) (1996): Leiblichkeit, Identität, Normativität. Neue Horizonte anthropologischen Denkens. Frankfurt/M., Suhrkamp, 146–175

Mackey, Kimberly McCord; Sparling, Joyce W. (2000): Experiences of Older Women With Cancer Receiving Hospice Care. Significance for Physical Therapy. In: Physical Therapy, Volume 80, Number 5, May 2000

Mahler, Hildrud Maria: http://www.hiltrudmariamahler.de.vu/ 25.5.07

Malson, Helen M; Ussher, Jane. M. (1997): Beyond this mortal coil: feminity, death and discursive construction of the anorexic body. In: Howard, Glennys; Kellehear, Allan (1997): Mortality Vol.2, No. 1, Department of Social and Policy Sciences, University of Bath Uk, Routlege, 43–61

Mayering, Philipp: Einführung in die qualitative Sozialforschung: eine Anleitung zu qualitativem Denken. München 1990, Psychologie-Ver.-Union

Meier, Diane E.; Monias, Anna (2004): Palliative medicine and care of the elderly. In: Doyle, Derek; Hanks, Geoffry; Cherny, I Nathan; Calmann, Kenneth Sir: (Hrsg.) (2004): Oxford Textbook of Palliaitve Medicine Third. Edition Oxford, Oxford University Press 935–944

Merdinger, Joan M. (1996): Women, Death and Dying. In: Parry, Joan K.; Ryan, Angela Shen (Hrsg.) (1996): A Cross-Cultural Look at Death, Dying, and Religion. Chicago, Nelson-Hall Publishers, 1–8

Müller, Monika (2006): Total Pain. In: Knipping, Cornelia (Hrsg.) (2006): Lehrbuch Palliative Care. Bern 2006, Huber 386–393

Näf, Franz (1999): Das Monochord. Versuchsinstrument zur quantitativen Erklärung von Tonsystemen. Bern, Peter Lang

Nassehi, Armin (2003): Geschlossenheit und Offenheit. Studien zur Theorie der modernen Gesellschaft. Frankfurt/M., Suhrkamp

Nussbaum, Martha C. (1999): Gerechtigkeit oder Das gute Leben. Gender Studies. Frankfurt/M., Suhrkamp

Nussbaum, Martha C. (2000): Konstruktion der Liebe, des Begehrens und der Fürsorge. Drei philosophische Aufsätze. Stuttgart, Reclam

Payne, Sheila; Seymour, Jane; Ingleton, Christine (2004): Palliative Care Nursing Principles and Evidence for Practice. New York, Open University Press

Pfeffer, Christine (2005): Hier wird immer noch besser gestorben als woanders. Eine Ethnographie stationärer Hospizarbeit. Bern, Huber

Pleschberger, Sabine: Die historische Entwicklung von Hospizarbeit und Palliative Care. In: Knipping, Cornelia (Hrsg.) (2007): Lehrbuch Palliative Care. Bern, Huber 24–30

Pleschberger, Sabine (2005): Nur nicht zur Last fallen. Sterben in Würde aus der Sicht alter Menschen in Pflegeheimen, Freiburg, Lambertus

Pohl, Christian; Hirsch Hadorn, Gertrude (2006): Gestaltungsprinzipien für die transdiszipline Forschung. Ein Beitrag des dt-net. München, oekom

Quinn Ammicht, Regina (2002): Jung, schön und fit – Körperkult und Körperverachtung aus theologischer Perspektive. In: Bowald, Béatrice; Binnenkade, Alexandra; Büchel-Thalmaier, Sandra; Jakobs, Monika (Hrsg.) (2002): KörperSinnE. Körper im Spannungsfeld von Diskurs und Erfahrung. Wettingen, eFeF-Verlag, 64–81

Rabady, Susanne (2003): Influence of gender on the provision of palliative care. In: European Jorunal of General Practice, Volume 9, Ireland, September 2003 Francis & Taylor

Raymond, Janice (1990): Frauenfreundschaft. Philosophie der Zuneigung. München, Frauenoffensive

Ratsak, Gerda (2007): Angst und Angstbewältigung. In: Aulbert, Eberhard; Nauck, Friedemann; Radbruch, Lukas (Hrsg.) (2007): Lehrbuch der Palliativmedizin. Stuttgart New York Schattauer 1090–1108

Reitinger, Elisabeth; Heimerl, Katharina; Pleschberger, Sabine (2005): Leben und Sterben in der Frauenwelt Pflegeheim: Erste Blitzlichter auf graue Schatten? In: Koryphäe Medium für feministische Naturwissenschaft und Technik. Nur alt oder auch weise? 2005, Nr. 38 November, Wien

Relf, Marilyn (2004): Risk assessment and bereavement services. In: Payne, Sheila; Seymour, Jane; Ingleton, Christine (Hrsg.) (2004): Palliative Care Nursing Principles and Evidence for Practice. New York, Open University Press 521–538

Richters, Annemiek (2002): Die Wechseljahre als bio-kultureller und politischer Prozess. In: Kosack, Godula (Hrsg.) (2002): Regel-lose Frauen. Wechseljahre im Kulturvergleich. Königstein/Taunus, Ulrike Helmer Verlag 24–35

Rieder, Anita; Lohff, Brigitte (2004): Gender Medizin. Geschlechtsspezifische Aspeke für die klinische Praxis. Wien New York, Springer

Rodrígues Gutíerrez, Encarnación (1996): Migrantinnenpolitk jenseits des Differenz- und Identitätskurses. In: Beiträge zur feministischen Theorie und Praxis 19Jg., H. 42, 1996, 99–111

Rohde-Dachser, Christa (1997): Expedition in den dunklen Kontinent. Weiblichkeit im Diskurs der Psychoanalyse. Frankfurt/M., Fischer

Rousseau, Jean-Jacques (1997): Emile oder von der Erziehung. Emile und Sophie oder die Einsamen. Genfer Erstdruck von 1780, Düsseldorf/Zürich 1997, Artemis & Winkler

Saunders, Cicely (1995): Hospiz und Begleitung im Schmerz. Aus dem Engl. Von Hannelore Fresfeed, Freiburg, Breisgau, Wien, Herder

Schefzig, Nadja B. (2005): Einen alten Baum soll man nicht entwurzeln. Visionäres lesbisches Altern. In: Meritt; Laura Bührmann, Traude; Schefzig, Nadja B. (Hrsg.) (2005): Mehr als eine Liebe. Polyamouröse Beziehungen. Berlin, Orlando 209–213

Schmitz, Sigrid (2003): Neue Körper, neue Normen? Der veränderte Blick durch bio-medizinische Körperbilder. In: Weber, Jutta; Bath, Corinna (Hrsg.) (2003): Turbulente Körper, soziale Maschinen. Feministische Studien zur Technowissenschaft. Opladen, Leske + Budrich

Schücking, Beate A. (1995): Die Medizin und die Frauen. In: Jahrbuch für kritische Medizin im Argument, Band 24, Hamburg 1995, Argument-Verlag 5–13

Sevenhuijsen, Selma (1997): Feministische Überlegungen zum Thema Care und Staatsbürgerschaft. In: Braun, Helga; Jung, Dörte (Hrsg.) (1997): Globale Gerechtigkeit. Feministische Debatte zur Krise des Sozialstaats. Hamburg, Konkret Literatur Verlag 74–95

Sevenhuijsen, Selma (2003): A moral geography of the body. Schritte zu einer Ethik der Aufmerksamkeit. In: Moser, Michaela; Praetorius, Ina (Hrsg.) (2003): Welt gestalten im ausgehenden Patriarchat. Königstein, Helmer Ulrike Verlag 104–118

Literatur

Sorger, Claudia; Willsberger, Barbara (2007): Ältere Frauen in Wien. Ergebnisse einer Studie im Auftrag der MA57, L&R Social research, http://www.lrsocialresearch.at/files/Langfassung_Referat_Aeltere_Frauen_in_Wien.pdf, 25.Juni 2007

Steinr-Adair, Catherine (1996): Körperstrategien. Weibliche Adoleszenz und die Entwicklung von Eßstörungen. In: Flaake, Karin; King, Vera (Hrsg.) (1996): Weibliche Adoleszenz. Zur Sozialisation junger Frauen. Frankfurt New York, Campus, 240–253

Strauss, Anselm (1991): Qualitative Sozialforschung: Datenanalyse und Theoriebildung in der empirischen und soziologischen Forschung. München, Fink

Strauss, Anselm; Corbin, Juliet: (1996) Grounded Theory. Grundlagen Qualitativer Sozialforschung. Weinheim, Psychologie-Verl.-Union

Sydow, Kirsten von (1994): „Ich find s schön 70 zu sein"- Alternserlebnisse 50-91jähriger Frauen. In: Fooken, Insa (Hrsg.) (1994): Alter(n) – Umbruch und Kontinuität. Akzentsetzungen von Wissenschaftlerinnen. Essen, Die Blaue Eule

Trenkwalder-Egger, Andrea (2003): Ethik der Fürsorge und Ökonomie der Gabe. Sozialarbeit zwischen Liebesdienst und Kundenservice. In: Moser, Michaela; Praetorius, Ina (Hrsg.) (2003): Welt gestalten im ausgehenden Patriarchat. Königstein/Taunus, Ulrike Helmer Verlag

Tronto, Joan C. (1996): Care as a Political Concept. In: Hirschmann, Nancy J.; Stefano, Christine Di (eds) (Hrsg.) (1996): Revisioning the Political. Feminist Reconstructions of Traditional Concepts in Western Political Theory. Boulder Colorado, Westview Press, 139–156

Tronto, Joan C.(1996): Politics of Care. Fürsorge und Wohlfahrt. In: Transit, H. 12, 1996, 142–153

Vachon, Mary L.S. (2004): The stress of professional caregivers. In: Doyle, Derek; Hanks, Geoffry; Cherny, I Nathan; Calmann, Kenneth Sir: (Hrsg.) (2004): Oxford Textbook of Palliaitve Medicine Third. Edition Oxford, Oxford University Press 992–1004

Voss, Angelika; Lohff, Brigitte (2004): Nach-Denkliches zur Gender Medizin. In: Rieder, Anita; Lohff, Brigitte (Hrsg.) (2004): Gender Medizin. Geschlechtsspezifische Aspeke für die klinische Praxis. Wien New York, Springer, 435–443

WHO (1990): Cancer pain relief and palliative care. Report of a WHO Expert Committee. Geneva, World Health Organization

Waldeck, Ruth (1995): Bloß rotes Blut? Zur Bedeutung der Menstruation für die weibliche Identität. In: Farideh, Akashe-Böhme (Hrsg.) (1995): Von der Auffälligkeit des Leibes. Frankfurt/M., Suhrkamp, 145–165

Warncke, Carsten-Peter (1998): Rationalisierung des Dekors. Über Kleidung, Schmuck und Verschönerung in der Frühen Neuzeit. In: Dülmen von, Richard (Hrsg.) (1998): Erfindung des Menschen. Schöpfungsträume und Körperbilder 1500–2000, Wien Köln Weimar, Böhlau

Weiher, Erhard (2007): Spirituelle Begleitung in der Palliativmedizin. In: Aulbert, Eberhard; Nauck, Friedemann; Radbruch, Lukas (Hrsg.) (2007): Lehrbuch der Palliativmedizin. Stuttgart New York Schattauer 1181–1205

Winkel, Heidemarie (2005): Selbstbestimmt Sterben. Patient(inn)enorientierung und ganzheitliche Schmerztherapie als Kommunikationskoordinaten in der Hospizarbeit – Eine systemtheoretische Perspektive. In: Knoblauch, Hubert; Zingerle, Arnold (Hrsg.) (2005): Thanatosoziologie. Tod; Hospiz und Institutionalisierung des Sterbens. Berlin, Duncker & Humblot S.169-188

Witzel, Andreas (1982): Verfahren der qualitativen Sozialforschung. Überblick und Alternativen. Frankfurt/M., Campus

Women's Studies International: NSC Discover, National Information Services Corporation 3100 St. Paul Street, Baltimore, MD 21218 USA, sales@nisc.com, 1972-October 2006

Young, Elizabeth; Bury, Michael; Elston, Mary Ann (2001): Live and/or let die. modes of social dying among women and their friends. In: Howard, Glennys; Kellehear, Allan (Hrsg.) (2001): Mortality Vol. 6, No. 1 2001. Department of Social and Policy Sciences, University of Bath Uk, Routlege, 269–289

Danke

Ich möchte mich bei allen Menschen, Seelen, Tieren, Blumen, Bäumen und Orten bedanken, die mich auf dem Weg, diese Arbeit zu schreiben angeregt, ermutigt, bestärkt, unterstützt und gestützt haben. Sie konnte nur in diesem Zusammenwirken gelingen.

An erster Stelle möchte ich mich bei meiner Erstbetreuung, Andreas Heller, für seine kompetente, sorgende, wohlwollende und fordernde Begleitung und Betreuung bedanken, er hat mit großer Präzision meine Stärken und Schwächen erkannt, und die Stärken mit viel Geduld gefördert, vielen herzlichen Dank! Weiters möchte ich mich bei meiner Zweitbetreuung, Reimer Gronemeyer, bedanken, der durch sein vernetztes Denken, seine Freundlichkeit und Herzlichkeit viel angeregt und befördert hat. Mein Dank geht auch an alle ProfessorInnen, MitarbeiterInnen, KollegInnen des Graduiertenkollegs, im Speziellen an Katharina Heimerl und an Elisabeth Reitinger für Literaturtipps, dem zur Verfügung stellen von Büchern und den Anregungen und an Ilona Wenger für die Unterstützung beim Korrigieren, weiters an Anne Elisabeth Höfler und Petra Plunger für kollegialen Austausch und Ermutigung. Ein herzliches Dankeschön gilt allen betroffenen Frauen und allen Betreuerinnen der Hospize, mit denen ich Interviews führen durfte und jenen, die das ermöglicht haben. Ich bedanke mich für die Kooperation, die Offenheit, das Zeitnehmen, die Stärke, den Mut und die Herzlichkeit. Ein besonderes Dankeschön möchte ich Angelika Feichtner ausdrücken, der damaligen Pflegedienstleiterin des Hospiz Innsbruck, für ihre engagierte und selbstverständliche Unterstützung. Bedanken möchte ich mich auch bei Christoph Sailer für die Videoaufnahme, die er mir so leicht und einfach zur Verfügung gestellt hat, und bei meiner Coach, Dagmar Zeibig, die immer wieder für Klarheit, Mut und Erneuerung gesorgt hat, weiters bei Margit Hauser vom Frauen- und Lesbenarchiv „Stichwort" für professionelle Recherche und Literaturtipps. Ein riesengroßes Dankeschön gilt all den nahen und lieben Menschen, die mich mit ihrer Freundschaft und Zuneigung, ihrem Wissen und ihrer Liebe gehalten, getragen und begleitet haben: Eva Stanger, Barbara Tutschka, Sabine Hojnick, Margret Dertnig, Eveline Lucia Stidl, Didier Rouchon, Rebekka Hofmann, Isis Hofmann-Rouchon, Sonja Wenig, Paul Wenig, Joana Dertnig, Ula Garfield, Margit Stanger, Mani Raggl, Anna Stanger, Rosa Beyer, Leopold Beyer, Ninau und Francis.

Die Autorin

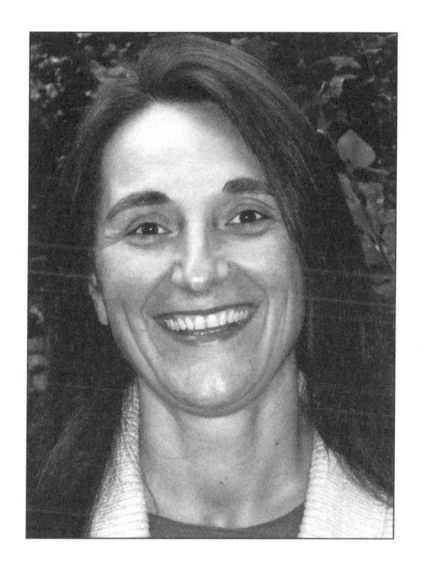

Sigrid Beyer, geboren 1963, ist Soziologin, Pädagogin und Projektmanagerin. Nach fünfjähriger Lehrtätigkeit widmete sie sich dem Soziologiestudium mit dem Schwerpunkt Frauen- und Geschlechterforschung, danach folgten Projektgründung und -leitung von arbeitsmarktpolitischen Maßnahmen für junge Frauen; später der Aufbau einer Clearingstelle bei Wienwork. Seit 2006 ist sie Freie Mitarbeiterin der IFF – Fakultät für Interdisziplinäre Forschung und Fortbildung – Palliative Care und Organisations-Ethik; Forschungsschwerpunkt: Frauen- und Genderforschung; Versorgungsforschung. Seit Mai 2008 hat sie eine neue berufliche Aufgabe im Dachverband Hospiz Österreich als Projektleiterin und wissenschaftliche Mitarbeiterin begonnen. Privat liebt sie u.a. das Reisen. Mit 19 Jahren bereits in Nepal und Indien unterwegs, folgten dieser positiven Erfahrung Reisen nach China, Hawaii, den Cevennen, Island, Madeira, Porto Santo, Lanzarote ... usw.

MS 6300

R/MS 6300
ungültig

13 ungültig 01